# ÉTUDE
## CLINIQUE ET ANATOMIQUE
SUR LE
# SARCOME DE LA CHOROÏDE
ET SUR LA
## MÉLANOSE INTRA-OCULAIRE

PAR

**Le Dr Léon BRIÈRE**

Chef de clinique du Dr Sichel,
Lauréat de la Faculté (Prix Corvisart 1872, Médaille d'or),
Ex-aide chirurgien aux armées de Metz et de la Loire (Médaille d'argent),
Interne provisoire des hôpitaux de Paris.

PRINCIPIIS OBSTA.

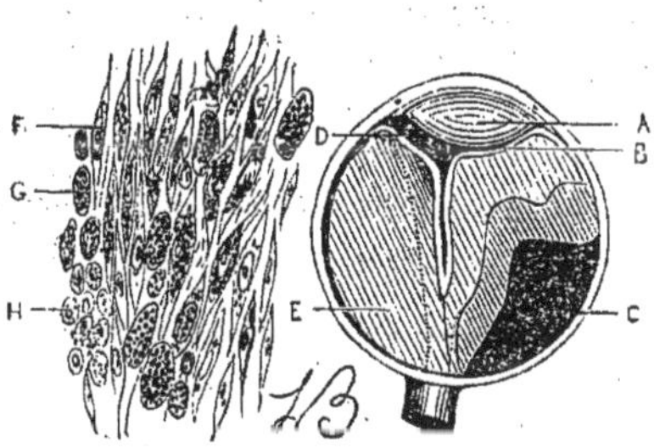


**Ouvrage orné de 4 Planches lithographiques dessinées par l'auteur et de 5 Tableaux statistiques.**

PARIS
ADRIEN DELAHAYE, LIBRAIRE-EDITEUR
PLACE DE L'ÉCOLE-DE-MEDECINE
—
1874

ÉTUDE CLINIQUE ET ANATOMIQUE

SUR LE

# SARCOME DE LA CHOROÏDE

ET SUR LA

## MELANOSE INTRA-OCULAIRE

PUBLICATIONS DU MÊME AUTEUR.

---

1° **Atlas de plaies par armes de guerre :** 22 planches lithographiques dessinées à la fin de la guerre de 1870-1871, sur les préparations anatomiques du Dr Vaslin, d'Angers; publié dans la thèse de cet auteur. Paris, 1872.

2° **Note sur un cas de cysticerque ladrique sous-conjonctival.** (*Gazette des hôpitaux*, juillet 19 et 20, 1873).

3° **De l'inoculation blennorrhéique comme moyen curatif du pannus granuleux** (*Bulletin de thérapeutique*, septembre 1873).

4° **Des paraplégies.** Mémoire couronné par la Faculté de médecine de Paris (*Sous presse*).

5° **De quelques syphilides ulcéreuses tardives et de leur traitement** (*Gazette des hôpitaux*, septembre 1873).

6° **Un cas de kératite bulleuse.** Nombreuses récidives; guérison par les courants continus et par l'iridectomie (*Union médicale*, novembre 17 et 19, 1873).

A. Parent, imprimeur de la Faculté de Médecine, rue M.-le-Prince, 31.

# ÉTUDE

CLINIQUE ET ANATOMIQUE

SUR LE

# SARCOME DE LA CHOROÏDE

ET SUR LA

# MÉLANOSE INTRA-OCULAIRE

PAR

Le Dr Léon BRIÈRE

Chef de clinique du Dr Sichel,
Lauréat de la Faculté (Prix Corvisart 1872, Médaille d'or),
Ex-aide chirurgien aux armées de Metz et de la Loire (Médaille d'argent),
Interne provisoire des hôpitaux de Paris.

PRINCIPIIS OBSTA.

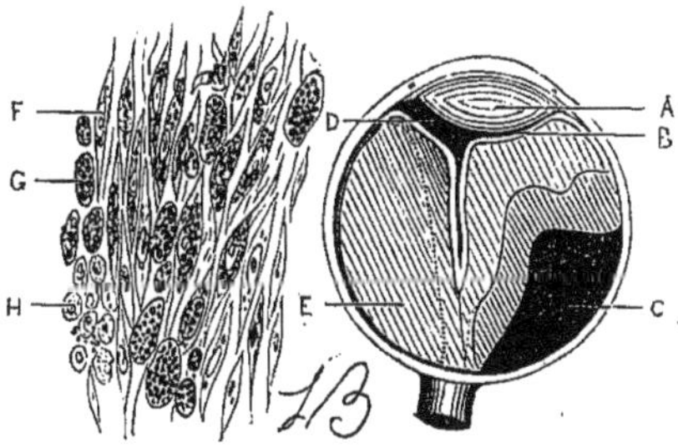


**Ouvrage orné de 4 Planches lithographiques dessinées par l'auteur et de 5 Tableaux statistiques.**

PARIS

ADRIEN DELAHAYE, LIBRAIRE-EDITEUR

PLACE DE L'ÉCOLE-DE-MÉDECINE

1874

# INTRODUCTION.

Dans les premiers mois de 1872, j'eus l'occasion d'observer avec mon maître, M. le Dr Sichel, un fait clinique extrêmement intéressant de *sarcôme de la choroïde.* Cette affection avait d'abord été prise pour un décollement simple de la rétine. Mais, en se basant sur quelques symptômes qui seront détaillés plus loin, le diagnostic fut bientôt posé d'une façon plus rigoureuse, après un examen ophthalmoscopique prolongé et minutieux; on prévint le malade du danger qui le menaçait : une tumeur existait dans son œil, et celle-ci nécessiterait l'ablation de l'organe, car des symptômes alarmants ne tarderaient pas à se montrer. Dix mois après, il revint tourmenté par des douleurs épouvantables; son œil présentait tous les symptômes d'une attaque de glaucome suraigu. Devant ces phénomènes il n'y avait pas à hésiter; l'énucléation de nouveau proposée fut enfin acceptée, et l'examen de la pièce anatomique, qui eut lieu ultérieurement, confirma, d'une façon évidente, le diagnostic porté depuis un an. Une fois de plus l'ophthalmoscope avait rendu un signalé service. Il est regrettable que ce moyen d'exploration, d'une importance tellement capitale, soit d'un maniement si délicat, car, tel que nous le possédons, il restera le privilége des spécialistes et de quelques médecins. Il faut, en effet, examiner souvent avec l'ophthalmoscope pour bien voir, pour interpréter sagement. Il est plus que probable que sans son secours, l'attaque glaucomateuse dont nous avons parlé aurait pu être prise pour un glaucome aigu simple, et que l'affection, suivant son cours, n'aurait été reconnue qu'après l'envahissement de l'orbite par la tumeur, ou du moins longtemps après avoir pratiqué une iridectomie dont le résultat eût été de hâter la marche du néoplasme. Une opération pratiquée alors aurait été de nul effet, et l'affection serait rapidement arrivée à la période de généralisation ou de métastase.

Pendant que j'observais ce malade, je cherchai dans les auteurs la relation de cas analogues à celui qu'il présentait, ou une description détaillée des *tumeurs sarcomateuses de la choroïde.* Dans deux ou trois livres classiques d'ophthalmologie les plus modernes, quelques pages à peine sont consacrées à leur étude. D'autres ouvrages en font à peine mention ou ne citent que le nom du sarcôme, sans exposer les symptômes cliniques. Aucune thèse n'a été soutenue à la Faculté de médecine de Paris sur cette question ou sur une autre qui s'en rapproche. Je dus, pour étudier cette maladie d'une façon plus complète, recourir aux grandes revues d'ophthalmologie, où je rencontrai des observations détachées, dont les premières datent d'une vingtaine d'années, des faits isolés, quelques leçons cliniques, mais aucun travail de longue haleine, sauf dans le livre de Knapp sur les tumeurs intra-oculaires, publié à Carlsruhe en 1868. Le 18 janvier 1873, M. le Dr Sichel consacra à l'étude de ces tumeurs intra-oculaires l'une de ses leçons cliniques, sur laquelle j'ai pris quelques notes que je mettrai aujourd'hui à profit. Enfin, il y a quelques mois, deux autres malades atteints également de sarcôme de la choroïde furent opérés sous mes yeux par M. le Dr Sichel, et l'examen anatomique vint de nouveau justifier le diagnostic et la nécessité de l'intervention chirurgicale. Je résolus alors d'utiliser ces trois observations cliniques, de recueillir et de grouper celles que j'avais rencontrées dans les livres de littérature ophthalmologique, et de faire l'histoire de cette terrible affection.

Dès le début de mes recherches je reconnus qu'elle se rattachait par beaucoup de points à la grande question de la mélanose intra-oculaire décrite surtout depuis une quarantaine d'années. J'ai donné alors plus d'étendue à mon travail, en m'appliquant à réunir, en même temps que les cas de sarcôme de la choroïde, tous les cas de mélanose intra-oculaire, afin de connaître la fréquence, la marche et la gravité : 1° des faits décrits comme mélanoses, nom sous lequel on confondait d'abord toutes les tumeurs de l'œil présentant une coloration noire, et qui, avant l'ophthalmoscope, n'étaient diagnostiquées le plus souvent qu'après la rupture du globe; par conséquent, à une période où la généralisation est, pour ainsi dire, infaillible; 2° des observations mieux étudiées depuis l'immense découverte de Helmholtz et qui ont été décrites sous le nom de sarcôme, de mélano-sarcôme de la choroïde, observations dans lesquelles le diagnostic porté à une période plus près du début a permis d'enlever l'organe, alors que ses enveloppes sont encore intactes; ce qui donne lieu *d'espérer* qu'on a mis obstacle à la dissémination du néoplasme. C'est cette étude que je soumets aujourd'hui à l'appréciation de mes juges. Je les prie d'excuser les défauts qu'ils pourront rencontrer dans l'exécution de la tâche que je me suis imposée, en considérant que les premières descriptions du sarcôme de la choroïde sont de date encore récente, et qu'un jeune observateur n'a pas eu l'occasion d'examiner beaucoup de ces faits par lui-même.

Je ne me dissimule pas l'importance du sujet. Le sarcôme de la choroïde est assez fréquent, et il est capital pour le médecin qui s'occupe d'ophthalmiatrie de savoir le reconnaître à temps, car d'un diagnostic bien ou mal assis, d'une indication comprise et remplie au moment opportun, ou méconnue et différée, peut dépendre la vie ou la mort d'un malade.

Tenant à donner aux observations qui me sont personnelles une authenticité absolue, je n'ai pas voulu les publier sans que les examens histologiques faits d'abord par M. le Dr Sichel, puis par son chef de clinique, fussent de nouveau vérifiés par une personne n'ayant aucun intérêt aux faits cliniques et pouvant par conséquent donner des diagnostics anatomo-pathologiques d'une valeur incontestable. M. le Dr Poncet, professeur agrégré au Val-de-Grâce, et dont l'expérience en micrographie est bien connue, a bien voulu se charger de ces examens histologiques et me remettre une note détaillée et confirmative sur chaque cas. Je le prie d'agréer ici, pour le concours si précieux qu'il m'a prêté, l'expression de ma sincère gratitude.

Avant d'écrire ce travail, je me fais un devoir de remercier M. le Dr Sichel de l'extrême obligeance qu'il a eue envers moi en mettant à ma disposition les rares collections de sa bibliothèque, véritable trésor scientifique qui m'a permis d'établir une bibliographie complète de la question et de consulter des ouvrages, soit anciens, soit modernes, que je n'aurais pu me procurer autrement. Je garderai également un excellent souvenir de toutes ses leçons cliniques, dont il sait doubler la valeur en alliant à la voix du maître qui enseigne, celle de l'ami qui conseille.

# INDEX BIBLIOGRAPHIQUE.

## § 1er. *Sarcôme de la choroïde.*

1841. GLUGE. — Archives de la médecine Belge, vol. I, p. 525, et Annales d'oculistique, t. VI, p. 187.
1851. J. SICHEL et LEBERT. — Gazette des hôp., 1851, t. II, no 98, p. 393, et Annales d'oculistique, t. XXVI, p. 148.
1852. VELPEAU et GRAU. — Soc. anat., 8 août 1852, et Archives d'ophthalm. de Jamain, t. I, p. 33-36.
1858. POLAND. — Ophthalmic hosp. rep., avril 1858, p. 168.
— A. von GRAEFE. — Archiv. für Ophthal., 1858. Abth. 2, p. 218.
— H. DOR. — Archiv. für Ophthal., B. VI, Abth. 2, p. 244; MACKENSIE. Traité des maladies des yeux, 4e édit., trad. par Warlomont et Testelin; de WECKER. Traité des maladies des yeux, 1867, t. I, p. 547.
— SECOND-FEREOL. — Bulletin de la Soc. anat., 2e série, t. III, p. 350, Tum. fibro-plastique.
1860. A. von GRAEFE. — Arch. für Ophthal., B. VII. Abth. 2, p. 41; MACHENSIE, 1865; de WECKER. Traité des maladies des yeux, t. I, p. 548, 1867.
— BOUCHUT. — Gazette des hôp., no 6, p. 23, et Société de chirurgie, 4 janvier 1860, Tum. fibro-plastique.
1861. SCHWEIGGER. — Archiv. für Ophthal., B. IX, Abth, p. 203.
— HULKE. — Ophthalmic hosp. reports. Octobre 1861, p. 279.
1862. JACOBSON et KLEBS. — Virchow's Archiv. für pathol. Anat., B. XXV. Berlin, 1862.
— JACOBI (J). — De casu quodam sarcomatis, Kœnigsberg, 1862; Klinische Monatsblätter, 1863, p. 121; Ophthalmic review, t. I, p. 79, 1865; Mackensie, 1865, et de Wecker, 1867, p. 548.
— NIESSL. — Car. Allg. Wien med., Ztg. VIII, 17, 1862, et Schmidt Jahrbücher, B. CXVII, 1863, p. 320.

1862. Desprès. — (Bulletins de la Société anatomique, 2e série, t. VII, p. 389.)

1863. Knapp. — Klinische Monatsblätter für Augenheilkunde. Bd. III, p. 375 (Congrès d'Heidelberg).

1864. Schiess-Gemuseus. — Arch. für Ophthal., B. X, Abth. 2, p. 109; Klinische Monatsblätter, B. III, p. 188, 1865; et Schmidt Jahrbücher, B. CXXV, p. 328, 1865.

— A. von Graefe. — Arch. für Ophthal., B. X, Abth. I, p. 176; Schmidt Jahrbücher, B. CXXV, p. 328, 1865.

— Stellwag von Carion. — Wien. med. Wochenschr., p. 145, 161, 177, et Ophthalmic review, t. I, p. 175.

1865. Virchow et Schiess-Gemuseus. — Archives de Virchow, t. XXXIII, p. 495.

— Landsberg. — Archiv. für Ophthal., B. XI, Abth. I, p. 58.

— Knapp. — Klinische Monatsblätter für Augenheilkunde. Bd. III, p. 375.

1866. Schiffer et Wyss. — Archives de Virchow, t. XXXV, p. 413.

— Hulke. — Ophthalmic hosp. rep., t. IV, 1re partie, 1864, p. 81-88, et Annales d'oculistique, 1866, p. 64.

— Moon. — Ophthalmic review, t. II, p. 272.

— Hulke. — Ophthalmic hosp. reports, t. IV, p. 181.

— Hart. — Med. Times and Gaz. Oct. 20, p. 433, The pathological Society.

— Hutchinson. — Ophthalmic hosp. rep., t. V, p. 88; Schmidt Jahrbücher, B. CXXXI, p. 230, 1866; ophthalmic hosp. rep., t. V, p. 90.

— Kuchler. — Deutsche Klinik, nos 17, 18, 19, 21, 23, 27, 28, 1866.

1867. Knapp. — Klinische Monatsblätter für Augenheilkunde, Bd. V, p. 264 (Congrès de Paris).

— Wecker (de). — Traité des maladies des yeux. Paris, 1867, t. I, p. 545-551.

— J. Sichel et A. Sichel. — Gazette méd. de Paris, no 27, 6 juillet, p. 416; Schmidt Jahrbücher, B. CXXXV, p. 204, 1867.

— Ivanoff. — Klinische Monatsblätter für Augenheilkunde, B. V, p. 292 (Congrès ophthal. de Paris, 1867).

1868. KNAPP. — Die intra-ocularen geschwülste (publié à Carlsruhe, 1868), p. 87-210.

— DEMARQUAY.—Annales d'oculis., t. LX, p. 126, et Schmidt Jahrbücher, B. CXLI, p. 210, 1869.

— A. von GRAEFE. — Archiv. für Ophthal., B. XII, Abth. 2, et Annales d'oculis., 1868.

— HIRSCHBERG. — Klinische Monatsblätter für Augenheilkunde, Bd. VI, p. 163; Schmidt Jahrbücher, B. CXXXIX, p. 316, 1868; Annales d'oculistique, t. LXII, p. 237, 1869.

— KNAPP. — Klinische Monatsblätter für Augenheilkunde, Bd. VI, p. 318 (Congrès d'Heidelberg).

— MACNAMARA. — A manual of the diseases of the eye. London, 1868, p. 366.

— KÖLLIKER. — Eléments d'histologie humaine. Trad. par Marc Sée. Paris, 1868.

1869. A. von GRAEFE. — Archiv. für Ophthal., B. XIV, Abth. 2, p. 104-144, et Annales d'oculist., t. LXI, p. 75.

— LEBER (Th.). — Arch. für Ophthal., B. XIV, p. 221-227, et Annales d'oculis., t. LXI, p. 86.

— BERTHOLD (Hermann). — Archiv. für Ophthal., p. 159-183, et Annales d'oculis. 1870, t. LXIII.

— LANDESBERG. — Archiv. für Ophthal., B. XV, Abth. 1, p. 210.

— A. von GRAEFE. — Archiv. für Ophthal., B. XV, Abth. 3, p. 196.

— J. LAWSON. — Diseases and injuries of the eye. London, 1869. Cornil et Ranvier. — Histologie pathologique. Paris, 1869. Virchow. — Pathologie des tumeurs. Trad. par Aronssohn. Paris, 1869.

1870. SOELBEBG WELLS. — Royal London ophthalmic hospital et Annales d'oculis., t. LXIII, p. 127.

— BERTHOLD (Hermann). — Klinische Monatsblätter für Augenheilkunde, B. VIII, p. 19.

— KNAPP. — Klinische Monatsblätter für Augenheilkunde, B. VIII, p. 237, 1re partie.

— A. GRAEFE. — Annales d'oculis., t. LXIII, p. 127 et suiv.

— HIRSCHBERG et L. HAPPE. — Archiv. für Ophthal., B. XVI, Abth. 1, p. 302; Schmidt Jahrbücher, B. CXLVII, p. 314, 1870; Klinische Monatsblätter für Augenheilkunde, 1870, et Annales d'oculis., 1871, t. LXV, p. 50.

— Becker (Otto), d'Heidelberg. — Archiv. für Augen und Ohrenheilkunde, B. I, Abth. 2, p. 214 à 230, 1870, et Annales d'oculis., t. LXVII, p. 201, 1872.

— Stellwag von Carion. — Lehrbuch der praktischen Augenheilkunde, Wien, 1870, p. 616 à 628.

1871. Bowater Vernon. — Ophthalmic hospital reports et Annales d'oculis., t. LXV, p. 184.

— Bowater Vernon.— Ophthalmic hosp. reports et Annales d'oculis., LXV, p. 185.

— A. Quaglino (de Milan).—Annali di ottalmologia, 1er fasc., 1re année, et Annales d'oculis., t. LXV, p. 250.

— Soelberg Wells. — The Lancet, sept. 23, p. 423.

— Knapp. — Archiv. für Augen und Ohrenheilkunde, B. I, Abth. 2, et Schmidt Jahrbücher, B. CXLIX, p. 200, et Annales d'oculis., t. LXVII, p. 200, 1872. (Fait publié en 1870, dans Klinische Monatsblätter für Augenheilkunde, B. VIII, p. 237.)

— Socin. — Archives de Virchow, t. LII, p. 555.

— Hasket-Derby. — (Boston med. and surg. journal, n° 10, p. 157.)

— Berthold (E.).— Archiv. für Ophthal., B. XVII, Abth. 1, p. 185.

— Keller. — Sitz. Ber. d. Ver. d. Aerzte in Steiermack VII, p. 37, 1869-1870 et Schmidt Jahrbücher, B. CL, p. 77.

1872. Hasket-Derby. — (Boston med. and surg. journal, no 6, p. 85, et Union médicale de Paris, n° 26, 2 mars, p. 307, 1872.

— Arnott (H.). — The med. Times, janv. 13, mars 30, 1872.

— Gillette. — Gazette des hôp., 14, 17 et 19 septembre 1872.

— Quaglino (A.).— Annali di ottalmologia, 2e année, 1er fasc., et Annales d'oculis., 1873, t. LXIX, p. 164.

1873. Soelberg Wells. — Traité des maladies des yeux. Trad. de l'anglais. Paris, 1873, p. 470 à 474.

### § 2. *Mélanose intra-oculaire* (1).

1769. Bonnet.—Sepulchretum s. anat. practic. ex cadav. morbo. Genevæ, 1769.

(1) Le signe * indique le nom des auteurs qui, avant 1850, ont écrit

1800. John Burns. — Dissertations on inflammation, V. II, p. 302. Glascow, 1800.
1804. Abernethy. — Chirurg. observat., 1804, p. 99.
1815. Wardrop. — Observations on fungus hæmatodes. Edimb., 1809. Uebers von Dr Karl Kuhn. Leipsig, 1815.
1819. Bartcky. — Dissert. inaug. sistens observationem singularem fungi medul. Halæ, 1819.
1820. * Maunoir. — Sur le fungus médullaire et hématode. Paris, 1820.
— Saunders. — On diseases of the eye. Lond., 1820.
— Travers. — Synopsis of diseases of the eye. Lond., 1820, p. 224-228 et p. 405-431.
— Cooper. — Handbuch der Chirurgie. Veimar, 1820.
1821. Schneider. — Dissertatio de fungo hæmatode. Berl., 1821.
— * Breschet. — Considérations sur une altération organique appelée dégénération noire, mélanose, cancer mélané. Paris, 1821.
— Scarpa. — Trattato delle principali malattie degli occhi, sullo scirrho e sul cancro. Milano, 1821, et trad. par Fournier, Pescay et Begin, t. II, p. p. 264. Paris, 1831.
— Panizza. — Annotazioni anatomico-chirurgiche sul fungo medullare del occhio contre tavole. Pavia, 1821.
1822. Arnold (G.). — Dissertatio inaug. de fungo medullari ac hematode.
1823. Betschler. — Disser. inaug. de fungo medullari. Berol., 1823.
1824. Hey. — Practical observations in surgery, édit. 3. London, 1824. Chap. VI.
— * Gunther. — Analecta ad anatomiam fungi medullaris. Lipsiæ.
1825. Richerand. — Histoire des progrès réc. de la chirurgie.
1826. Laennec. — Ausc. médiate, t. II, p. 26. Journal de Corvisart, t. IX, p. 368.
— Casper. — De fungo medullari. Berol., 1826.
— Weller. — Krankeiten der menschlichen Auges. Berlin, 1826.

sur la mélanose intra-oculaire; les autres ne l'ayant qu'indiquée, d'une façon indirecte, dans des mémoires sur le fongus médullaire.

— FAWINGTON. — A case of melanosis. London, 1826.

1827. * J. SCHAYER-ELIASON. — Thèse inaug. sur le cancer de l'œil. Berlin, 1827.

— NOACK. — Comment. veteri med. de melanosi tum in hominibus tum in equis obveniente. Leipsig, 1827.

1828. SCHÖN. — Handbuch der pathol. Anatom. Hamburg, 1828.

— MEYEN. — Untersuchungen über die natur. para. Berl., 1828.

— TROUSSEAU et LEBLANC. — Recherches anat. et pathol. et Archives générales de médecine, t. XVII, p. 165.

1829. AMMON. — Medullar Sarcoms der Auges.

1830. BAUER. — Dissertation sur le fungus médullaire de l'œil. Thèse de Paris, 1830.

— * BOYER et ROUX. — Gazette des hôp., t. III, nº 23, p. 89.

— GAZETTE DES HÔP., t. III, nº 31, p. 124.

— OTTO LEHRBUCH.— Der pathol. Anat. der Menschen. Berlin, 1830.

1831. PRUSCHA.— Ueber Melanose des Augapfelds. Vienne, 1831.

— CANSTATT.—Ueber den Markschwamm des Auges und das amaurotische Katzenauge. Wurzb., 1831.

— LUSARDI. — Mémoire sur le fongus hémat. et médul. de l'œil. 1831 et 1846.

— BOYER. — Traité des mal. chirurg., t. V, p. 582.

1832. ZIMMERMANN. — De fungo medullari. Viennæ, 1832.

— ANDRAL. — Précis d'anatomie pathol., p. 449.

1833. MUHRY. — Ad parasitorum malignorum imprimis ad fungi medullaris oculi historiam symbolæ aliquot. Gotting, 1833.

— * LAURENS D'ALBY. — Essai sur la mélanose. Thèse de Paris, nº 357. 1833.

— * BULLETINO DELLA S. MED. Bologne, 1833, et Journal des connaiss. méd.-pratiques, t. I, p. 186.

— LINCKE (G.) —De fungo medullari oculi. 1833.

— REUSS (Aug.) — Tent. anat. pathol. de melanosi. Pragæ, 1833.

1834. RAYMOND (Martin). — Du cancer de l'œil et de son traitement. Thèse de Paris.

1835. * ROEDERER (J.) — De la mélanose en général et de celle de l'œil en particulier. Strasbourg.

1836. FUNKE. — Ueber den Wahren Blutschwamm des Auges. Erlangen, 1836.

— BAUM. — Dissert. inaug. de fungo medullari et hæmatode. Berol., 1836.

— DONEGANA et MOCCHETTE. — Sur le cancer méd. de l'œil. Schmidt Jahrbücher, B. I, p. 391 et 408.

1838. * LAWRENCE.—De la mélanose de l'œil. Annales d'oculistique, t. I, p. 33.

— RAIMBERT. — Bulletins de la Soc. anat., 1838, p. 190.

1839. PRAEL (J.) — Schmidt Jahrbücher, B. XXII, p. 333.

1840. DEWIN.— Casus sing. fungi medullaris, p. 26.

— HERMANN (J.) — Collectanea quædam de fungo medullari oculi. 1840.

1841. *MALGAIGNE et ROUSSEL. — Gazette des hôp., t. III, no 55, p. 219, et Revue medico-chir. de Malgaigne, t. XII, p. 371. 1852.

1842. *ENGEL (J.)—Schmidt Jahrbücher, B. XXXIII, p. 302. 1842.

— WHITE COOPER. — London medical Gazette, déc. 1842.

1843. VELPEAU. — Journal des connaiss. méd.-chir., t. X, p. 179. 1843.

— HALL (J.-C.). — London medical Gaz., mars 1843, et Schmidt Jahrbücher, B. XLII, p. 83.

— *HASSE (E.) — De la nature et de la composition de la mélanose. Schmidt Jahrbücher, B. XXXIV, p. 320.

— FRITSCHI. — Critique sur le fongus malin de l'œil. Schmidt Jahrbücher, B. L, p. 251. 1843.

— *ARCHIGÈNES. — Gazette des hôp., 24 nov., et Annales d'oculistique, suppl. 3. 1843.

1844. WINDSOR (J.). — Schmidt Jahrbücher, B. XLIV, p. 79, et Prov. med. Journ. Marz., 1844.

— INOSEMTZEFF.—Zwei falle von fungus geheilt ohne Operation. Moscou, 1844.

— *SALOMON et AMMON. — Gazette des hôp., t. VI, n° 130, p. 520. 1844.

— *SICHEL. — Gazette des hôp., t. VI, p. 526, et Iconog. ophthal., obs. 197, p. 549.

1845. LEBERT. — Physiologie pathologique. Paris, 1845.

1846. *RYBA (de Pragues). Schmidt Jahrbücher, B. XLIX, p. 333 et 334. 1846.

— AMMON (d'). — Annales de la chir. franç. et étrang., t. XI et XII, 1844, et Annales d'oculistique, t. XV.

— *FRITSCHI (J.)—Des tumeurs spongieuses malignes de l'œil et des parties voisines. Schmidt Jahrbücher, B. L, p. 251.

1847. NORRIS (W.)— Schmidt Jahrbücher, B. XXI, p. 383.

— *CAFFE.— Journal des connais. méd. chir. pratiques, nov. 1842, p. 42.

— *KRAUSSEN (P.).—Disquisitiones microscopicæ et chemicæ de fungo medullari. Bonnæ, 1847.

1848. *CUMMING (W.).— Sur le reflet lumineux de l'œil humain. Revue medico-chir. de Malgaigne, t. III, p. 26. 1848.

1849. *KONNEMANN.—Fongus mélanode de l'œil. Schmidt Jahrbücher, B. LXIII, p. 336.

— FOLTZ. — Annales d'oculistique, t. XXI, p. 130 et suiv., et Schmidt Jahrbücher, B. LXVI, p. 313. 1850.

1850. *JOBERT (de Lamballe). — Obs. publiée dans le travail de MM. Saint-Lager et P. Hervier.

1851. *J. SICHEL. — Gazette des hôp., t. II, n° 98, 398, 1851, et Annales d'ocul., t. XXVI, p. 148.

— VELPEAU et GRAU. — Soc. anat., 8 août 1852, et Archives d'ophthal. de Jamain, t. I, p. 33-36.

1852. BAUMGARTEN. — Bull. de la Soc. anat., p. 64, 1852, et Annales d'oculist., t. XXXVI, p. 269. 1856.

— *AMMON. — Deutsche Klinik, 9, 11, 14, 18, 20, et Archives d'ophthalmologie de Jamain, t. I, p. 186. 1853.

1853. *PAMARD.—Revue méd.-chir. de Malgaigne, t. XII, p. 334, et Ann. d'ocul., t. XXIX, p. 25, et Schmidt Jahrbücher, B. LXXXIII, p. 342, 1854, et Gazette hebd. de méd. et de chir. 1854.

— *TAVIGNOT. — Annales d'oculistique, t. XXIX, p. 279, et Schmidt Jahrbücher, B. LXXXIII, p. 342, 1854, et Gazette hebd. de méd. et de chir., 1854.

— STŒBER (Strasbourg). — Annales d'oculistique, t. XXX, p. 264, et Gazette médicale, n° 3, 20 janvier 1853, et Schmidt Jahrbücher, B. LXXXIII, p. 342-344. 1854.

— *VELPEAU et BAUCHET. — Soc. anat., août 1852. Revue méd.-chir. de Malgaigne, t. XIII, p. 306; Schmidt Jahrbücher, B. LXXXIII, p. 344. 1854.

— JOLY et DUBOIS. — Archives d'ophthal. de Jamain, t. 1. 1853, p. 317.

1854. LABOULBÈNE. — Gazette médicale de Paris, nº 27, 8 juillet 1854, p. 419; Schmidt Jahrbücher, B. LXXXIII, p. 344, 1854.

1855. DIXON (James.) — A guide to the practical study of diseases of the eye. London, 1855, p. 240.

— *SCHINKWIN.— (The Dublin hospital Gaz.) Archives d'ophthal. de Jamain, t. IV, p. 205.

1856. *TROTTER.— (Pathological Society of London, 7 fév. 1854); Med. Times and Gaz., nº 190, p. 171, et Annales d'oculist., t. XXXVI, p. 269.

— *GAZETTE HEBD. DE MÉD. ET DE CHIR. 13 juin, p. 417.

1857. *SAINT-LAGER et PAUL HERVIER (Lyon). —Annales d'oculistique, t. XXXVII, p. 97; Gazette médicale de Paris, nº 13, 27 mars 1858, p. 194.

— *CAMPANA. — Bulletins de la Société anatomique. 2e série, t. II, p. 293.

— *HULKE. — Transact. of the pathol. Soc. Lond. 1857, vol. VIII, p. 320.

— *COURSSERANT. — Mélanose de l'œil, récidive. Gazette des hôp., nº 70, p. 280. 1857.

— *HUGUIER. — Gazette des hôp., nº 137, p. 548. (Séance de la Soc. de chir.)

— *SICHEL.—Gazette hebd. de méd. et de chir., 22 mai 1857, et Iconog. ophthal., obs. 199; Gaz. hebd., 29 mai 1857; Iconog. ophthal., obs. 195, p. 541, et Schmidt Jahrbücher, B. XCV, p. 351. 1857.

— *WALTHER.—Iconog. ophthal. de J. Sichel, p. 547, et Gazette hebd, mai 1857.

— *LEBERT. — Pathologie générale et spéciale, t. I, p. 120, 289 et 304.

— Id. — Traité pratique de maladies cancéreuses, p. 158.

1858. *SECOND-FÉREOL. — Bulletins de la Société anatomique, 2e série, t. III, p. 350.

— *CRUVEILHIER. — Bull. de la Soc. anat., 2e série, t. III, p. 355.

— *BADER. — Ophthalmic hos. Rep., janvier 1858, p. 96, et avril 1858, p. 170, 171.

1858. *Pemberton (Ol.).—Pathologie et thérapeutique du cancer mélané (Midland Journ., may 1857), et Schmidt Jahrbücher, B. XCVIII, p. 22. 1858.

1859. * Pritchard. — Brit. med. Journ., april 23, 1859, et Schmidt Jahrbücher, B. CIII, p. 222. 1859.

— *J. Sichel. — Iconog. ophthal., § 662, obs. 194, p. 539, et Schmidt Jahrbücher, t. XCV, p. 351. 1857.

— *Id. — Gazette des Hôp., t. VI, p. 526, et Iconog. ophthal., obs. 197, p. 549 ; — Archives d'ophthal. de Jamain, t. I, p. 16 à 24.

1860. *Demarquay. — Traité des tum. de l'orbite. Paris, 1860, p. 457. Ann. de la chir., t. III, p. 232.

— *Tyrrell (Fred.).—A practical Work on the Diseases of the eye. London, 1860, t. II, p. 161.

— *Wedl's. — Atlas der histol. des Kr Auges.

1861. *Haynes Walton. — A treatise on the surgical diseases of the eye. London, 2e edit., p. 412.

— *Hulke. — Ophthalmic hospital reports, oct. 1861, p. 279.

— *Weiss (Ed. Osc.). — De carcinomate bulbi, p. 5, 15, 23.

— *Demme (H.). — In Bern (Memorabe, VI, 5 ; mai 1861). Schmidt Jahrbücher, B. CXIV, p. 76. 1862.

1862. *Gauriet (de Niort). — Gazette des hôp., n° 148, p. 591. Schmidt Jahrbücher, B. CXIX, p. 311. 1863.

— *Eiselt. (Clinique médicale.) Schmidt Jahrbücher, B. CXV, p. 43. 1862.

1863. *Gautret. — De la mélanose. Thèse de Paris, 1863.

1864. *Holmes coote. — Cité dans la Gazette des hôp., n° 64, 2 juin 1864, p. 253.

1865. *Meisner (H.). — Schmidt Jahrbücher, B. CXXVI, p. 90.

— *Thomann. — (Med. Halle. V. 27, 28. 1864). Schmidt Jahrbücher, B. CXXV, p. 330.

— *Laurence. — Med. Times and Gaz., p. 669. 1865 (The pathological Society).

1866. *Hasner.— The ophthalmic Review, n° 7, oct. 1865, et Annales d'oculist., t. LV, p. 78; Schmidt Jahrbücher, B. CXXVI, p. 326. 1865.

— *Hutchinson. — Ophthalmic hosp. reports, t. V, p. 88, 90; et Schmidt Jahrbücher, B. CXXXI, p. 230. 1866.

— *Kuchler. — Deutsche Klinik, nos 17, 18, 19, 21, 23, 27 et 28. 1866.
— *Peulevé (V.).—Contribution à l'étude de la mélanose généralisée. Thèse de Paris, 1866.
— *Billroth. — Handbuch der allgemeinen chirurgischen pathologie und therapie. Berlin, 1866.
— *Coste. — Etude clinique sur le cancer de l'œil. Montpellier, 1866.
1867. *Gazette des Hôp. — Inoculabilité des éléments pigmentés ou mélaniques, n° 85. 29 juillet 1867.
1868. *Bader. — The natural and morbid changes of the human eye. London, 1868, p. 9.
— *Demarquay. — Gazette hebd. de méd. et de chir., n° 45, 6 novembre, p. 716. (Soc. de chir.)
1870. *Fano. — Union médicale, n° 6. 15 janvier 1870.
— *Soelberg Wells. — The Lancet, 22 janvier 1970.
1871. *Lawson. — The Lancet, May 11, p. 648,
— *Bowater Vernon.—Ophthalmic hosp. Reports, et Annales d'oculistique, t. LXV, p. 184. 1871.
1872. *Fano. — Mélanose et tum. mélanique de la conjonctive. Gaz. des hôp., p. 651, et Annales d'oculist., t. LXVIII, p. 183.

Après avoir parcouru du regard un index bibliographique aussi étendu, il pourrait venir à l'idée que la question du sarcôme de la choroïde a déjà été l'objet de nombreux et longs travaux. Il est bien loin cependant d'en être ainsi, comme va l'établir l'historique de cette question. Seulement nous avons cité, dans le § 1° Sarcôme, ainsi que nous devions le faire, le nom de tous les auteurs qui ont publié des observations, même d'une valeur relative, concernant cette variété de tumeurs, sauf à désigner plus tard ceux qui ont plus étudié le sujet que nous traitons.

# ÉTUDE CLINIQUE ET ANATOMIQUE

SUR LE

# SARCOME DE LA CHOROIDE

ET SUR LA

# MÉLANOSE INTRA-OCULAIRE.

---

Principiis obsta...

## CHAPITRE PREMIER.

### HISTORIQUE.

L'étude du sarcôme de la choroïde est de date beaucoup plus récente que celle de la mélanose intra-oculaire. Aussi, bien que celle-ci ne soit pas le but direct de notre étude, croyons-nous devoir donner d'abord au lecteur un aperçu rapide des principaux travaux qui ont été publiés sur sa pathologie, parce qu'ils ont conduit peu à peu les observateurs et les micrographes à l'examen des mélano-sarcômes de la choroïde. Nous ferons ainsi, en même temps, la première partie de l'historique de cette dernière affection, puisque les mélano-sarcômes ont été autrefois confondus sous le nom général de mélanose intra-oculaire.

Les auteurs des mémoires qui ont paru avant 1820 sur le fongus médullaire et sur le fongus hématode ont réuni, sous l'un de ces noms, les affections malignes de l'œil qui ont leur point de départ dans la rétine et dans la choroïde.

En 1804, Abernethy (1) avait donné le nom de sarcôme médullaire à ce que nous appelons aujourd'hui gliôme de la rétine. Les malades qu'il a observés, ainsi que ceux dont parle Wardrop quelques années plus tard (1815), sont des enfants; les symptômes cliniques que nous retrouvons dans ces observations de sarcômes médullaires, et dans celles qui ont été désignées par la suite sous la dénomination de fongus médullaire, se rapportent entièrement à l'épouvantable affection que nous venons de nommer. Si nous avons mentionné ces travaux dans l'indication bibliographique, c'est que, dans la plupart, on trouve quelques phrases qui désignent assez nettement quelques caractères, et notamment la couleur noire présentée par plusieurs tumeurs intra-oculaires atteignant les adultes ou les vieillards, couleur comparée à celle de la rate (*lieni similis*, *fuscus*, *nigrior fungus*). On comprend qu'ils ont entrevu la mélanose intra-oculaire; mais leur attention se porte principalement sur le fongus médullaire des enfants. De plus, cette dernière affection a été confondue par eux avec les sarcômes blancs, leuco-sarcômes et fibro-sarcômes. Nous devons donc les mentionner en commençant l'historique de ces tumeurs. Mais comme beaucoup n'offrent, pour le but que nous nous proposons, qu'un intérêt très-relatif, nous avons indiqué par le signe * les auteurs qui ont plus particulièrement parlé de la mélanose intra-oculaire jusqu'à 1850. Depuis cette date, tous les noms qui se trouvent cités ont directement traité, les uns de la mélanose simple, les autres du cancer mélanique; distinction qui produisit une grande discussion, comme nous le verrons plus loin.

En 1820 parut le Mémoire (2) de Maunoir de Genève, lequel

(1) Abernethy, Chir. observat., 1804, p. 99.
(2) Maunoir, Sur le fongus médullaire et hématode, Paris, 1820.

fit faire un grand pas à la question des tumeurs intra-oculaires, en distinguant le fongus hématode, dont il plaça l'origine dans la membrane vasculaire, dans la choroïde, et le fongus médullaire naissant comme ses prédécesseurs l'avaient établi, dans le tissu nerveux : « Fungi medullaris in syste- « mate nervoso, fungi autem hæmatodis in vasculo posuit » (1). Cette division fut vivement attaquée (multis disputationibus « ansam præbuit). » Dès l'année suivante, Scarpa, Walther, Schayer Eliason, n'acceptèrent pas cette idée. Breschet (2) établit bientôt quatre variétés : 1° le carcinôme encéphaloïde ou cérébriforme; 2° le carcinôme mélané, avec une masse noire tuberculeuse; 3° le carcinôme hématode, coagulation sanguine ressemblant à la rate et au placenta; 4° le carcinôme fongoïde, formé par une substance fongueuse et aréolaire. Pour expliquer la coloration sombre des tumeurs oculaires, Laënnec disait que le fongus médullaire de l'œil ressemblait d'abord à de la matière cérébrale, puis, qu'à mesure qu'il grandissait, du sang s'extravasant dans son tissu, il prenait une teinte rouge ou noire. Quelle que soit la valeur de ces hypothèses et des opinions plus ou moins justes qui ont été émises pendant les années suivantes, nous devons reconnaître que *la division de Maunoir était excellente* et que *le fongus hématode, naissant dans la choroïde, répond parfaitement au sarcôme actuel de cette membrane;* de même, *le fongus médullaire au gliôme actuel de la rétine.* Car les mots changent avec les hommes, mais les maladies restent.

En 1824, le Mémoire de Gunther (3) contenait des cas très-nettement exposés de mélanose intra-oculaire accompagnés de l'examen anatomique. Nous avons surtout remarqué les obs. 17, 39 et 54. La généralisation d'un cancer mélané de

(1) L. c., J. Schayer Eliason, thèse inaug., Berlin, 1827, p. 22.
(2) Breschet, Considérat. sur la mélanose. Paris, 1821.
(3) Gunther, Analecta ad anatomiam fungi medullaris. Lipsiæ, 1824.

l'œil est exposée dans l'obs. 39 : « Anno uno et dimidio post « bulbi extirpationem dilapso, non solum novus tumor in « orbita, sed tumores etiam in pluribus corporis regionibus « crudelissimos dolores inurentes apparebant. » L'obs. 54 nous donne également un exemple de cachexie cancéreuse après l'extirpation d'une mélanose oculaire. Dans la cavité oculaire on avait trouvé, en effet : « massam obscuram « pigmento nigro simillimam. »

Nous avons cité ces observations parce qu'elles sont les premières que nous ayons rencontrées, et qu'en cette qualité elles méritaient d'être connues.

A dater de 1838, un grand nombre d'auteurs ont écrit sur la mélanose oculaire.

Dans le premier volume des Annales d'oculistique de Cunier se trouve un Mémoire de Lawrence (1) sur cette question. L'étude des symptômes cliniques se complète ; les indications deviennent plus précises. L'auteur comprend la gravité de l'affection dont il s'occupe ; il conclut qu'il faut opérer, et que l'on a d'autant plus de chances de succès que l'intervention est plus prompte. Le pronostic est toujours douteux, dit-il : dans la plupart des cas, le malade meurt après l'opération des suites d'une maladie secondaire du foie. Les cas de Prael (2) et de Malgaigne, publiés en 1839 et en 1841 (3), et quelques autres, vinrent confirmer l'opinion, alors accréditée, que la ménalose oculaire était une affection très-maligne. Velpeau la partageait complètement, et contribua à la répandre en disant que le cancer mélané de l'œil était le pire de tous les cancers. Il les opérait néanmoins, alléguant pour raisons « que l'on compte quelques exemples de guérison et qu'on ne risque

(1) Lawrence, Annales d'oculistique, t. I, p. 33, 1838.

(2) Prael. Schmidt Jahrbücher, B. XXII, p. 338.

(3) Malgaigne, Gazette des hôpit., t. III, p. 219 et Revue méd. chir., t. XII, p. 371. 1852.

rien à opérer, puisque la maladie ne fait jamais grâce et tue tôt ou tard (1). »

Foltz, de Lyon (2), attribue, en 1849, la mélanose aux matières grasses du sang incomplètement élaborées et se déposant dans leurs émonctoires naturels; il admet un état diathésique du sang et conseille l'ablation complète de l'œil atteint de mélanose. Nous retrouvons cette dernière opinion dans les conclusions du professeur Stœber (3), qui se repent d'avoir cru un instant, en 1830, à la bénignité de la mélanose et de l'avoir laissée progresser sans intervenir *ferro et igni*, et se prononce très-franchement en faveur de l'extirpation.

Au milieu de ce consensus général sur la gravité de la mélanose, des opinions contradictoires finissent par surgir. J. Sichel et Pamard (d'Avignon) (4) élèvent bientôt leur voix, et, en 1853, publient différentes observations tendant à prouver que cette affection n'est pas aussi maligne que leurs prédécesseurs l'ont déclaré.

Le premier de ces auteurs fait paraître, vers cette époque, une observation de mélanose intra-oculaire chez une femme de notaire qui aurait guéri sous l'influence d'une médication énergiquement révulsive, et se serait terminée par l'atrophie du globe. Sans préjuger en ce moment de la valeur de ce fait, qui sera critiquée quelques années plus tard par A. von Graefe, nous dirons qu'il appartient à l'exception, au milieu de la règle générale.

Le second avait eu la main encore plus heureuse en rencontrant 2 ou 3 cas de mélanose simple, comme les observateurs suivants reconnaîtront qu'il en existe, bien qu'en très-petit nombre. Mais tous les médecins n'avaient pas le même bon-

(1) Velpeau, Journal des conn. méd. chir., t. X, p. 179.
(2) Foltz, Ann. d'oculistique, 1849, p. 130.
(3) De la nat. cancéreuse de la ménalose. Strasbourg, 1853.
(4) Pamard, d'Avignon, Ann. d'oculistique, t. XXXIX, p. 25, 1853.

heur, et, quelques mois plus tard, Tavignot (1) venait contredire l'avis de Pamard et augmenter le nombre des partisans de la malignité, en avouant qu'il n'a observé que des récidives; il admet toutefois, sur le témoignage de l'auteur d'Avignon (une guérison qui se maintenait depuis vingt ans), qu'on peut rencontrer quelques cas isolés de mélanose bénigne. J. Sichel distingua de même, en 1857 (2), deux espèces de mélanoses, l'une *simple*, dont la marche est régulière, l'œil se remplissant peu à peu de matière mélanée déposée entre la choroïde et la rétine; l'autre *cancéreuse*, dont la marche est généralement irrégulière et produit finalement la dégénérescence de tout le globe.

Citons encore l'opinion de Lebert (3), qui reconnaît que derrière la mélanose se cache très-souvent le cancer, et que cette variété de carcinôme mélané *a une tendance très-marquée à la généralisation.*

Au chapitre du pronostic, nous aurons l'occasion d'étudier ces différentes opinions.

C'est au milieu de ces avis un peu opposés sur la nature de la mélanose, qui, pour les uns, était toujours cancéreuse, et, pour les autres, souvent cancéreuse, mais parfois bénigne, c'est, dis-je, au milieu de ces publications qu'apparurent les premières observations de sarcôme de la choroïde. Nous laisserons donc maintenant au second plan les observations de mélanose publiées dans les années suivantes, et qui seront du reste consignées dans le tableau général que nous en avons dressé. La plupart des cas publiés de 1855 jusqu'à nos jours sont désignés sous le nom de mélano-carcinômes. Parmi eux se trouvent encore, sans aucun doute, des faits de sarcômes; mais nous ferons un choix et nous n'accepterons que ceux qui

(1) Tavignot, Ann. d'oculist., t. XXXIX, p. 279.
(2) J. Sichel, Gazette hebdom. de méd. et de chir., 22 mai 1857.
(3) Lebert, Traité d'anat. pathol. génér. et spéciale, t. I. p. 120.

présentent incontestablement la structure histologique du sarcôme. Celui de Gluge (1) est de ce nombre, et c'est le premier que nous avons à mentionner.

Bien que l'auteur ne prononce pas le mot de sarcôme, l'examen histologique qui mentionne explicitement, dans la tumeur intra-oculaire, une structure se rapprochant de celle du tissu cellulaire, ne peut laisser de doute sur sa véritable nature. Dans les années qui suivent nous entrevoyons de nouveau le sarcôme dans les examens histologiques de Lebert, où il est fait mention à chaque ligne des fameuses cellules dites cancéreuses, cellules fusiformes, à gros noyau, pigmentées ou incolores, du sarcôme des auteurs modernes. Sichel père battait en brèche et non sans raison la théorie de Lebert sur ces cellules cancéreuses, mais il tombait dans un excès contraire en accordant à la mélanose plus de bénignité qu'elle n'en possède en réalité.

La première observation bien détaillée de sarcôme de la choroïde que nous avons trouvée est celle que contient l'article de Graefe (2), paru en 1858 dans ses Archives, sur le diagnostic des cancers intra-oculaires; l'examen histologique est de Virchow. La malade était une femme âgée de 28 ans.

Comme il nous arrivera souvent de le constater, le fait est publié peu de temps après qu'il a été étudié, et les détails sur la marche ultérieure de la maladie, après l'opération, font absolument défaut. Lacune regrettable, car une bonne observation devient ainsi d'une valeur très-relative pour ceux qui l'étudient par la suite, puisqu'on ne peut établir avec elle de données précises sur la question du pronostic.

Dans le courant de la même année parut le cas de Dor, publié peu de temps après, et qui a été reproduit dans les Traités

(1) Gluge, Archives de la médecine belge, t. VI, p. 525.
(2) A. von Graefe, Archiv für Ophthal., 1858, Abth. II, p. 218.

de Mackenzie (1) en 1865, de Wecker (2) en 1867 et de Fano (3) en 1866.

Vinrent ensuite les observations de Graefe en 1860 et de cette année à 1864, celles de Hulke, de Niessl, de Klebs, de Jacobi, de Schiess Gemuseus et de Knapp.

Jusqu'à cette époque il était admis que le sarcôme de la choroïde n'atteignait qu'un seul œil; mais, en 1865, Landsberg (4), Schiess Gemuseus et Virchow (5) publièrent à peu de temps d'intervalle la relation de deux cas de mélano-sarcôme qui compromirent d'abord un œil, puis le second. Ces faits sont d'autant plus instructifs qu'ils plaident en faveur de la généralisation avant l'opération.

Dans sa pathologie des tumeurs, Virchow (6) fait une étude très-longue des sarcômes considérés en général et dans les différentes régions de l'organisme humain. Arrivé au mélano-sarcôme de l'œil et de l'orbite, il établit trois variétés dans la mélanose oculaire : 1° des sarcômes simples; 2° des carcinômes; 3° des sarcômes carcinomateux, ou formes mixtes. Cette division est basée sur une observation rigoureuse des faits anatomiques. Au point de vue clinique, on pourrait supposer que les sarcômes simples ne sont pas malins comme les carcinômes. Virchow leur reconnaît, au contraire, une grande malignité, et l'on peut dire, avec Lawson, que la distinction est beaucoup plus histologique que pratique.

Après quelques observations de Hulke, de Hart, de J. et A. Sichel et de Wecker, dont nous reparlerons en temps et

(1) Mackenzie, Maladie des yeux, traduit par Testelin.

(2) De Wecker, t. I, p. 547.

(3) Fano, t. II, p. 388.

(4) Archiv für Ophthal. B. XI, Abth. I. p. 58, 1865.

(5) Archives de Virchow, t. XXXIII, p. 495.

(6) Pathologie des tumeurs, trad. par Arronssohn, 1866-1869, t. II p. 272.

lieu, nous arrivons en 1868 au traité de Knapp (1) qui étudie la question des sarcômes de la choroïde, en se basant sur huit observations qui lui sont personnelles. Nous avons noté les points qui nous ont paru offrir le plus d'importance dans cet intéressant travail et nous les signalerons au lecteur quand le moment en sera venu.

Billroth (2) (1868), dans sa Pathologie chirurgicale, ne parle que d'une façon tout à fait incidente du sarcôme de l'œil. En disant que les sarcômes deviennent rarement infectieux, bien que se présentant souvent d'une manière multiple, il donne au sarcôme, suivant nous, une bénignité qui ne lui appartient pas.

Durant cette même année (1868) parurent de nouvelles observations dues à von Graefe, Demarquay, Hirschberg, Leber et Landesberg.

En 1870, Becker, professeur à Heidelberg, avançait beaucoup l'étude des sarcômes choroïdiens, en faisant paraître (3) dans le journal de H. Knapp et S. Moos un article sur le diagnostic à la première période de ces tumeurs intra-oculaires, alors qu'aucun symptôme ne fait supposer une affection oculaire sérieuse et que l'ophthalmoscope seul peut nous éclairer sur sa véritable nature. Les faits, rassemblés et cités par l'auteur de ce travail, sont au nombre de 7. Les phénomènes ophthalmoscopiques sont exposés avec netteté, et il ressort de leur lecture que le diagnostic des sarcômes à la première période est possible beaucoup plus souvent que ne le pensait A. von Graefe. Becker croit qu'au début le sarcôme peut, suivant son siége, tantôt être distingué d'une façon positive d'avec le décollement simple, tantôt rester confondu

(1) Die intraocularen Geschwülste, p. 152 à 210.

(2) Billroth, trad. par Colmann et Sengel, 1868, 47e et 50e leçons, p. 730 et 803.

(3) Archiv für Augen und Ohrenheilkunde, B. II, Abth. II, p, 214.

avec lui. Ainsi, aux environs du corps ciliaire et près de la macula, le décollement qui masquerait le néoplasme fait assez souvent défaut pendant tout le temps de la première période.

Dans ces trois dernières années, l'attention des micrographes a été appelée sur l'étude de cette variété de tumeurs, et nous avons relevé une vingtaine de faits nouveaux.

Nous avons recueilli nous-même quelques observations inédites qui nous sont personnelles ou qui nous ont été communiquées par M. le Dr A. Sichel, par M. le Dr Poncet, professeur agrégé du Val-de-Grâce, et par notre collègue et ami le Dr Chirié. C'est avec tous ces faits que nous entreprendrons la description des tumeurs sarcomateuses de la choroïde.

Afin de compléter cet aperçu historique, ouvrons maintenant quelques traités généraux d'ophthalmologie parus depuis une vingtaine d'années, depuis que la question des sarcômes de la choroïde est à l'ordre du jour; nous y trouverons quelques détails instructifs, mais très-restreints. Dans de Wecker, t. I, p. 546 à 551, dans Meyer, p. 252 à 255, et dans Stellwag de Carion, p. 616 à 628, la question est traitée d'une façon élémentaire, en résumé, mais dans un résumé qui donne parfaitement connaissance des faits. Galezowski, p. 707 et 708, ne parle pas du pronostic des sarcômes de la choroïde, ni des récidives possibles.

En 1860 le même auteur *blâmait* Dor *de placer ces tumeurs dans la membrane vasculaire* et leur donnait une origine scléroticale. Nous dirons plus loin ce qu'il faut penser de cet avis *un peu prématuré*. Les ouvrages de Schön, de Sœmisch (1861), de Pelz (1862), de Hasner (1866), de Stelwag de Carion (1870), sont de même extrêmement sobres de détails sur les tumeurs sarcomateuses choroïdiennes, quelques-uns même n'en disent pas un mot; c'est ainsi que nous avons trouvé un *desideratum* complet dans le traité de Rheindorf paru en 1871, où l'auteur ne parle que du cancer mélané.

Si nous parcourons enfin les travaux de littérature ophthalmologique anglaise : Dixon (1855), Tyrrell (1860), Haynes Walton (1861), Wharton Jones (1862), Bader (1868), Lawson (1869) H. Power et Macnamara, il nous est facile de retrouver la même concision, la même sobriété dans la description, parfois le même silence, quant à la question du sarcôme choroïdien. Lawson (1), p. 169 et 170, et Macnamara, p. 366, en disent néanmoins quelques mots, et le traité de Soelberg Wells (2), paru au commencement de cette année, contient une description assez détaillée des tumeurs sarcomateuses de la choroïde, sur laquelle nous reviendrons. Il est facile de comprendre que les auteurs d'ophthalmologie n'aient pas insisté sur les sarcômes de la choroïde dont ils ne pouvaient connaître que quelques observations (lesquelles suffisent pour donner au lecteur une idée de l'affection), à moins de se livrer, comme nous l'avons fait, à une recherche longue et minutieuse, difficile à faire pour toutes les questions, quand on écrit un traité général.

Nous donnons de suite, dressé par ordre chronologique, le tableau des cas de sarcôme de la choroïde et de mélanose intra-oculaire que nous avons relevés. Le lecteur pourra de la sorte se donner une idée de l'âge des malades, des noms d'auteurs, des principaux symptômes et des résultats obtenus; il embrassera ainsi dans un seul coup d'œil le terrain sur lequel nous lui proposons de nous suivre. Toutes les observations portent un numéro d'ordre auquel nous aurons recours, quand nous citerons telle ou telle particularité offerte par un ou plusieurs de ces cas.

Nos recherches ont porté sur un grand nombre de revues médicales modernes, parmi lesquelles la Gazette hebdomadaire de médecine et de chirurgie : la Gazette médicale de Paris,

(1) Lawson, Diseases and injuries of the eye, London, 1869.
(2) Soelberg Wells, Traité pratique des maladies des yeux, p. 470.

la Gazette des hôpitaux. l'Union médicale, la Revue médico-chirurgicale de Malgaigne, le Journal des connaissances médico-chirurgicales, le Journal des connaissances médicales-pratiques, l'Expérience, la France médicale, les Archives de médecine, les Mémoires de l'Académie de médecine, de l'Académie de chirurgie et de la Société de chirurgie, de la Société anatomique et de la Société de biologie, le Bulletin de thérapeutique, les thèses de Paris, Strasbourg et Montpellier, etc., les Archives d'ophthalmologie de Jamain, le Journal d'ophthalmologie et les traités spéciaux cités plus haut. Mais c'est dans les journaux étrangers que nous avons trouvé la plus grande partie des observations ayant trait à la question du sarcôme de la choroïde. Nous nommerons entre autres ouvrages les Archives d'ophthalmologie de A. de Graefe, les Archives de Virchow, les Archives de Knapp et Moos, la revue de Schmidt, le journal de Zehender, les thèses de Berlin, etc., sur le fongus hématode, Knapp, et différents traités de littérature ophthalmologique allemande, le Wien. med. Wochenschrift, les Annales d'oculistique de Cunier, de Warlomont et Testelin, le Journal des connaissances médicales belges, l'Ophthalmic hospital reports, l'Ophthalmic Review, le Medical Times and Gazette, The Lancet, divers traités de littérature ophthalmologique anglaise, Boston medical, etc., The Monthly Journal, les Annali di ottalmologiæ, le Journal d'ophthalmologie italienne et plusieurs autres ouvrages de pathologie générale ou spéciale dont l'index bibliographique a fait mention.

En résumé, les auteurs qui se sont le plus occupés de la question des sarcômes de la choroïde sont: Poland, A. de Graefe, Dor, Hulke, Jacobi, Schiess Gemuseus, Virchow, Knapp, Landsberg, Hirschberg, Leber, Soelberg Wells, Otto Becker, Berthold, Socin, Hasket Derby, Stellwag de Carion et A. Quaglino, Demarquay, de Wecker. J. et A. Sichel.

# 1°. – Statistique des observations de Sarcôme de la Choroïde.

| Nos | Âge | Sexe | Année | Auteurs | Œil atteint | Date du début | Marche et symptômes de l'affection | Opération | Examen histologique | Résultats |
|---|---|---|---|---|---|---|---|---|---|---|
| 1 | 48 | H | 1851 | Volgemann & Graefe | O.G. | 2 mois | Amblyopie progressive. Douleurs lancinantes. Larmoiement, photophobie. Injection du globe. Tum. péri-cornéennes. | Énucléation | Lebert y trouve ses cellules cancér[euses] | Rien sur les suites de l'op[ération] |
| 2 | 50 | F | 1852 | Sichel & Lebert | O.D. | 3 ans. | Pendant un an, pas de douleurs. Puis violents maux de tête et étourdissements. Tumeurs extra-oculaires. | Extirpation | Sichel conclut à une mélanose pure. Lebert y trouve ses cellules cancéreuses | Guérison en 19 jours. Rien sur les suites. |
| 3 | 50 | H | 1853 | Ammon. | O.D. | x. | Tumeur extra-oculaire. Ablation, récidive. Énucléation 2me récidive. – | Extirpation 3e opération. | Sarcôme albuminode, passage au sarcôme médullaire après 2 récidives | Rien sur les suites. |
| 4 | 40 | H | 1858 | Poland. | O.D. | 5 ans. | Plusieurs attaques glaucomateuses. Au bout d'un an, vue perdue; Douleurs très vives. | Énucléation | Mélanose intra-oculaire avec cellules fusiformes à noyau. | Guérison rapide. La santé générale devient meilleure |
| 5 | 28 | F | 1858 | A. Graefe. | O.G. | 2 ans. | Décollement de la rétine? 15 mois après névrose ciliaire & injection du globe. T augmentée. Douleurs extrêmement vives | Énucléation. | Virchow déclare que cette tum. était un sarcôme. | Rien sur les suites. |
| 6 | 40 | F | 1858 | Second Férréol | x. | 5 ans | Mélanose intra-oculaire. Tum. extra-oculaire. – Récidive. 2e opér. 3 ans après | Extirpation. | Cellules dites cancéreuses (Mélano-sarcôme.) | Six mois après généralisation de la mélanose. |
| 7 | 58 | H | 1858 | Dor. | O.D. | 4 mois. | 3 mois après le début douleurs nocturnes. Injection conjonctivale. Douleurs de plus en plus vives | Énucléation | Mélano-sarcôme type | Rien sur les suites. |
| 8 | 50 | F | 1860 | Bouchut. | x | 15 ans. | Cinq ans après le début excision d'une petite tum. extra-ocul. en 8 ans 5 récidives, 5 opérations. | d° | Tumeurs de l'episclère. | d° |
| 9 | âge mûr | H | 1860 | A. Graefe | O.G. | x. | Aspect glaucomateux. Iridectomie légère amélioration. Quelques semaines après, retour des douleurs T augmentée. | Énucléation. | Mélano-sarcôme type. | Rien sur les suites |
| 10 | 50 | H | 1861 | Hulke | O.D. | 2 mois. | Vue perdue depuis 20 ans 2 tumeurs noires se forment autour du moignon depuis 2 mois. | Extirpation. | Mélano-sarcôme de l'œil et de l'orbite. | Six mois après mort. Généralisation de la mélanose. |
| 11 | 44 | F | 1862 | Hiessl | O.G. | 7 ans | Perte progressive de la vue. Puis douleurs & formation de deux tumeurs extra-oculaires. | Énucléation | Tum. analogue au carcinôme fasciculé de Kobilanskij. | Rien sur les suites |
| 12 | âge mûr | H | 1862 | Klebs. | O.G. | traumatisme | Quelque temps après diminution de la vue. Douleurs sourdes. Dans le corps vitré masse volumineuse foncée. | Énucléation. | Mélano-sarcôme. | Rien sur les suites |
| 13 | 50 | H | 1863 | Jacobi | O.D. | un an | Obscurcissement périodique. Douleurs ciliaires assez intenses, T augmentée. Presbytie progressive. | Iridectomie puis Énucléation. | Mélano-sarcôme. | d° |
| 14 | âge mûr | H | 1864 | Schiess-Gemuseus | x. | x. | 2 tumeurs extra-oculaires & une intra-oculaire. | Énucléation | Mélano-sarcôme carcinôme. | d° |
| 15 | 40-50 | H | 1864 | A. Graefe. | O.G. | 12 ans | Œil glaucomateux; T augmentée. L'affection reste longtemps stationnaire. Puis névrose ciliaire. | Énucléation. | Mélano-fibro-sarcôme carcinomateux. | d° |
| 16 | 6 | H | 1865 | Knapp | x | traumatisme | Inflammations chroniques et peu intenses; T augmentée | d° | Sarcôme de la choroïde. | Rien sur les suites |
| 17 | 59 | H | 1865 | Schiess-Gemuseus et Virchow | O.G. | 2 ans | Ophthalmie catarrhale. 8 mois après l'œil ressemble à une masse charnue. Douleurs vives. Vue perdue. | d° | Mélano-sarcôme à petites cellules de la Choroïde des 2 yeux. | 9 mois après, mort. |
| 18 | 59 | H | 1865 | d° | O.D. | | L'examen fonctionnel de cet œil montre une diminution notable de la vue; cornée trouble. | Énucléation. | Mélano-sarcôme comme dans l'autre œil. | |
| 19 | 46 | H | 1865 | Landsberg | O.D. | traumatisme il y a 3 ans | Accidents inflammatoires. Crainte de phén. sympathiques. Tum. extra-oculaire. | Énucléation. | Mélano-sarcôme & carcinôme. | d° |
| 20 | 46 | H | | d° | O.G. | | Se prend après la 2e récidive. Douleurs. S. tombe en 3 semaines de [illegible] à $\frac{1}{60}$ | pas d'opération | Récidive sur l'œil gauche. | Cinq mois après récidive 2e. 5 semaines après 2e récidive Cachexie. |
| 21 | 50 | H | 1866 | Hulke. | O.D. | 9 ans | Affection prise pour un glaucôme. Puis diagnostic de tum. intra-oculaire | Énucléation | Mélano-sarcôme. | Mort 3 ans après, foie cancéreux. |
| 22 | 24 | H | 1866 | Schiffer | O.G. | 1 an. | Douleurs à la région temporale. Diagnostic glaucôme puis tumeur rétro-bulbaire. | Iridectomie | Sarcôme primitif de la base du crâne, secondaire de l'orbite. | Sarcôme généralisé. |
| 23 | 56 | F | 1866 | Moon. | O.D. | 2 ans | Tum. extra-oculaire. Douleurs intenses & prolongées avant sa formation | Énucléation. | Cellules cancéreuses typiques | Un mois après quitte l'hôpital. rien sur les suites |
| 24 | x. | x. | 1866 | Hart | x | traumatisme | Il y a 6 ans. Perte de la vue à la suite de douleurs vives. Après l'amputation du segment ant. le moignon se développe. | Amputation, puis Énucléation. | Mélano-sarcôme | Rien sur les suites |
| 25 | 68 | H | 1866 | Hulke | O.D. | 11 ans | Tum. extra-oculaire énorme, 2 ans après début phénom. glaucomateux; atrophie; puis croissance du moignon | Extirpation. | Mélano-sarcôme & carcinôme | Rien sur les suites |

| [illegible] | Œil atteint | Date du début | Marche et symptômes de l'affection | Opération | Examen histologique | Résultats |
|---|---|---|---|---|---|---|
| [illegible] | O.D | [illegible] | Tum. extra oculaire. | Énucléation | Mélano-sarcôme. | [illegible] |
| [illegible] | O.G | [illegible] | Tum. extra & intra oculaire développée dans un œil phthisique depuis 3 ans | Énucléation | Sarcôme mélanique. | 1 an après récidive. |
| | O.G | [illegible] mois | Trouble de la vue & sensibilité croissante de l'œil. T. augmentée. Tumeur visible à l'œil nu. | Énucléation | Myo-sarcôme du corps ciliaire. | [illegible] ans après santé excellente |
| [illegible] | O.D | 7 ans | Cinq ans après le début, douleurs [illegible] T. [illegible] | Énucléation. | Mélano-sarcôme médullaire [illegible] de cellules rondes. | Guérison [illegible] |
| | O.G | [illegible] mois | Il y a [illegible] mois injection du globe & douleurs [illegible] vives. | Énucléation | Mélano-sarcôme [illegible] | [illegible] |
| | O.G | [illegible] | [illegible] | D° | Mélano-sarcôme du corps ciliaire & de la choroïde. | [illegible] ans après pas de récidive |
| | O.G | [illegible] mois | T. [illegible] tumeur extra oculaire. | D° | Mélano-sarcôme de la choroïde [illegible] | Mort [illegible] mois après [illegible] |
| | O.G | [illegible] ans | [illegible] rouge & douloureux. Tum. extra-oculaire [illegible] les paupières | Extirpation | Glio-sarcôme [illegible] à cellules rondes. | Guérison immédiate. [illegible] |
| [illegible] | x | x | Tumeur de la région ciliaire. | Énucléation | Sarcôme à cellules fusiformes | Rien sur les suites. |
| | x | x | Tumeur de la région ciliaire. | D° | Mélano-sarcôme [illegible] | D° |
| [illegible] | O.D | [illegible] mois | Vue abolie après une douleur sourde & subite. Staphylome [illegible] | D° | Mélano-sarcôme de la choroïde | [illegible] |
| [illegible] | O.D | un an | Amblyopie progressive. T. extra oculaire à la partie [illegible] de la cornée. [illegible] | Extirpation. | Sarcôme de la choroïde et de l'épisclère. | Rien sur les suites. |
| [illegible] | O.D | [illegible] ans | [illegible] T. très augmentée [illegible] Attaques glaucomateuses. | Énucléation. | Sarcôme fasciculé [illegible] grandes cellules de la choroïde | [illegible] |
| | [illegible] | | Scotôme central. [illegible] | | | |
| [illegible] | O.D | [illegible] ans | [illegible] T. augmentée [illegible] glaucomat[illegible] | [illegible] | Sarcôme blanc de la choroïde. | [illegible] |
| | O.D | [illegible] semaines | [illegible] Restriction du champ visuel en haut & en dedans [illegible] au fond de l'œil | Énucléation | Sarcôme blanc [illegible] | [illegible] |
| [illegible] | x | [illegible] ans | La vue se perd [illegible] glaucomateuse. T. augmentée | Énucléation | Sarcôme [illegible] de la choroïde. | Rien sur les suites. |
| [illegible] | O.D | D° | Amblyopie progressive. [illegible] Tum. du corps ciliaire & extra oculaire. | D° | Sarcôme mélanique du corps ciliaire. | [illegible] ans après pas de récidive |
| [illegible] | x | x | [illegible] | D° | Sarcôme blanc. | Rien sur les suites. |
| [illegible] | x | x | Œil phthisique, douleurs intolérables | Extirpation | Sarcôme [illegible] | D° |
| [illegible] | O.D | [illegible] semaines | Diminution sensible de la vue [illegible] | Énucléation | Mélano-sarcôme [illegible] | D° |
| [illegible] | x | [illegible] mois | Scotôme central. [illegible] glaucomateuse. | D° | Mélano-sarcôme [illegible] de la choroïde | Cinq ans après pas de récidive. |
| | x | x | Tumeur brune arrondie au niveau du corps ciliaire. | D° | Sarcôme mélanique [illegible] cellulaire. | [illegible] ans après, récidive, généralisation, mort. |
| [illegible] | O.G | [illegible] ans | Tumeur [illegible] Scotôme central. [illegible] ans après [illegible] extra-oculaire énorme. | Extirpation | Mélano-sarcôme | Mort peu de temps après par généralisation [illegible] |
| | O.D | x | [illegible] glaucomateux. Scotôme central. [illegible] | Extirpation | Sarcôme à cellules [illegible] | Récidive. [illegible] ans après |
| [illegible] | O.D | [illegible] | [illegible] Tumeur extra oculaire. [illegible] | Énucléation | Sarcôme [illegible] pigmenté [illegible] | Rien sur les suites. [illegible] |
| [illegible] | x | [illegible] | Tum. extra oculaire. | D° | [illegible] | |
| [illegible] | x | [illegible] | [illegible] | pas d'opération | Sarcôme de la choroïde | x |
| [illegible] | x | [illegible] ans | [illegible] symptômes [illegible] glaucome. | x | [illegible] | x |



| N°s | Âge | Sexe | Année | Auteurs | Œil atteint | Date du Début | Marche et Symptômes de l'Affection | Opération | Examen histologique | Résultats |
|---|---|---|---|---|---|---|---|---|---|---|
| 55 | 58 | H | 1870 | Becker | O.D | x | [illegible] | x | [illegible] | x |
| 56 | [illegible] | H | 1871 | Quaglino | O.D | [illegible] | [illegible] | Énucléation | Sarcôme blanc de la choroïde | Rien sur les suites. |
| 57 | x | F | 1871 | D° | O.G | 2 ans | [illegible] | D° | [illegible] | Rien sur les suites. |
| 58 | 19 | F | 1871 | [illegible] | O.G | [illegible] | T+3, pas de douleurs. [illegible] | D° | Sarcôme [illegible] de la choroïde | [illegible] |
| 59 | [illegible] | F | 1871 | [illegible] | O.D | [illegible] | [illegible] extra oculaire. | Énucléation | [illegible] | Rien sur les suites. |
| 60 | [illegible] | F | 1871 | [illegible] | O.D | x | Amblyopie progressive sans douleur. | D° | Sarcôme [illegible] pigmenté [illegible] de la choroïde | Rien sur les suites. |
| 61 | [illegible] | H | 1871 | D° | O.D | [illegible] | Douleurs, [illegible] | D° | Mélano-sarcôme de la choroïde | D° |
| 62 | 51 | F | 1871 | Keller | O.D | x | [illegible] | Extirpation | [illegible] | [illegible] |
| 63 | 61 | H | 1871 | [illegible] | O.D | [illegible] mois | [illegible] Attaque glaucomateuse, T+2. | Iridectomie. Énucléation. | [illegible] | [illegible] |
| 64 | [illegible] | H | 1871 | [illegible] | O.D | [illegible] | Œil atrophié depuis 3 ans. Douleurs [illegible] | Énucléation | [illegible] | Rien sur les suites. |
| 65 | [illegible] | F | 1871 | D° | O.D | 2 ans | Œil atrophié. Douleurs continuelles [illegible] | D° | [illegible] | D° |
| 66 | [illegible] | H | 1872 | [illegible] | O.G | x | [illegible] | D° | Sarcôme de la choroïde | D° |
| 67 | 38 | H | 1872 | [illegible] | x | [illegible] ans | Tumeur intra et extra oculaire | Extirpation | [illegible] | [illegible] |
| 68 | 66 | F | 1872 | D° | O.D | [illegible] | Tumeur [illegible] extra oculaire [illegible] | D° | [illegible] plastique | D° |
| 69 | 35 | H | 1873 | [illegible] Quaglino | O.D | 5 mois | Douleurs [illegible] T. augmentée. [illegible] glaucomateux. [illegible] sympathique | Énucléation | Sarcôme mélanique du corps ciliaire et de la choroïde | Rien sur les suites. |
| 70 | 37 | H | 1873 | A. Sichel | O.D | 9 mois | [illegible] glaucomateuse; T+3. | D° | Mélano-sarcôme | [illegible] |
| 71 | x | x | 1873 | de Wecker | x | x | [illegible] | D° | [illegible] | x |
| 72 | x | x | 1873 | [illegible] | x | x | D° D° D° | D° | Mélano-sarcôme | x |
| 73 | [illegible] | H | 1873 | A. Sichel | O.G | [illegible] mois | [illegible] | D° | Sarcôme peu pigmenté. | [illegible] |
| 74 | 36 | F | 1873 | D° | O.D | [illegible] mois | Amblyopie progressive. [illegible] | D° | Mélano-sarcôme | [illegible] |
| 75 | 57 | H | 1873 | D° | O.D | x | [illegible] | D° | Sarcôme peu pigmenté | [illegible] |
| 76 | 45 | H | 1873 | [illegible] | O.G | [illegible] mois | Tumeur extra oculaire [illegible] | Extirpation. | Mélano-sarcôme. | Rien sur les suites. |
| 77 | 60 | H | 1873 | Sichel | O.G | x | [illegible] | Énucléation | Mélano-sarcôme. | [illegible] |
| 78 | [illegible] | H | 1873 | D° | O.D | x | [illegible] | D° | [illegible] | [illegible] |
| 79 | [illegible] | H | 1873 | D° | O.D | x | [illegible] | D° | [illegible] | Rien sur les suites. |
| 80 | [illegible] | [illegible] | 1873 | D° | O.D | x | [illegible] | D° | [illegible] | [illegible] |
| 81 | [illegible] | F | 1873 | D° | O.D | x | [illegible] | D° | Mélano-sarcôme | Rien sur les suites. |
| 82 | [illegible] | H | 1873 | D° | O.D | x | [illegible] | D° | D° | [illegible] |

-4-

## 2° Statistique des Observations de Mélanose intra-oculaire.

| Nos | Age | Sexe | Année | Auteurs | Œil atteint | Durée du début | Symptômes principaux de la Maladie | Opération | Examen de l'œil | Résultats |
|---|---|---|---|---|---|---|---|---|---|---|
| 1 | 38 | F | 18[illegible] | Gunther | [illegible] | 10 ans | [illegible] | [illegible] | [illegible] | [illegible] |
| 2 | 38 | F | " | " | [illegible] | [illegible] | [illegible] | " | [illegible] | [illegible] |
| 3 | 61 | F | " | " | [illegible] | [illegible] | [illegible] | " | Mélanose | [illegible] |
| 4 | [illegible] | F | | " | [illegible] | [illegible] | [illegible] | " | [illegible] | [illegible] |
| 5 | " | H | [illegible] | Gazette des hop. | " | [illegible] | [illegible] | " | [illegible] | [illegible] |
| 6 | 28 | F | 1838 | [illegible] | " | " | [illegible] | [illegible] | Mélanose [illegible] | [illegible] |
| 7 | [illegible] | F | [illegible] | J. Morel | " | [illegible] | [illegible] | [illegible] | [illegible] | [illegible] |
| 8 | 57 | H | [illegible] | Malgaigne | [illegible] | [illegible] | [illegible] | [illegible] | [illegible] | [illegible] |
| 9 | [illegible] | H | [illegible] | Velpeau | [illegible] | [illegible] | [illegible] | [illegible] | [illegible] | [illegible] |
| 10 | 65 | H | [illegible] | [illegible] | [illegible] | [illegible] | [illegible] | [illegible] | [illegible] | [illegible] |
| 11 | [illegible] | F | [illegible] | [illegible] | [illegible] | [illegible] | [illegible] | [illegible] | [illegible] | [illegible] |
| 12 | 20 | H | [illegible] | [illegible] | [illegible] | 3 ans | [illegible] | [illegible] | [illegible] | [illegible] |
| 13 | 34 | H | [illegible] | J. Sichel | [illegible] | [illegible] | [illegible] | [illegible] | [illegible] | [illegible] |
| 14 | [illegible] | F | [illegible] | Ryba | [illegible] | [illegible] | [illegible] | [illegible] | [illegible] | [illegible] |
| 15 | 61 | F | [illegible] | " | [illegible] | [illegible] | [illegible] | " | [illegible] | [illegible] |
| 16 | 80 | F | [illegible] | [illegible] | [illegible] | [illegible] | [illegible] | " | [illegible] | [illegible] |
| 17 | [illegible] | F | [illegible] | Mohr | [illegible] | [illegible] | [illegible] | " | [illegible] | [illegible] |
| 18 | [illegible] | H | [illegible] | [illegible] | [illegible] | [illegible] | [illegible] | " | [illegible] | [illegible] |
| 19 | [illegible] | H | [illegible] | [illegible] | [illegible] | [illegible] | [illegible] | [illegible] | [illegible] | [illegible] |
| 20 | 62 | F | [illegible] | d° | [illegible] | [illegible] | [illegible] | [illegible] | [illegible] | [illegible] |
| 21 | [illegible] | F | [illegible] | d° | [illegible] | [illegible] | [illegible] | [illegible] | [illegible] | [illegible] |
| 22 | [illegible] | H | [illegible] | d° | [illegible] | [illegible] | [illegible] | [illegible] | [illegible] | [illegible] |
| 23 | 34 | F | 1854 | d° | [illegible] | [illegible] | [illegible] | d° | d° | [illegible] |
| 24 | [illegible] | [illegible] | [illegible] | d° | [illegible] | [illegible] | [illegible] | [illegible] | [illegible] | [illegible] |
| 25 | [illegible] | [illegible] | [illegible] | d° | [illegible] | [illegible] | [illegible] | d° | [illegible] | [illegible] |
| 26 | [illegible] | [illegible] | [illegible] | [illegible] | [illegible] | [illegible] | [illegible] | [illegible] | [illegible] | [illegible] |
| 27 | [illegible] | [illegible] | [illegible] | [illegible] | [illegible] | [illegible] | [illegible] | [illegible] | [illegible] | [illegible] |
| 28 | [illegible] | [illegible] | [illegible] | [illegible] | [illegible] | [illegible] | [illegible] | [illegible] | [illegible] | [illegible] |

-5-

| Nos | Age | Sexe | Année | Auteurs | Œil atteint | Durée du début | Symptômes principaux de la Maladie | Opération | Examen de l'œil | Résu[illegible] |
|---|---|---|---|---|---|---|---|---|---|---|
| 29 | [illegible] | H | [illegible] | [illegible] | [illegible] | [illegible] | [illegible] | [illegible] | [illegible] | [illegible] |
| 30 | [illegible] | H | [illegible] | Schiesshaus | [illegible] | 6 [illegible] | [illegible] | [illegible] | [illegible] | [illegible] |
| 31 | [illegible] | [illegible] | [illegible] | [illegible] | [illegible] | [illegible] | [illegible] | [illegible] | [illegible] | [illegible] |
| 32 | [illegible] | F | 1857 | [illegible] | [illegible] | [illegible] | [illegible] | [illegible] | [illegible] | [illegible] |
| 33 | [illegible] | H | 1857 | [illegible] | [illegible] | [illegible] | [illegible] | [illegible] | [illegible] | [illegible] |
| 34 | [illegible] | H | 1857 | J. Sichel | [illegible] | [illegible] | [illegible] | [illegible] | [illegible] | [illegible] |
| 35 | [illegible] | H | 1857 | Walther | [illegible] | [illegible] | [illegible] | [illegible] | [illegible] | [illegible] |
| 36 | [illegible] | H | 1857 | Campana | [illegible] | [illegible] | [illegible] | [illegible] | [illegible] | [illegible] |
| 37 | [illegible] | F | 1857 | [illegible] | [illegible] | [illegible] | [illegible] | d° | [illegible] | [illegible] |
| 38 | 33 | H | [illegible] | [illegible] | [illegible] | 11 [illegible] | [illegible] | d° | [illegible] | [illegible] |
| 39 | [illegible] | H | [illegible] | Baden | [illegible] | [illegible] | [illegible] | [illegible] | [illegible] | [illegible] |
| 40 | [illegible] | H | [illegible] | [illegible] | [illegible] | [illegible] | [illegible] | [illegible] | [illegible] | [illegible] |
| 41 | [illegible] | H | [illegible] | [illegible] | [illegible] | [illegible] | [illegible] | [illegible] | [illegible] | [illegible] |
| 42 | [illegible] | H | [illegible] | d° | [illegible] | [illegible] | [illegible] | [illegible] | [illegible] | [illegible] |
| 43 | [illegible] | H | [illegible] | [illegible] | [illegible] | [illegible] | [illegible] | d° | [illegible] | [illegible] |
| 44 | 47 | H | [illegible] | d° | [illegible] | 7 ans | [illegible] | [illegible] | [illegible] | [illegible] |
| 45 | [illegible] | H | [illegible] | [illegible] | [illegible] | [illegible] | [illegible] | [illegible] | [illegible] | [illegible] |
| 46 | [illegible] | F | [illegible] | [illegible] | [illegible] | [illegible] | [illegible] | [illegible] | [illegible] | [illegible] |
| 47 | [illegible] | H | [illegible] | [illegible] | [illegible] | [illegible] | [illegible] | [illegible] | [illegible] | [illegible] |
| 48 | [illegible] | H | [illegible] | [illegible] | [illegible] | [illegible] | [illegible] | [illegible] | [illegible] | [illegible] |
| 49 | [illegible] | F | [illegible] | [illegible] | [illegible] | [illegible] | [illegible] | [illegible] | [illegible] | [illegible] |
| 50 | [illegible] | [illegible] | [illegible] | d° | [illegible] | [illegible] | [illegible] | [illegible] | [illegible] | [illegible] |
| 51 | [illegible] | F | [illegible] | [illegible] | [illegible] | [illegible] | [illegible] | [illegible] | [illegible] | [illegible] |
| 52 | [illegible] | F | [illegible] | [illegible] | [illegible] | [illegible] | [illegible] | d° | [illegible] | [illegible] |
| 53 | [illegible] | [illegible] | [illegible] | d° | [illegible] | [illegible] | [illegible] | d° | d° | [illegible] |
| 54 | [illegible] | F | [illegible] | d° | [illegible] | [illegible] | [illegible] | d° | [illegible] | [illegible] |
| 55 | [illegible] | F | [illegible] | [illegible] | [illegible] | [illegible] | [illegible] | d° | [illegible] | [illegible] |
| 56 | [illegible] | F | [illegible] | [illegible] | [illegible] | [illegible] | [illegible] | d° | [illegible] | [illegible] |

## CHAPITRE II.

Nous commencerons l'étude du sarcôme de la choroïde en donnant :

1° La description du *sarcôme envisagé à un point de vue général*, afin de faire connaître la variété de tumeurs que les histologistes modernes désignent sous ce nom. Il n'est pas sans importance, en effet, de bien déterminer ce point de départ; car d'un côté, le mot sarcôme a été successivement appliqué à des tumeurs de nature très-différente, et, de l'autre, ce que nous entendons actuellement sous le nom de sarcôme a reçu des chirurgiens et des micrographes les dénominations les plus diverses. Ne pas établir cette définition serait s'exposer à n'être pas compris par quelques lecteurs.

2° Il sera utile de rappeler ensuite succinctement l'anatomie de la choroïde; comment pourrions-nous faire un pas vers l'anatomie pathologique des tumeurs de cette membrane sans connaître le sol dans lequel elles germent, croissent et se développent, et les rapports que celui-ci présente avec les différentes parties du globe oculaire ?

### § I$^{er}$. — *Du sarcôme envisagé à un point de vue général.*

Le nom de *sarcôme*, dérivé de σὰρξ (chair), employé également par les Allemands (Sarkoma), par les Anglais (sarcoma), par les Italiens et par les Espagnols (sarcome), est une expression ancienne, dont les observateurs se servaient autrefois pour désigner toute excroissance qui présentait quelque analogie d'aspect, de structure macroscopique et de consistance avec la chair musculaire. Il faut avouer que, si les sarcômes observés par nos ancêtres ressemblaient au tissu d'un biceps ou d'un muscle cardiaque, ces tumeurs ont singulièrement changé de physionomie, car rien ne ressemble moins aux muscles de la vie organique ou végétative, qu'un sarcôme tel que nous l'entendons aujourd'hui, ou du moins l'analogie est loin d'être frappante. Cette comparaison, comme toute autre, est donc défectueuse.

MM. Cornil et Ranvier (1) résument dans les termes suivants l'historique des tumeurs sarcomateuses : « J. Müller les a décrites en partie sous le nom de *tumeurs fibreuses albuminoïdes*. — Lebert ayant remarqué que plusieurs de ces tumeurs contiennent en abondance des cellules fusiformes, les appela tumeurs *fibro-plastiques*. — Ch. Robin crut devoir séparer des tumeurs fibro-plastiques certaines tumeurs ayant avec elles de nombreuses analogies, mais en différant par la forme arrondie de leurs cellules, et il les nomma *tumeurs embryo-plastiques*. »

« Paget donna aux tumeurs fibro-plastiques le nom de *recurring fibroid* et en rapprocha certaines tumeurs ayant une structure analogue à la moelle des os, et qu'il nomma *myeloid tumors*. — Ces dernières furent appelées par Ch. Robin *tumeurs à médullocèles* et *tumeurs à myéloplaxes*. — Enfin, Virchow sépara des sarcômes quelques tumeurs qui, jusque-là leur étaient réunies, et leur donna les noms de *gliômes* et de *psammômes*. »

Ces auteurs comprennent sous le nom de sarcôme « des « tumeurs constituées par du tissu embryonnaire pur ou subissant une des premières modifications qu'il présente pour « devenir un tissu adulte. » Ainsi, un tissu embryonnaire dont les cellules s'allongent et forment un tissu fibreux avec une substance fondamentale amorphe, nous représente un sarcôme. De même, les bourgeons charnus, développés aux dépens du tissu conjonctif et marchant vers la guérison, mon-

(1) Cornil et Ranvier, Manuel d'histologie pathologique, Paris, 1869, p. 113, l. c.

trent toutes les phases embryonnaires du tissu conjonctif, et certains sarcômes ont une structure semblable. Les seules différences qu'il nous soit donné d'observer entre le sarcôme et le tissu inflammatoire, c'est qu'on peut saisir une origine et une fin différente dans les deux cas. Lorsque le tissu inflammatoire a pour origine une plaie ou une maladie chronique des os ou des articulations, sa fin sera l'élimination ou sa constitution à l'état de tissu normal permanent, *une guérison en un mot, tandis que le sarcôme continuera* à croître indéfiniment. Quant aux éléments de ces deux néoplasies, ils sont les mêmes d'habitude, quelquefois seulement plus gros dans les sarcômes que dans les néoplasmes inflammatoires.

Billroth venait d'exprimer la même idée dans des termes un peu différents (1). Pour lui, également, la structure microscopique du tissu sarcomateux appartient à la série des tissus qu'on rencontre dans la néoplasie inflammatoire. Le tissu sarcomateux, dit-il, ne correspond pas complètement à un tissu achevé du corps, mais le plus souvent à la dégénération, pendant une de ses périodes d'évolution, d'une espèce de tissu qui appartient à la série des substances conjonctives, et se rapproche tantôt du tissu conjonctif lui-même, tantôt du cartilage et de l'os, quelquefois même du tissu musculaire, sans être pourtant du tissu conjonctif, cartilagineux, osseux ou musculaire, complètement achevé.

Virchow (2) trouve que, pour lui, le sarcôme est une production très-bien définissable. Il entend par cette expression une néoplasie dont « le tissu appartient à la série des tissus « connectifs et qui ne se distingue des espèces nettement tran-

(1) Billroth, trad. par Colmann, p. 131, 1868.
(2) Virchow, Pathologie des tumeurs, trad. par Aronssohn t. II, p. 407, 1869.

« chées de ce tissu que par le développement prédominant « des éléments cellulaires. »

Parmi les premières observations que nous avons mises en tête de la liste des sarcômes de la choroïde, on a vu, non sans étonnement peut-être, figurer les noms de Velpeau, de Sichel et de Lebert, ces auteurs n'ayant point ainsi dénommé les tumeurs intra-oculaires dont ils nous ont laissé la description. Celles-ci figurent, en effet, dans tous leurs ouvrages sous la désignation de tumeurs fibro-plastiques. Si nous confondons ainsi les tumeurs fibro-plastiques avec les sarcômes, c'est qu'au fond, nous n'attachons pas une valeur exclusive à l'une ou à l'autre de ces expressions. Qu'on relise les descriptions des tumeurs fibro-plastiques dans Lebert et dans les ouvrages récents de clinique chirurgicale, dans le *Compendium* de Denonvilliers et Gosselin, dans Nélaton, dans Follin, on est frappé de la ressemblance, de l'identité qu'elles offrent avec les sarcômes, avec les fibro-sarcômes des histologistes modernes; mêmes éléments cellulaires à noyau, mêmes corps fusiformes, même disposition. Il n'y a donc pas lieu de multiplier à l'infini les variétés des tumeurs. Follin appelle également fibro-plastiques les tumeurs qu'Abernethy nommait sarcômes. Tout en admettant que la tumeur fibro-plastique n'est autre chose que le sarcôme à cellules fusiformes, ou le sarcôme fasciculé.

Virchow rejette l'expression de fibro-plastique, sous prétexte qu'elle a fait présumer que la tumeur composée d'un tissu connectif ordinaire, non arrivé encore à maturité, n'entraînait aucune idée de gravité, et devait même être considérée comme une formation de bonne nature, tandis que le caractère constitutionnel et malin de beaucoup de sarcômes était connu depuis longtemps. Personne n'avait nié cependant que les tumeurs fibro-plastiques n'ont aucune tendance à guérir d'elles-mêmes, et qu'elles peuvent fréquemment récidiver et produire une véritable cachexie cancéreuse en se généralisant.

*En résumé,* nous avons vu que les tumeurs décrites actuellement sous le nom de sarcôme ont « une structure qui pré- « sente divers états intermédiaires entre le tissu embryon- « naire et le tissu fibreux complètement organisé, et qu'au « lieu d'atteindre cette constitution définitive comme le fait « un tissu de nature inflammatoire, elle suit toujours une « marche progressive, grâce à la production continuelle et « exagérée d'éléments cellulaires. »

Les éléments constitutifs du sarcôme sont les *cellules*, lesquelles nous apparaissent avec des formes très-différentes, depuis la cellule sphérique nouvellement formée, jusqu'à la cellule effilée en forme de fuseau présentant une partie médiane renflée et deux extrémités, le plus souvent très-déliées, uniques ou ramifiées, isolées ou présentant des anastomoses. Ces cellules sont incolores ou pigmentées et offrent un ou plusieurs noyaux ovoïdes à contours bien limités. Elles sont juxtaposées par faisceaux plus ou moins larges, plus ou moins épais. Entre ces groupes d'éléments fusiformes, on aperçoit des cellules rondes. Parfois celles-ci sont figurées par la section de cellules allongées, section passant perpendiculairement à leur axe.

A côté de ces cellules, il existe des éléments que l'on peut regarder comme des fragments de cellules. Ils possèdent la grosseur d'un globule blanc. Au centre, ils sont homogènes et plus ou moins pointillés. Ils se présentent plus ou moins colorés aussi bien que non colorés (Knapp).

Quand, dans un sarcôme, on constate un grand nombre de cellules fusiformes, on dit qu'on a affaire à un fibro-sarcôme ou à une tumeur fibro-plastique.

Si, au contraire, les cellules rondes prédominent, on peut être induit en erreur et prendre une tumeur ainsi constituée pour un carcinôme. En nous occupant de l'anatomie pathologique des sarcômes de la choroïde, nous verrons comment, dans ces cas, on peut arriver, par l'examen des rapports de situation des éléments morbides (Virchow), à distinguer sous le champ du microscope, si on a affaire à un sarcôme ou à un carcinôme proprement dit. Nous n'insisterons pas davantage sur la structure morphologique des cellules, sur la marche et sur le diagnostic clinique du sarcôme; tous ces points se présenteront successivement à notre examen dans le courant de ce travail. Un mot seulement sur le pronostic des sarcômes.

Si vous distinguez le sarcôme du carcinôme, me dira-t-on, en faites-vous néanmoins une tumeur maligne comme celui-ci, mais distincte seulement par la forme de ses parties constituantes, ou lui accorderez-vous un caractère bénin comme le veulent quelques auteurs qui le rapprochent des adénômes, notamment Billroth, lequel dit que leur tendance infectieuse doit être considérée comme une exception à la règle, bien qu'elles puissent se présenter souvent d'une manière multiple?

Virchow (1) est d'un avis différent, et s'exprime d'une façon très-précise sur la question du pronostic. « Les sarcômes ne sont pas, dit-il, comme plusieurs auteurs le pensaient, des tumeurs bénignes qui reviennent tout au plus localement, elles se généralisent et peuvent offrir toute la malignité des formes carcinomateuses. A ceux qui seraient tentés d'attribuer cette gravité à l'intervention chirurgicale, il répond qu'il ne connaît pas un seul cas bien constaté de guérison spontanée d'un sarcôme. » Mais il y a des degrés dans cette malignité des sarcômes; plus ils sont élevés en organisation, moins ils offrent de danger; réciproquement, plus l'organisation d'un sarcôme est embryonnaire, plus terribles sont les conséquences qu'il entraîne pour le patient.

Somme toute, le sarcôme, différent comme structure histologique du véritable carcinôme, lui ressemble beaucoup par

(1) Virchow, Pathologie des tumeurs, p. 182 et 251.

sa manière d'être ou du moins dans ses résultats. Celui-ci peut être plus destructeur et plus envahissant, mais l'un et l'autre entraînent la mort, souvent dans le même espace de temps. La plupart des auteurs sont unanimes à reconnaître la nature maligne du sarcôme, et, sous ce rapport, l'assimilent presque complètement au carcinôme. Ainsi le juge Arnott (1), qui dit formellement que le sarcôme est plus malin que l'épithéliôme, et, au point de vue clinique, le plus voisin du carcinôme. Suivant le même auteur, le plus grand nombre de cas rapportés dans les journaux anglais, comme des cancers mous, sont de vrais sarcômes.

S'il fallait limiter le terme cancer au carcinôme, suivant sa structure anatomique, on serait surpris de voir combien il est rare de rencontrer le véritable cancer médullaire primitif. Nous verrons effectivement que les sarcômes ne se présentent pas autrement par leurs symptômes que la véritable tumeur maligne clinique, c'est-à-dire celle qui récidive, entraînant, dans un espace de temps assez restreint, un empoisonnement de toute l'économie et une cachexie qui a toujours une terminaison funeste.

## § 2. *Anatomie de la choroïde.*

Nous prendrons pour guides dans l'étude de cette membrane, ce qu'en ont écrit Kœlliker et Manz, comptant insister principalement sur la structure histologique qui nous intéresse au plus haut point, car, dans les examens de nos pièces anatomiques, il sera souvent question des différentes couches et des éléments normaux du tissu choroïdien, ainsi que des rapports affectés par le néoplasme avec telle ou telle partie de ce tissu.

La choroïde est la membrane vasculaire et riche en pigment

(1) H. Arnott, The medical Times, 13 janvier 1872, p. 34, l. c.

qui se trouve entre la rétine et la sclérotique. Sa coloration, extrêmement foncée, tranche entre la teinte claire des deux autres membranes qui lui sont accolées. Perforée en arrière pour laisser pénétrer le nerf optique jusqu'à la rétine, elle est intimement unie à son névrilème et forme une sorte de lame criblée que traverse perpendiculairement ce nerf. Son épaisseur est à la partie postérieure de $0^{mm},4$ à 5; elle diminue au niveau de la région équatoriale, où Sappey ne lui donne que $0^{mm},3$, pour augmenter de nouveau en se rapprochant des procès ciliaires (1millim. suivant les uns, $1^{mm},5$ suivant les autres). La choroïde se continue en avant avec le tissu des procès ciliaires et de l'iris, de sorte que ces trois parties ne forment, pour ainsi dire, qu'une seule membrane, laquelle a été désignée sous le nom de *tractus uvéal*. Si l'on cherche à isoler le tissu choroïdien, on constate que sa face interne est lâchement unie à la rétine qui s'en laisse détacher avec une facilité surprenante, du moins dans ses deux tiers postérieurs ; car, au niveau de l'ora serrata, l'adhérence est aussi intime qu'elle était faible dans les autres parties. Par sa face externe, des vaisseaux et des filets nerveux et un tissu connectif à larges mailles lui constituent des attaches assez solides à la sclérotique, si bien, dit Kœlliker, qu'en séparant les deux membranes, on laisse toujours sur la sclérotique une portion plus ou moins épaisse de la choroïde, laquelle est brune et a reçu le nom de lamina fusca ou tissu suprachoroïdien.

Mais, comme on le verra bientôt, c'est à tort que quelques auteurs en ont fait une membrane à part, intermédiaire à la sclérotique et à la choroïde; car cette division est purement artificielle, la lamina fusca appartenant, à tous égards, au tissu choroïdien et n'en étant pas indépendante.

Celui-ci comprend 4 couches qui sont de dehors en dedans :

1° La lamina fusca ou couche celluleuse;

2° La couche des gros vaisseaux; artères et veines;

3° La membrane ruyschienne ou chorio-capillaire;

4° La lamelle vitrée ou pigmentaire (tapetum).

Si l'on réunit la chorio-capillaire à la couche des artères et des veines, la choroïde présente 3 couches (Sappey):

1° Une couche externe *celluleuse;*

2° » moyenne *vasculaire;*

3° » interne *pigmentaire.*

Kœlliker divise la choroïde en deux parties :

1° Une couche externe vasculaire, épaisse, qu'il subdivise en trois couches secondaires : lamina fusca; couche vasculaire; chorio-capillaire.

2° Une couche interne pigmentaire (le pigment noir de l'œil).

De travaux récents sur la physiologie de la choroïde il résulte que ce tissu connectif lâche, situé entre la choroïde et la sclérotique, joue un rôle important et qu'on doit le considérer comme un endothélium analogue à celui des plèvres, de l'arachnoïde, etc., et favorisant le *glissement* de la choroïde sur la sclérotique.

L'hydropisie de ces lacunes analogues à celles d'une séreuse très-petite, serait cause de l'exagération de pression intra-oculaire et des phénomènes du glaucôme. Si, d'un autre côté, on détache la lame vitrée de l'épithélium polygonal, on aura dans la choroïde les couches suivantes : 1° tissu suprachoroïdien, 2° vasa vorticosa, 3° lamina fusca, 4° chorio-capillaire, 5° lame vitrée et 6° épithélium.

On le voit, toutes ces divisions, différentes en apparence, se ressemblent beaucoup. Nous réunirons, comme le fait Sappey, les capillaires aux artères et aux veines, sous le nom de couche vasculaire, et nous admettrons, comme lui, trois couches dans la choroïde. En supposant, ainsi que le pense

Kœlliker, que la couche pigmentée provenant (d'après ses recherches embryologiques) de la lame externe de la vésicule oculaire, appartient à la rétine et doit lui être rattachée, comme son feuillet le plus externe, la choroïde ne contiendrait plus que deux feuillets :

Une couche externe *celluleuse*,

» interne *vasculaire*.

Jusqu'à ce que de nouvelles recherches soient venues établir ou détruire cette opinion de Kœlliker sur le pigment oculaire, nous continuerons à décrire, ainsi qu'il le fait du reste, la couche pigmentaire comme faisant partie de la choroïde.

1° Couche *celluleuse* (lamina fusca et supra-choroïdea). Elle est constituée (1) par un tissu cellulaire à grandes mailles, entremêlées de fibres élastiques et d'un grand nombre de cellules pigmentaires, tantôt arrondies, tantôt pourvues de prolongements multiples qui s'anastomosent entre eux. Le tout est réuni par une substance intercellulaire très-mince, homogène, et tout à fait dépourvue de structure. Cette couche est traversée par les vaisseaux et par les nerfs qui se rendent à l'iris.

Il arrive parfois, suivant Manz, que cette couche externe offre l'apparence d'une membrane continue et non celle d'une simple couche de tissu cellulaire lâche.

Kœlliker avait également décrit, dans le stroma de la choroïde, une substance homogène interstitielle qu'il considéra ensuite comme de la substance conjonctive.

Il avait signalé, dans la choroïde des animaux, la présence de *véritable* tissu conjonctif, et, plus tard, H. Muller reconnut que la nôtre contient également du tissu cellulaire type particulièrement développé dans le corps ciliaire. Il l'avait rencontré sous la forme habituelle de faisceaux entrelacés et

(1) Meyer, l. c. p. 163.

présentant les réactions caractéristiques. De son côté Manz reconnut qu'on le trouve ordinairement auprès des gros vais seaux, à la tunique adventice desquels il paraît s'appliquer. Dans la lamina fusca, les cellules du stroma choroïdien, dont nous parlerons bientôt, deviennent un peu plus rares; les fibres sont plus longues, plus fines et résistent moins à l'action des réactifs (1)

Les cellules pigmentaires de la couche externe choroïdienne ont fait donner à celle-ci le nom de lamina fusca. Elles sont extrêmement nombreuses et se distinguent surtout par leur grande irrégularité et par leurs variétés presque infinies (Sappey). Les unes sont remplies de granulations noires et fines, d'autres en présentent beaucoup moins et quelques-unes en sont totalement dépourvues : d'où il résulte que celles-là sont très-fortement colorées et que la teinte de celles-ci est beaucoup plus claire.

Les ramifications de ces cellules pigmentées affectent des formes diverses, tantôt droites, tantôt sinueuses, cylindriques ou présentant, çà et là, des nodosités sur leur parcours, la plupart se soudent les unes aux autres, et d'autres restent isolées ou se terminent par une extrémité effilée ou renflée en massue.

Ces divers éléments, tissu conjonctif et cellules pigmentaires, constituent une charpente au milieu de laquelle se trouvent soutenus et cheminent des vaisseaux et des nerfs destinés au tractus uvéal et souvent à l'iris.

2° La couche *vasculaire* est, sans contredit, la portion fondamentale de la choroïde; mais elle n'est pas exclusivement composée de ramifications vasculaires, ainsi que son nom semblerait l'indiquer. Les artères et les veines sont reliées (Sappey) par des fibres lamineuses qui offrent une disposition ré-

(1) Manz, Anatomie de la choroïde, de Wecker, t. I, p. 233.

tiforme, fibres que nous avons vues se prolonger dans la couche la plus externe de la choroïde et qui constituent le stroma choroïdien.

En faisant abstraction (1) des vaisseaux et des nerfs, la choroïde proprement dite est constituée par un tissu de nature spéciale qu'on peut ranger à côté de la substance conjonctive simple. Dans les parties externes de la membrane, la couche fondamentale (stroma) est formée de cellules à noyau, fusiformes ou étoilées, très-irrégulières, incolores ou d'un brun plus ou moins foncé, et mesurant $0^{mm},18$ à $0^{mm},45$. Ces cellules s'anastomosent entre elles par des prolongements pâles, en général très-fins; elles sont tellement nombreuses qu'elles constituent un tissu membraneux lâche qui ne manque pas d'analogie avec les membranes élastiques à fibres fines. Ces réseaux de cellules, qui paraissent comparables aux réseaux des corpuscules de tissu conjonctif des autres régions, se continuent insensiblement dans les couches internes de la choroïde et surtout dans la membrane chorio-capillaire.

C'est au milieu de ce tissu propre ou stroma que sont situées les veines en dehors, les artères au milieu et les capillaires en dedans. La tunique adventice des vaisseaux est très-forte; les cellules pigmentaires y sont moins nombreuses, plus petites, à prolongements très-courts, et mêlées d'autres cellules sans pigment (Meyer). Le système vasculaire de la choroïde est développé à tel point que, suivant le calcul de Rognetta, elle reçoit à elle seule vingt fois plus de sang que toutes les autres parties de l'œil. On connaît les détails de cette circulation, surtout depuis les travaux de Leber (2). Les *artères* de la choroïde viennent : 1° des *ciliaires courtes postérieures*, branches de l'artère ophthalmique, qui, au nombre

(1) Kölliker, l. c. p. 853.
(2) Voir au musée Orfila les belles préparations du professeur Dolbeau.

de 18 à 20, traversent la sclérotique auprès du nerf optique et gagnent la couche la plus extérieure de la choroïde en s'anastomosant entre elles pour former un réseau très-riche. Elles donnent un grand nombre de petites branches collatérales, lesquelles se dirigent entre les ramifications veineuses, situées un peu plus en dehors, jusqu'à la partie décrite sous le nom de membrane ruyschienne, où elles forment le réseau si abondant de la chorio-capillaire. Les ramuscules les plus antérieurs s'anastomosent, au niveau de l'ora serrata et du corps ciliaire, avec les divisions des ciliaires longues postérieures et celles des ciliaires courtes antérieures; artères qui se distribuent dans la portion choroïdienne voisine de l'ora serrata. 2° Les ciliaires *longues postérieures* ont à travers la sclérotique un trajet très-oblique situé près du nerf optique, et courent dans la lamina fusca jusqu'à l'ora serrata, où elles présentent quelques rameaux récurrents anastomotiques avec les ciliaires courtes postérieures. Sur toutes les injections artérielles de la choroïde on voit que le réseau est beaucoup plus serré dans le segment postérieur de l'œil. 3° Les ciliaires courtes antérieures se distribuent en partie au corps ciliaire et s'abouchent naturellement par de fines ramifications avec les artères déjà décrites; mais elles offrent pour nous moins d'intérêt, et nous n'insisterons pas sur leur description.

Manz et d'autres anatomistes ont remarqué qu'on ne peut constater sur les artères choroïdiennes la transformation directe en veines.

Le *sang veineux* de la choroïde sort du globe de l'œil par les veines étoilées ou vasa vorticosa, vaisseaux tourbillonnés qui reçoivent également une grande partie du sang noir de l'iris et du corps ciliaire.

Ces vaisseaux tourbillonnés sont au nombre de 4 ou 6; ils sont situés vers l'équateur du globe, communiquent entre eux dans leurs parties périphériques et se composent de veines convergentes et curvilignes dont le tronc commun constitue les quatre grosses veines émissaires. *Nous les verrons jouer un rôle très-important dans les tumeurs de la choroïde,* qui, en les comprimant, produisent des hydropisies intra-bulbaires, ou les gorgent parfois de matière noire et de matériaux du néoplasme. Mais tout le sang de la choroïde ne sort pas exclusivement par ces veines. Une partie gagne le réseau veineux du corps ciliaire qui se dirige vers le plexus ciliaire veineux (canal de Schlemm), ou se réunit aux veines ciliaires antérieures du tissu sous-conjonctival. Il existe donc deux voies par lesquelles le sang veineux du corps ciliaire et de la choroïde est ramené au dehors : une voie postérieure par les veines étoilées, laquelle est de beaucoup la plus considérable, et une voie antérieure dont nous venons de parler. En cas d'hyperémie ou de pression intra-oculaire, telle que les veines étoilées se trouvent comprimées à l'endroit où elles perforent la sclérotique, le sang suit de préférence la voie antérieure, et nous voyons alors les veines ciliaires antérieures augmenter de nombre et de volume (Meyer). C'est ce qui arrive dans presque tous les cas de sarcôme de la choroïde, qui compriment ou obturent une ou plusieurs de ces veines émissaires.

Les *capillaires* de la choroïde, fournis par les dernières ramifications des artères ciliaires courtes postérieures et par quelques rameaux récurrents des ciliaires longues postérieures et des ciliaires courtes antérieures, sont situées immédiatement au-dessus du pigment et de la membrane vitrée de la choroïde, dans la membrane appelée chorio-capillaire ou ruyschienne. Ce réseau capillaire (1) forme la portion la plus interne de la couche moyenne de la choroïde ; il est des plus élégants et des plus serrés qui existent (surtout dans l'hémisphère posté-

(1) Kölliker, Éléments d'hist., p. 837, l. c.

rieur). Ses mailles n'ont que 45 à 11 μ de largeur; tandis que les capillaires qui les circonscrivent ont un diamètre de 9 μ et naissent des vaisseaux plus volumineux comme des rayons d'une étoile. Chez les animaux pourvus d'un tapis, ce réseau est situé en dedans de ce dernier et peut être isolé comme couche distincte; chez l'homme, cette séparation réussit aussi, partiellement, sur des pièces fraîches et injectées. Au pourtour du nerf optique, ce réseau se continue directement avec le réseau capillaire de ce nerf. En outre, on voit là des ramuscules artériels et veineux appartenant au domaine des ciliaires courtes postérieures et des *vasa vorticosa* s'unir directement à des ramifications de l'artère centrale de la rétine. (Leber, pl. IV, fig. 2.)

3° La *couche pigmentaire* ou interne de la choroïde est formée, ainsi que son nom l'indique, par une couche de pigment noir et par une lamelle hyaline ou finement striée, facile à isoler, et de 3 μ d'épaisseur, lame élastique de la choroïde (Kœlliker), formée par la partie interne du stroma choroïdien. Elle est intimement unie à la chorio-capillaire et se montre comme une pellicule fine, que l'on peut comparer à la membrane de Descemet (Meyer). Elle est munie à sa face interne, qui touche la rétine, d'une couche épithéliale composée de cellules aplaties et très-riches en pigment (tapetum). Celui-ci constitue un seul plan de belles cellules hexaédriques de 10 à 18 μ de hauteur et 9 μ d'épaisseur (1). Ces cellules sont remplies de granulations noires de pigment, lequel cache en grande partie le noyau. Celui-ci est placé dans la moitié externe de la cellule. Le choc le plus léger suffit pour rompre la paroi très-fragile de ces cellules dont les granules pigmentées s'échappent aussitôt et présentent le mouvement moléculaire. Ce pigment manque dans les yeux d'albinos, et au niveau du

(1) Kölliker, p. 854, l. c.

tapis chez les animaux (Kœlliker). On retrouve bien les cellules, mais elles sont dépourvues de pigment. Les extrémités des bâtonnets se logent dans une légère dépression qui se trouve à la face externe des cellules de pigment. Babuchin (1) a trouvé dans ses recherches embryologiques que ce feuillet pigmenté serait plus justement décrit avec le tissu rétinien, puisqu'il provient, comme le disent aussi Kœlliker et Manz, de la lame externe de la vésicule oculaire.

Les *nerfs* de la membrane vasculaire de l'œil sont fournis par le ganglion ophthalmique et par le nerf naso-ciliaire. Ils sont nombreux; 15 à 18 se distribuent sur tout le corps ciliaire et dans l'iris. Après avoir franchi le tissu sclérotical non loin du nerf optique, ils se dirigent d'arrière en avant, accolés à la face interne de la membrane fibreuse, dans laquelle ils se creusent même de légers sillons. Au niveau du corps ciliaire, ils donnent lieu à un plexus riche, circulaire, désigné autrefois sous le nom de *orbiculus gangliosus,* duquel s'échappent des filets nerveux, d'un côté pour l'iris et pour la cornée, de l'autre, pour le muscle ciliaire.

Quant à ce qui concerne le système nerveux de la choroïde proprement dite, H. Muller a démontré que des nerfs se répandaient également dans cette membrane. Selon lui (2), les nerfs ciliaires, dont nous venons de parler, émettent dans leur trajet un ou plusieurs petits rameaux qui pénètrent dans la choroïde et qui y produisent, à la superficie et dans la profondeur, un réseau délicat, visible surtout dans la moitié postérieure de l'œil; ce réseau, dont les nerfs sont formés, soit de fibres à contours foncés, soit de fibres pâles, fournit très-probablement aux fibres musculaires de la choroïde et de ses vaisseaux. Schweigger et Kœlliker ont confirmé l'existence de ce réseau nerveux.

(1) Wurtzb., Zeitschrift, IV, 1863.
(2) Kölliker, p. 860, l. c.

H. Muller a constaté, en outre, sur les fibres nerveuses à bords foncés du plexus ciliaire, des nodosités particulières. W. Krause (1) a confirmé cette observation et a donné à ces cellules ganglionnaires le nom de *ganglions de Muller*.

Ayant ainsi déterminé ce que l'on entend sous le nom de sarcôme et donné une courte description de la choroïde, nous pouvons maintenant passer de suite à l'étude des tumeurs sarcomateuses qu'on y a rencontrées. Mais, comme il peut se faire que parmi les lecteurs qui parcourront ce travail, il y en ait qui n'aient pas encore eu l'occasion d'observer de faits analogues, nous ferons suivre ce chapitre d'une observation de sarcôme de la choroïde prise dès le début de l'affection, continuée jusqu'après l'opération et suivie de l'examen histologique de la tumeur. L'étude anatomo-pathologique et celle des symptômes pourront de la sorte offrir plus d'intérêt.

---

## CHAPITRE III.

### OBSERVATION D'UN MÉLANO-SARCÔME DE LA CHOROÏDE DIAGNOSTIQUÉ A LA PREMIÈRE PÉRIODE, AU MOYEN DE L'OPHTHALMOSCOPE. — ÉNUCLÉATION A LA PÉRIODE GLAUCOMATEUSE. — VINGT ET UN MOIS APRÈS PAS DE RÉCIDIVE.

OBSERVATION I (70e de la statistique).

R... Tourneur, âgé de 57 ans, se présente, le 17 février 1872, à la clinique de M. le Dr Sichel, accusant un trouble très-notable de la vue de l'œil gauche.

*Antécédents.* — Interrogé sur le début des premiers symptômes, il nous donne les renseignements suivants :

(1) Anat. Unters., 93, pl, II, fig. 4.

Sa vue a été bonne jusqu'au mois d'avril 1871. A cette époque il remarqua qu'il avait l'*œil gauche sombre* (suivant son expression) du côté interne, en même temps que le champ visuel se rétrécissait de ce côté. Aucune douleur ne lui avait signalé le commencement de son affection ou n'était apparue depuis qu'il s'en était aperçu. Il resta ainsi pendant trois mois sans demander l'avis de son médecin.

Du mois de juillet 1871 au mois de janvier 1872 il consulta plusieurs spécialistes en renom; on constata un décollement de la rétine, contre lequel on essaya d'agir. Mais les traitements prescrits furent très-mal suivis, et l'affection, au lieu de diminuer, ne fit qu'aller en augmentant.

De temps en temps, quand le malade prolongeait un peu plus que d'habitude sa journée de travail, il éprouvait alors de légères douleurs dans les paupières; mais ces douleurs étaient passagères, nullement lancinantes et parfaitement supportables. Elles paraissaient liées à de l'asthénopie accommodative en relation avec une hypermétropie ancienne et très-forte.

L'état général est satisfaisant. Dans les antécédents on ne trouve aucune trace de maladie grave. Rien ne peut faire supposer, chez lui ou dans ses ascendants directs, l'existence d'un élément diathésique cancéreux ou autre.

Il a eu de temps en temps quelques indispositions, des courbatures assez fréquemment, mais jamais de perte de connaissance ni d'attaques. L'appétit et les digestions ne laissent rien à désirer. En un mot cet homme est très-bien portant, sauf qu'il a, dit-il, quelques bourrelets hémorrhoïdaux internes qui donnent lieu à un suintement presque continuel et occasionnent parfois une fatigue assez grande.

Pendant le mois de janvier 1872 la vue de l'O. G. diminua sensiblement. Cet affaiblissement se produisit progressivement et sans poussées inflammatoires, sans douleurs ni dans le globe oculaire gauche ni autour de cet œil. Ce fut à cette époque qu'alarmé de voir la vue de l'O. G., diminuer de jour en jour, il vint demander l'avis de M. le Dr Sichel.

*Etat actuel.* — Les membranes antérieures sont saines. Rien dans l'hémisphère antérieur de cet œil ne peut donner l'explication de l'amblyopie signalée.

La cornée, l'iris, la pupille et l'appareil cristallinien apparaissent parfaitement normaux. C'est donc dans les parties profondes de l'œil qu'il faut chercher la clef du diagnostic.

*Examen opthalmoscopique et réfraction.* — L'examen opthalmoscopique révèle d'abord $\frac{1}{H}$ et $\frac{1}{P}$ très-forts. Le malade nous apprend qu'en effet, il a commencé à porter des verres convexes à l'âge de 38 ans et qu'il a été obligé successivement d'en augmenter le numéro; il le pouvait d'autant plus facilement qu'il était contremaître dans une fabrique de verres pour l'optique. Actuellement il porte $+\frac{1}{8}$ devant les deux yeux, or à 60 ans il faut d'ordinaire $+\frac{1}{16}$ pour les yeux emmétropes.

Cette amétropie est de suite examinée par les procédés habituels; le résultat de l'examen justifie l'emploi des lunettes $+\frac{1}{8}$ mais il permet de constater une diminution manifeste dans l'acuité visuelle d'O. G. pour la vue de près et pour la vue à distance $S = \frac{20}{70}$ tandis qu'O. D. jouit d'une acuité sensiblement normale $S = \frac{20}{25}$.

L'ophthalmoscope donne de suite l'explication de cette amblyopie en faisant reconnaître dans l'O. G. un décollement de la rétine siégeant dans la partie externe et un peu inférieure (image droite); donc décollement réel également en bas et en dehors. La papille de cet œil, ainsi que celle de l'O D est normale, de même la macula et la partie centrale de la rétine. Si l'on revient sur les caractères du décollement rétinien constaté, on voit qu'indépendamment des signes bien connus de cette lésion, coloration grise, mouvement de flottement, etc., il en offre quelques-uns de particuliers, de tout à fait spéciaux. D'abord le décollement n'occupe pas la portion la plus déclive du fond de l'œil, comme il arrive d'ordinaire; il est limité, ainsi qu'il a été dit, à la partie *externe* et inférieure, remontant plus haut en dehors qu'il ne descend en bas. Bien que cette notion du siége du décollement ait une valeur relative dans l'espèce, c'est-à-dire qu'il peut exister des décollements simples et partiels de la rétine qui ne soient pas strictement limités à la partie inférieure; dans le cas particulier cette exception à la règle générale acquiert une importance assez sérieuse. De plus, le mouvement de flottement désigné par quelques auteurs sous le nom de mouvement de drapeau, n'existe que *sur la périphérie* du décollement; dans la partie qui se rapproche le plus de l'axe optique, mais là seulement, on voit une bande grise de 2 à 3 millimètres de largeur, ondoyante et offrant tous les caractères du décollement ordinaire de la rétine, tandis que les parties voisines en diffèrent notablement. (Voir pl. 1, fig. 1.)

La portion centrale de la zone rétinienne ainsi décollée paraît moins mobile et beaucoup plus adhérente aux parois du globe oculaire. On distingue de plus en ce point une teinte *rosée*, jaunâtre et chatoyante, qui rappelle l'*œil de chat amaurotique de Beer*, dont la coloration est bien imitée dans l'Iconographie opthalmologique (1). Chaque fois qu'il s'agit de rendre compte d'une teinte, aucune expression n'est assez fidèle pour en donner une idée bien précise, à moins que celle-ci ne soit l'une des couleurs fondamentales. La dénomination d'œil amaurotique de Beer étant suffisamment connue de tous les ophthalmologistes, nous n'aurons recours à aucun autre artifice de langage.

Cette partie chatoyante se trouve sur un plan beaucoup plus antérieur que celui de la papille, et si l'on suit les vaisseaux rétiniens depuis leur émergence jusqu'à la périphérie du globe, dans la direction de la lésion, on les voit manifestement disparaître derrière la portion de la rétine qui est décollée pour reparaître un peu plus bas ou un peu plus haut suivant leur situation par rapport à l'œil de l'observateur, mais nulle part suivant leur direction habituelle Ils traversent ensuite obliquement ou transversalement la partie malade, offrant des sinuosités suivant deux plans, suivant le plan vertical et suivant les plans méridionaux, antéro-postérieurs.

Toute la partie centrale de la région que nous observons est en outre le siége d'un *réseau vasculaire très-fin;* par les mouvements parallactiques il est facile de voir que ces petits vaisseaux ténus et déliés *se déplacent plus* que les gros vaisseaux rétiniens, c'est-à-dire que ces derniers sont situés sur un plan *antérieur*, tandis que les premiers viennent tapisser des espèces de saillies papilliformes

(1) J. Sichel, Icon. Ophthal., pl. XVI, fig. 1 et 2.

*situées derrière le plan de la rétine.* Ces ramuscules affectent des directions tout à fait anormales; il est impossible de les considérer comme dépendants du réseau vasculaire de la rétine, car plusieurs sont contournés d'une façon tout à fait bizarre, au point que l'un d'eux représente une petite spirale.

Il existe entre les ramifications vasculaires que nous venons de décrire quelques petits agrégats noirâtres, à contours irréguliers et de dimension variable, au milieu desquels on distingue quelques points blanchâtres plus petits.

*Champ visuel.*— L'examen du champ visuel de l'O. G. vient compléter tous ces renseignements en montrant une restriction considérable en haut et en dedans (la lésion siégeant en bas et en dehors).

Voici du reste les chiffres qui indiquent cette altération du champ visuel pris à 1 pied de distance. Du point de fixation :

A la limite *supérieure* du champ visuel, 7 centimètres ;

A la limite *interne* du champ visuel, 34 centimètres;

A la limite oblique inféro-interne, 44 centimètres ;

A la limite inférieure, 36 centimètres ;

A la limite oblique inféro-externe, 38 centimètres ;

A la limite externe, 39 centimètres;

Parmi ces mesures, nous devons surtout noter la diminution très-prononcée en haut et en dedans. La limite supérieure est intéressante en ceci, qu'il existe une zone de 16 centimètres de largeur en un point, de 5 centimètres dans l'autre, dans laquelle le malade perçoit encore un peu, mais très-faiblement, tandis que partout ailleurs la transition est nettement tranchée. Il est permis de supposer que cette zone correspond à la portion de rétine qui commence à être soulevée par l'exsudat choroïdien. Nous avons figuré (voyez pl. I, fig. 2) cet espace dans lequel la vision existe encore, mais considérablement altérée.

Un nouvel examen ophthalmoscopique fait de la façon suivante, en mettant une lentille convexe assez forte derrière l'instrument et en plaçant l'œil de l'observateur aux environs du foyer antérieur de l'appareil dioptrique de l'œil, après dilatation de la pupille par l'atropine, fournit une image du fond de l'œil notablement amplifiée et montre d'une façon encore plus nette ce que nous venons de décrire. Tel est le résumé des notes qui ont été prises séance tenante par le chef de clinique pendant que M. le Dr Sichel faisait cet examen.

*Interprétation des signes ophthalmoscopiques.* — En présence de ces symptômes on songea à l'existence d'une tumeur intra-oculaire qui s'était développée entre la rétine et la choroïde, et qui avait amené consécutivement un décollement partiel de la première de ces deux membranes. Comme le réseau vasculaire de nouvelle formation appartenait à un plan rétro-rétinien, le siége de la tumeur fut attribué à la choroïde.

On réserva pour un examen ultérieur, et afin de ne pas fatiguer le malade assez impressionnable, de préciser la nature de cette tumeur et de déterminer la conduite à tenir à son égard.

*Suites de l'observation.* — Du 17 février au 8 mars le malade est examiné trois fois. Chacun de ces examens confirme ce que l'on a noté dès le premier jour. A cette dernière date, on constate de nouveau la présence de la tumeur dans le même point, mais elle paraît *un peu plus volumineuse.*

*Nouvel examen ophthalmoscopique.* — Par l'examen à l'image droite pratiqué à 2 centimètres de la surface de la cornée avec un miroir de Coccius muni en arrière d'une lentille $+\frac{1}{10}$ ou avec une lentille $+\frac{1}{5}$ entre l'œil et le miroir on retrouve très-nettement l'*arc grisâtre* indice du décollement qui limite la tumeur. Celle-ci est d'une teinte plus claire et *rosée* en quelques endroits. Elle offre toujours çà et là des agrégats irréguliers de pigment et, ce qui n'a pas encore été aussi bien vu, des petits points blancs, cette fois très-nombreux, les uns striés, les autres radiés et paraissant ceux-ci faire saillie, ceux-là donner lieu à une dépression sur le niveau de la tumeur. De plus le vaisseau principal qui traverse à peu près horizontalement le plan de celle-ci présente à sa partie inférieure une branche de *nouvelle formation* qui certainement n'existait pas au moment des premiers examens ophthalmoscopiques. Ce ramuscule et deux ou trois autres de moindre importance affectent des directions tout à fait anormales ; il est impossible de les considérer comme dépendants du réseau vasculaire de la rétine, car le principal d'entre eux est contourné d'une façon tout à fait particulière, étant replié deux fois sur lui-même.

*Diagnostic.* Nous avons déjà laissé soupçonner que l'on pensa, dès ce moment, à la présence d'une tumeur choroïdienne. Or, après l'examen que l'on vient de lire, le doute n'est plus possible. Le malade est atteint d'un néoplasme intra-oculaire qui prolifère. Le champ visuel, pris à différentes reprises, avec une précision pour ainsi dire mathématique, l'œil à la même distance du plan de vision, et le point de fixation sur l'axe horizontal de l'œil à la même hauteur du sol que précédemment, le champ visuel, dis-je, disparaît un peu en haut (4 à 5 cent.), tandis qu'il reste stationnaire en bas.

M. le $D_r$ Sichel s'était donc arrêté à l'idée de tumeur, ayant son *siége* entre la rétine et la choroïde, ou mieux dans la choroïde elle-même. Or, quelles sont les tumeurs de la choroïde le plus fréquentes, sinon les tumeurs décrites aujourd'hui sous le nom de *sarcôme?*

*Pronostic.* Ces tumeurs commandent une grande réserve quant au pronostic. Elles se comportent, à peu de chose près, comme le vrai carcinôme. Le pronostic porté fut donc très-mauvais, et l'on conseilla l'énucléation.

*Le malade est perdu de vue pendant huit mois.* Le malade se fit si peu à l'idée d'une énucléation qu'on le perdit de vue pendant huit mois. Il finit néanmoins par comprendre l'avis sérieux qui lui avait été donné, et, le 15 janvier 1873, nous le revoyions à la Clinique.

*Etat glaucomateux.* Il nous apprend, cette fois, que son œil est devenu rouge il y a quinze jours et que, depuis le 31 décembre 1872, il lui a causé une souffrance horrible. On constate effectivement une injection très-vive de la conjonctive bulbaire et de l'épisclère, avec dureté considérable du globe (T + 3). La pupille est irrégulièrement dilatée; *le bord externe est presque vertical.* Le sphincter de l'iris occupe ici son siége normal, tandis que les parties supérieures, inférieures et internes sont dilatées *ad maximum.* Pas de synéchies postérieures appréciables par l'éclairage latéral, mais trouble très-grand du fond de l'œil, qu'on ne peut plus examiner à l'ophthalmoscope. Perception très-faible et centrale de la lumière; champ visuel impossible à prendre, même avec une lumière intense. L'éclairage latéral, seule ressource qui reste, permet de reconnaître, dans la partie externe de la cavité du globe, *une masse d'un jaune rougeâtre* encore chatoyante, paraissant adhérente au côté externe de la coque oculaire, immobile, ne recevant aucun mouvement lorsque le globe se déplace. Nulle part on ne voit de reflet franchement rouge indiquant la présence d'un épanchement sanguin.

*Douleurs ; leur nature parfois rémittente.* Depuis deux jours les douleurs qui, les jours précédents, avaient pris les caractères d'une véritable et *violente hémicrânie*, ont diminué. Malgré cette rémission, peut-être même en raison de cette rémission, qui peut indiquer que la sclérotique est près de céder ou a déjà cédé à l'effort de la pression intra-oculaire, et en raison aussi de l'acuité des symptômes glaucomateux, lesquels pourraient produire rapidement des phénomènes sympathiques sur l'O D actuellement sain, l'énuclation est de nouveau proposée et cette fois, enfin, acceptée.

*Opération.* Elle est pratiquée le 16 janvier 1872 en présence de M. le Dr Desjardins, professeur d'ophthalmologie à Montréal. On emploie la méthode ordinaire, décrite par Bonnet. Le nerf optique est sectionné aussi loin que possible à 6 millimètres de la sclérotique ; la perte sanguine est insignifiante et immédiatement arrêtée par un bandage compressif régulier, sans tamponnement de la cavité laissée par l'ablation du globe.

*Examen macroscopique de l'œil énucléé.* L'examen à l'œil nu de l'organe enlevé a donné les résultats suivants : la section du nerf optique paraît saine ; l'œil, vu par transparence, en le plaçant entre le pouce et l'index recourbés en forme d'anneau, la pupille tournée du côté de la lumière d'une lampe à gaz, dans une chambre obscure, est perméable aux rayons lumineux dans les trois quarts de sa circonférence, mais dans le quart externe, on distingue nettement une masse présentant à peu près les dimensions d'un gros pois.

*Défaut absolu de transparence dans le quart externe.* Cette masse qu'éclaire la lumière diffuse se divise en deux parties : l'une centrale, *complètement opaque et qui s'étend jusqu'au niveau de la sclérotique*, l'autre, périphérique à la première, plus rapprochée du centre de la cavité oculaire et qui est *demi-transparente*. Il est donc évident que la partie la plus opaque est la tumeur proprement dite, tandis que la zone qui l'entoure doit être rattachée au décollement rétinien que l'ophthalmoscope a montré sur la moitié interne de la tumeur. La veine émissaire de la partie infero-externe est plus visible que les autres et paraît remplie d'une matière noire qui lui donne une coloration plus sombre que ne la produit dans les autres le peu de sang qu'elles renferment.

Par ce premier examen se trouve confirmé, séance tenante, le diagnostic porté presque dès le début de l'observation.

Le globe est ensuite déposé dans la liqueur de Muller, pour un examen histologique ultérieur.

*Suites de l'opération.* Comme il arrive généralement, les suites immédiates de cette opération furent des plus simples. Quelques jours après, les lambeaux de la conjonctive étaient cicatrisés, et le malade sortait guéri de la Clinique.

Le 10 avril, l'orbite paraît absolument sain. Le malade porte depuis quelque temps un œil artificiel sans en éprouver aucune gêne.

*Description de la tumeur intra-oculaire.* Six mois après l'opération, le globe est ouvert par une section antéro-postérieure, passant par le plan horizontal, en remontant, toutefois, un peu en arrière, pour laisser momentanément le nerf optique parfaitement intact. La coupe que forme ainsi le rasoir passe par le siége de la tumeur qu'elle sectionne, à l'union de son quart supérieur avec les trois quarts inférieurs de sa masse. La figure que l'observateur a sous les yeux est absolument concluante et corrobore le premier examen macroscopique. Fig. 1.

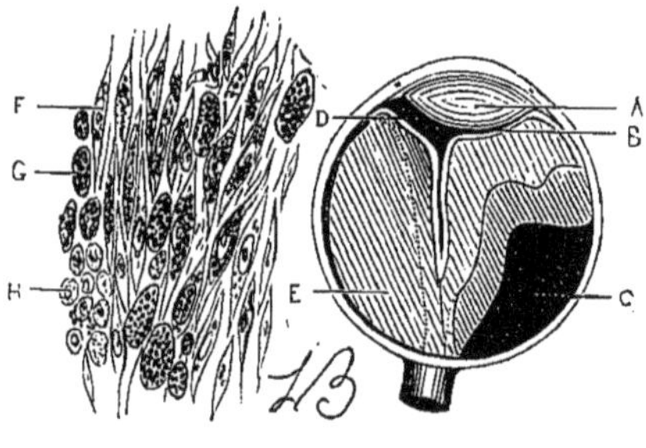


Coupe passant par le méridien horizontal (1). A Cristallin contre la face postérieure de la cornée. B Rétine complètement décollée et plissée au milieu du globe. C *Sarcôme.* D Reste du corps vitré. E Exsudat sous-rétinien. F Cellule fusiforme renfermant un gros noyau à nucléole et des granulations pigmentaires. G Masse de pigment. H Section d'un faisceau de cellules fusiformes.

(1) Le dessin représente la coupe de *la moitié supérieure* de l'œil gauche, la moitié inférieure ayant été détruite par les examens microscopiques.

On y voit la sclérotique qui, à l'œil nu, paraît intacte ; l'iris et le cristallin accolés à la face postérieure de la cornée, celui-ci offrant, à peu de chose près, son volume et sa forme normaux. Le couteau a sectionné, dans la partie médiane du globe, une membrane repliée sur elle-même, adhérente d'un côté au pourtour du nerf optique et de l'autre à l'ora serrata, c'est la rétine qui n'a conservé que ses deux points d'attache le plus solides, au niveau de la papille et à sa limite la plus antérieure où elle s'unit, comme l'on sait, d'une façon si intime à la membrane vasculaire. Dans les plans horizontaux inférieurs à celui de la coupe, il est facile de distinguer deux lignes, qui partent d'un même point, au côté externe du nerf optique, et forment en se dirigeant en avant un angle ouvert vers le cristallin. Elles sont également dues à deux replis de la rétine repliée en forme d'entonnoir, disposition déjà décrite dans des observations analogues.

Entre la face antérieure de la rétine et la face postérieure du cristallin, sur la moitié gauche de la figure, on trouve une petite loge de 2 millimètres de large sur 5 millimètres de long. Elle est remplie par un liquide coagulé, vestige du corps vitré. De la face interne de la choroïde jusqu'aux replis rétiniens existe un espace beaucoup plus considérable que le premier, indiqué par une teinte claire, et qui est rempli par une masse gélatineuse, laquelle a été vraisemblablement liquide autrefois, puis solidifiée par la liqueur de Muller.

Enfin, dans la moitié postérieure et externe, on reconnaît de suite une masse sombre se prolongeant dans le fond de l'hémisphère oculaire : c'est la tumeur que le rasoir a divisée très-nettement ; la surface de sa section mesure 14 millimètres dans sa plus grande longueur et 7 millimètres d'épaisseur maximum ; elle présente une coloration très-foncée, brune, tirant sur le noir ; le tissu en est consistant et dense.

Sur une autre coupe, perpendiculaire à la première et dirigée sur l'équateur de l'œil, le rasoir rencontre encore la tumeur. La Pl. fig. 15 donne de cette coupe une idée assez juste pour que nous n'ayons pas besoin d'insister plus longuement sur ses détails. La ligne sinueuse que l'on voit au milieu représente encore la rétine.

*Premier examen histologique.* (Fait par M. le Dr Sichel), une première préparation de la tumeur, provenant de sa partie centrale sur la coupe horizontale de l'œil, montre de suite que l'on a affaire à un *sarcôme* typique de la variété *mélanotique : cellules fusiformes* à gros noyau, juxtaposées par groupes ou isolées, et séparées par une substance intermédiaire striée, dans laquelle sont des cellules nombreuses, la plupart *rondes,* d'autres irrégulières dans leurs contours, uni ou multi-polaires, les unes *incolores,* d'autres *chargées de pigment*. Celui-ci apparaît également en grosses masses granuleuses, isolées ou envahissant le contenu des cellules sphériques et fusiformes.

Sur la coupe verticale, on fait une seconde préparation vers le bord choroïdien de la tumeur. Mêmes éléments fondamentaux. Enfin, dans une troisième préparation prise au sommet de la tumeur, on constate des cellules fusiformes à extrémités effilées, et qui présentent $0^{mm},20$ de longueur; les autres varient de $0^{mm},03$ à $0^{mm},10$ de longueur sur $0^{mm},02$ à $0^{mm},03$ de largeur (ocul. 3 obj. 7). Les cellules rondes ont, en moyenne, $0_{mm},05$ de diamètre.

Cet examen micrographique était suffisamment probant. Néanmoins, pour que la nature de la tumeur fût de nouveau dûment constatée, nous avons prié M. le Dr Poncet, professeur agrégé au Val-de-Grâce, de bien vouloir nous remettre une note sur cette pièce anatomique, que nous lui avons confiée. Voici la description qu'il nous a remise le 9 novembre 1873, et dont nous nous empressons de le remercier.

*Second examen histologique*. La tumeur est presque exclusivement formée de *cellules fusiformes*, formant un tissu très-dense, peu riche en vaisseaux. Ces éléments mesurent, quelques-uns, $\frac{1}{20}$ de millimètre en longueur et $\frac{1}{200}$ en largeur, et possèdent un ou plusieurs noyaux. Leurs prolongements sont simples pour la plupart, quelques-uns s'anastomosent pour constituer un véritable tissu fibreux. La dissociation fait retrouver des *éléments embryonnaires sans prolongements et d'une organisation moins avancée.*

Si l'on prend un point central de la tumeur, on ne trouve pas de *pigment* dans les cellules nouvelles, mais celui-ci apparaît quand on touche aux parties voisines de la choroïde.

Le néoplasme siége exclusivement *dans la choroïde*. En dehors, la *sclérotique* est restée *saine*. En dedans, le *liséré ankyste* sous-épithélial *n'est point franchi*, mais *toute l'épaisseur de la choroïde a subi la dégénérescence sarcomateuse*.

Le *liquide* épanché entre la choroïde et la rétine, coagulé en une masse gélatineuse, contient : 1° des cellules épithéliales détachées de la choroïde et passant par tous les degrés de la dégénérescence colloïde; 2° des amas considérables de *larges cellules rondes* à noyaux souvent multiples. Elles mesurent de $\frac{1}{60}$ de millimètre à $\frac{1}{30}$ de millimètre, n'ont pas de prolongements comme les cellules du tissu muqueux, et constituent, en un mot, le *sarcôme pur*, sans mélange d'organisation fibreuse. Notons que cette prolifération cellulaire ne s'accompagne pas de vaisseaux, comme dans l'inflammation franche du tissu muqueux. Elle est tout à fait localisée dans le liquide nouveau, compris entre la rétine et la choroïde.

La *rétine*, repliée en décollement au 3e degré (pédicule), et maintenue au milieu de la substance gélatineuse qui l'étreint de toute part, a conservé sa structure presque normale sauf sur une couche. Ainsi, entre deux replis adossés, nous constatons, entre les deux feuillets rétiniens, un amas de *cellules sarcomateuses embryonnaires;* mais la couche du nerf optique est intacte et les cellules sympathiques (difficiles à voir sur l'homme) sont ici très-bien conservées. Les couches ganglionnaires et granulées sont nettes. La *couche des bâtonnets* et des cônes est seule *profondément altérée*. Dans le liquide voisin, ailleurs transparent et amorphe, existe sur une épaisseur à celle de la rétine, un amas considérable de *petites vésicules graisseuses* sans structure. Puis, sur la limitante externe, sont restées adhérentes quelques gouttelettes conoïdes, derniers vestiges des cônes et de l'élément intime du bâtonnet. En dehors de la rangée des vésicules colloïdes apparait, en abondance, la *prolifération sarcomateuse mélangée de masses pigmentaires*. Ces cellules, détachées de la choroïde, paraissent jouer le *rôle de corps étranger* et activer la formation du sarcôme.

*Etat du nerf optique*. Le nerf optique n'a pas diminué de volume. La section montre que la rétine se replie immédiatement au-dessus de la lame criblée; par conséquent, plus de papille.

Des coupes sur le nerf optique montrent de la façon la plus nette une *névrite optique*, caractérisée par l'atrophie des tubes nerveux primitifs réduits au cylindre-axe, lequel est même très-difficile à suivre. Les tubes à myéline distincte sont excessivement rares. Dans les loges propres des faisceaux nerveux, les coupes longitudinales ou perpendiculaires démontrent une prolifération très-abondante des fibres-cellules de la névroglie, qui remplissent les espaces intra-tubulaires et étranglent le tissu nerveux.

Le tissu connectif intra-fasciculaire ne présente pas d'altération.

Il y a donc là un type d'atrophie du tissu nerveux par névrite aiguë, et ce malade a dû présenter les symptômes de sensations subjectives par irritation propre du nerf optique.

*Derniers renseignements sur le malade.* A la date du 10 novembre 1873, c'est-à-dire deux ans et sept mois depuis le début de sa maladie et vingt et un mois après l'énucléation, le malade se porte bien et ne présente pas de récidive locale ou à distance.

Telles sont les notes que nous avons successivement recueillies sur ce fait intéressant, et que nous sommes heureux de communiquer à nos lecteurs, car elles leur donneront le résumé de l'histoire des sarcômes de la choroïde, la plupart des cas observés se rapprochant de celui-là sous plusieurs rapports. Ayant ainsi exposé l'une de nos observations cliniques, car la médecine doit être une science d'observation avant d'être une science théorique, nous passerons maintenant à une étude plus étendue de notre question.

---

# CHAPITRE IV.

## ANATOMIE PATHOLOGIQUE DES SARCÔMES DE LA CHOROÏDE.

### § 1. *Division et classification.*

On peut se demander d'abord, pour juger de l'étendue de ce sujet, quelle est la proportion des tumeurs sarcomateuses dans le chiffre total des tumeurs intra-oculaires d'origine choroïdienne. Or, en compulsant toutes les observations que nous avons recueillies depuis quinze à vingt ans, il est facile de constater rapidement que leur nombre est considérable. Une tumeur de la choroïde étant donnée, on a beaucoup de chances de ne pas se tromper en disant qu'elle est sarcomateuse. Les vrais carcinômes à structure uniquement alvéolaire y sont extrêmement rares, si tant est qu'il en existe. Le plus souvent ils ne font que s'additionner au tissu du sarcôme, doublant, pour ainsi dire, la malignité de la masse totale en se développant collatéralement comme deux branches sur un même tronc, suivant l'expression de Virchow. Et nous pouvons ajouter de suite que les mélano-sarcômes occupent une place presque aussi considérable dans l'histoire des sarcômes de la choroïde que ceux-ci dans l'histoire de toutes les tumeurs de cette membrane.

On a décrit néanmoins, outre les sarcômes et les carcinômes, quelques cas de tumeurs verruqueuses choroïdiennes constituées par une hypertrophie simple de la lame vitrée ou lame élastique de la choroïde, et qu'on a rencontrées surtout chez des personnes très-âgées. Mais, nous le répétons, cette variété de tumeurs est une très-petite exception à côté du grand nombre des tumeurs sarcomateuses.

On remarquera que nous ne parlons que des tumeurs de la choroïde, faisant naturellement abstraction de celles reconnaissant une origine rétinienne, et qui sont connues sous le nom de gliômes. Veut-on connaître de suite un des caractères différentiels principaux entre ces deux genres de tumeurs? On peut dire, d'une façon générale, que le gliôme pur n'attaque que les enfants, tandis que le sarcôme se rencontre pour ainsi dire exclusivement chez les adultes et chez les vieillards. La division générale que nous venons d'établir pour les tumeurs intra-oculaires :

En 1° Gliôme de la rétine,

2° Sarcôme de la choroïde,

3° Carcinôme alvéolaire ou encéphaloïde,

est celle qui a été admise par le professeur A. de Graefe et par la plupart des ophthalmologistes au congrès de Paris en 1867 (1). Le professeur Knapp réunissant ensemble les deux dernières

(1) Klinische Monatsblätter für Augenheilkunde, Bd. V, p. 264.

espèces divise de la façon suivante les tumeurs intra-oculaires :

1° Gliôme de la rétine,

2° Sarcôme de la choroïde.

## § 2. *Variétés de sarcômes.*

Il existe un grand nombre d'espèces et de variétés du sarcôme. MM. Cornil et Ranvier (1), se basant sur la forme des cellules, sur leur substance unissante, sur les vaisseaux et sur les ébauches d'organisation de la tumeur, divisent les sarcômes, envisagés à un point de vue général, en :

1° *Sarcôme encéphaloïde,* constitué par un tissu uniquement embryonnaire (tumeur à cellules embryoplastiques de Ch. Robin).

2° Le *sarcôme fasciculé,* constitué par un grand nombre de cellules fusiformes (tumeur à cellules fibro-plastiques de Lebert).

3° Le *sarcôme myéloïde,* se rencontrant surtout dans le tissu osseux.

4° Le *sarcôme ossifiant,* que son nom définit suffisamment.

5° Le *sarcôme névroglique,* qui tend à prendre la forme de la névroglie (gliôme de Virchow).

6° Le *sarcôme angiolithique,* observé surtout dans les plexus choroïdes et formé par une hyperplasie indurative et papillaire (psammômes de Virchow).

7° Le *sarcôme muqueux,* où les cellules ont subi la transformation muqueuse.

8° Le *sarcôme lipomateux,* qui présente dans ses cellules de nombreuses goutelettes de graisse (lipo-sarcôme de Virchow).

9° Le *sarcôme mélanique,* dont les cellules sont imprégnées de granulations pigmentaires.

(1) L. c.

En 1868, Virchow avait donné pour les mêmes tumeurs la classification suivante :

1° *Sarcôme fibreux*, fibro-sarcôme (2e variété de Cornil et Ranvier).

2° *Sarcôme muqueux*, gélatineux ou colloïde, myxo-sarcôme (7e variété de Cornil et Ranvier).

3° Le *sarcôme glieux*, glio-sarcôme (5e variété de Cornil et Ranvier); mais Virchow a distingué le gliôme pur pour en faire une classe séparée de tumeurs, division légitimée par les tumeurs de la rétine chez les enfants.

4° *Sarcôme mélanotique*, mélano-sarcôme, sarcôme pigmentaire (9e variété de Cornil et Ranvier).

5° *Sarcôme cartilagineux*, chondro-sarcôme.

6° *Sarcôme ostéoïde*, ostéo-sarcôme, sarcôme ossifiant (4e variété de Cornil et Ranvier).

Telles sont les divisions le plus généralement admises pour les tumeurs sarcomateuses.

## § 3. *Variétés des sarcômes de la choroïde.*

Si nous cherchons maintenant à faire rentrer les sarcômes choroïdiens dans ces classifications générales, quelles espèces devons-nous éliminer? quelles autres faut-il maintenir?

Nous dirons de suite que la plupart de ces variétés se rencontrent dans les tumeurs sarcomateuses de la choroïde.

1° On a décrit parmi celles-ci des faits incontestables de sarcôme mélangé de carcinôme alvéolaire ou encéphaloïde. Il est donc possible de conserver la 1re variété de Cornil et Ranvier sous le nom de *sarcôme encéphaloïde de la choroïde* (sarcôme carcinomateux de Virchow).

2° Il en est de même de la deuxième variété de Cornil et Ranvier et de la première de Virchow. Les *fibro-sarcômes de la choroïde* sont, en effet, assez fréquents et il y a lieu d'en faire une espèce à part.

Nous ne ferons pas une variété des tumeurs myéloïdes (à myéloplaxes de Robin) dont les éléments se rencontrent parfois, il est vrai, au milieu des tumeurs sarcomateuses de la choroïde, mais non d'une façon prédominante, et toujours mélangées au tissu fondamental encéphaloïde, fasciculé, etc., des autres espèces.

3° Les *sarcômes de la choroïde* montrent parfois une tendance du tissu embryonnaire à s'organiser en un tissu osseux plus ou moins parfait. On désignera donc cette variété sous le nom de *sarcôme ossifiant de la choroïde* (analogue à la 4e variété de Cornil et Ranvier et à la 6e de Virchow).

4° Rencontre-t-on dans la choroïde le sarcôme névroglique de Cornil et Ranvier (3e de Virchow)? Sans aucun doute; il existe des cas authentiques où les deux membranes, choroïde et rétine, présentaient chacune une altération qui, dans la première de ces membranes, ressemblait par exemple au fibro-sarcôme; tandis qu'elle affectait au milieu de la seconde la forme connue sous le nom de gliôme. Il existe donc des faits de *glio-sarcômes* intra-oculaires. Ces tumeurs, ainsi que le sarcôme carcinomateux, étaient décrites autrefois sous le nom de sarcôme médullaire de l'œil par Abernethy et par les auteurs anglais; de fongus médullaire par les auteurs allemands, et d'encéphaloïde par les auteurs français. Bien que nous en fassions une classe à part, nous convenons que si elles constituent une espèce de tumeurs intra-oculaires, elles ne forment pas, à proprement parler, une variété de tumeurs de la choroïde; nous pourrons donc la décrire dans un chapitre consacré aux formes mixtes de sarcôme. A côté du sarcôme carcinomateux figurera le sarcôme glieux.

On ne rencontre pas dans la choroïde de tumeurs sarcomateuses analogues au sarcôme angiolithique des histologistes français (psammômes de Virchow) ou ressemblant au sarcôme cartilagineux de l'histologiste de Berlin; mais, en échange, nous trouverons d'autres variétés.

5° Les tumeurs intra-oculaires, décrites sous le nom de *myxo-sarcôme*, entrent dans la 7e variété de Cornil et Ranvier (2e de Virchow). Ici encore on a affaire à une tumeur complexe, qui trouvera sa place auprès du glio-sarcôme et du sarcôme carcinomateux.

Fréquemment on a vu dans les sarcômes choroïdiens la présence de gouttelettes graisseuses en grande quantité, et nous pourrions les appeler avec Cornil et Ranvier (8e variété) des *sarcômes lipomateux de la choroïde*. Mais il est inutile de multiplier à l'infini les divisions, surtout pour constater qu'il peut exister de la graisse dans un sarcôme. Il suffit de savoir que cet élément s'ajoute souvent aux éléments constituants des sarcômes de la choroïde.

6° Nous arrivons enfin à la grande classe des sarcômes choroïdiens, aux *sarcômes mélaniques* (9e variété de Cornil et Ranvier, 4e de Virchow). C'est sans contredit l'espèce la plus intéressante, car elle est de beaucoup la plus fréquente, et elle se rattache à l'immense question de la mélanose intra-oculaire des anciens auteurs, qui a suscité tant d'écrits, et au carcinôme mélané souvent confondu avec ces sarcômes, ainsi qu'il a été dit, et qui, du reste, se rencontre souvent à côté du tissu sarcomateux.

En résumé, on rencontre déjà dans la choroïde les sarcômes suivants : 1° le *sarcôme* encéphaloïde ou *carcinomateux*, 2° le *fibro-sarcôme*, 3° le *sarcôme ossifiant*, 4° le *glio-sarcôme*, 5° le *myxo-sarcôme*, 6° le *mélano-sarcôme*. Si l'on classe ces tumeurs par rang de fréquence, on aura :

1° Le mélano-sarcôme;

2° Le fibro-sarcôme;

3° Le sarcôme ossifiant;

4° Les sarcômes mixtes : sarcôme carcinomateux, myxo-sarcôme, glio-sarcôme.

L'observation a fait découvrir, en outre, d'autres sarcômes de la choroïde, qui ne rentrent pas dans les classifications citées plus haut. Ces tumeurs ont été décrites sous les noms suivants :

1° Le *sarcôme blanc* ou sarcôme proprement dit, marquant moins de tendance à l'organisation en tissu fibreux que le *fibro-sarcôme*, mais très-voisin de ce dernier.

2° Le *sarcôme téléangiectasique* ou *caverneux*, dont le stroma contient une grande quantité de vaisseaux, les uns capillaires, les autres dilatés en ampoule.

3° Le *myo-sarcôme* ou sarcôme, qui présente dans son tissu des fibres musculaires lisses (dont on n'a jusqu'ici qu'un exemple dû à de Wecker et Ivanoff).

Nous classerons les sarcômes de la choroïde de la façon suivante :

*Sarcômes de la choroïde :*

| ESPÈCES : | VARIÉTÉS : | |
|---|---|---|
| 1° Formes simples : | 1° Sarcôme proprement dit.. | 1° Sarcôme blanc. |
| | | 2° Fibro-sarcôme. |
| | 2° Sarcôme mélanique ou mélano-sarcôme ; | |
| | 3° Sarcôme caverneux ou téléangiectasique ; | |
| | 4° Sarcôme ossifiant ou ostéoïde; | |
| | 5° Sarcôme musculaire ou myo-sarcôme. | |
| 2° Formes mixtes : | 6° Le Sarcôme carcinomateux ou encéphaloïde ; | |
| | 7° Le myxo-sarcôme ou sarcôme muqueux; | |
| | 8° Le glio-sarcôme. | |

On pourrait encore admettre cette autre classification que nous formons en nous basant uniquement sur les éléments histologiques de la tumeur :

*Sarcômes de la choroïde :*

| | | | |
|---|---|---|---|
| Espèces simples : | 1° Sarcôme proprement dit.... | | 1° *Sarcôme blanc* ; |
| | 2° Fibro-sarcôme. | Fibreux... | 2° *Sarcôme fibreux* ; |
| Espèces mixtes : | 1° qui présentent, outre celui du sarcôme, un *élément normal* bien que dévié du type primitif | Pigmenté | 3° *Sarcôme mélané* ; |
| | | Osseux | 4° *Sarcôme ossifiant* ; |
| | | Musculaire | 5° *Myo-sarcôme* ; |
| | | Vasculaire | 6° *Sarcôme téléangiectasique* ; |
| | 2° qui présentent, outre celui du sarcôme, *le tissu d'une autre tumeur.* | Carcinom. | 7° *Sarcôme carcinomateux* ; |
| | | Myxomat. | 8° *Myxo-sarcôme* ; |
| | | Gliomat.. | 9° *Glio-Sarcôme.* |

Toute division peut être critiquée, et nous nous empressons de dire, qu'au point de vue pratique, les sarcômes de la choroïde ne sont pas aussi nettement divisables ; car l'une des variétés peut se rencontrer avec une ou plusieurs autres. Ainsi le *sarcôme fibreux peut être mélané, ostéoïde, caverneux, carcinomateux*, etc. ; il en est de même pour les autres variétés. Dans un sarcôme de la choroïde, on trouvera toujours que ces espèces se mélangent et se confondent. *La classification n'exprime donc qu'une prédominance de tissus.*

En se plaçant à un point de vue différent, on peut classer autrement les sarcômes intra-oculaires et distinguer les sarcômes de la choroïde, du corps ciliaire, de l'iris ; ou, ne considérant que la forme et la grandeur de leurs éléments cellulaires, dire que ces sarcômes de l'œil se divisent : 1° en sarcômes globo-cellulaires, fuso-cellulaires, globo et fuso-cellulaires, suivant que le microscope y aura fait découvrir un excès de cellules sphériques ou fusiformes ou les unes et les autres en quantité à peu près égale ; 2° sarcômes parvi-cellulaires ou giganto-cellulaires, selon la présence de petites ou de grandes cellules, division utile à conserver, car la remarque a été faite que les sarcômes parvi-cellulaires ont un degré de malignité supérieur aux sarcômes giganto-cellulaires. Cette division trouvera son application au moment où nous aurons à parler du pronostic.

Knapp a divisé les sarcômes de la choroïde en leuco-sarcômes ou sarcômes blancs, fibro-sarcômes, mélano-sarcômes, sarcômes inflammatoires. Cette classification qui ne repose que sur 8 cas tous personnels, est, à notre avis, incomplète et fautive en ce sens que le sarcôme inflammatoire, d'origine traumatique, doit être étudié tout à fait à part et ne peut être comparé aux vrais sarcômes.

Dans l'étude anatomo-pathologique qui va suivre, les parties constituantes du sarcôme seront étudiées dans l'ordre suivant :

1° Cellules;

2° Substance intercellulaire;

3° Vaisseaux, leur nombre ou leur volume ;

4° Le pigment, s'il existe ou s'il fait défaut ;

5° Les produits de métamorphose régressive, gouttelettes de graisse, etc.

Cette division du travail, empruntée à Knapp, (1) permettra de faire un exposé aussi clair que possible des différentes variétés de sarcôme de la choroïde.

## § 4. — *Etude anatomo-pathologique des différentes variétés du sarcôme de la choroïde.*

1° Du *sarcôme blanc* ou *leuco-sarcôme*. — Cette variété est ainsi nommée parce qu'elle est moins noire que les autres, car elle n'est pas incolore : on y trouve, au contraire, quand elle date de quelque temps, des éléments brunâtres.

Composée essentiellement de cellules rondes et fusiformes et d'une quantité minime de tissu de soutien, de tissu fibreux,

(1) Die intraocularen Geschwülste in Carlsruhe. 1868, p. 155.

elle offre une consistance très-faible, ce qui la rapproche très-sensiblement de la forme encéphaloïde du cancer.

L'œil nu ne pourrait distinguer le sarcôme blanc du fongus médullaire (encéphaloïde) ; sa mollesse, qui permet d'exprimer les cellules sous la forme d'un suc épais, comme on le fait pour le gliôme (Knapp), entraîne dans cette erreur.

Or, comme les anciens observateurs ne pouvaient établir d'autres divisions que celles basées sur l'examen macroscopique et sur la marche clinique des tumeurs, les formes molles du sarcôme, le gliôme et le carcinôme, étaient confondus, ainsi qu'il a déjà été établi, sous le nom générique de fongus médullaire.

Les éléments de ce sarcôme peuvent être ronds ou fusiformes ; en d'autres termes on peut trouver des sarcômes blancs globo ou fuso-cellulaires ou globo et fuso-cellulaires tout à la fois. Leur caractère essentiel est d'être constitués par des cellules à noyaux volumineux remplissant presque totalement la cavité cellulaire au détriment du protoplasma, surtout quand la cellule est récente. La substance intercellulaire est hyaline ou légèrement striée, peu abondante, manquant même en quelques points.

La tumeur peut d'elle-même se désagréger en petites parcelles quand elle a été le siége d'un ramollissement simple graisseux ou dû à une inflammation. Quand les points ainsi atteints siégent à la surface, l'exubérance nous donne le même aspect que le gliôme ou le carcinôme (1). Le sarcôme blanc contient surtout beaucoup de vaisseaux, lesquels se dilatent en certains points et produisent de petits extravasats qui donnent, çà et là, la teinte brune dont il a été parlé. Ils affectent même parfois la forme téléangiectasique. Ainsi, l'observation 41 de notre tableau montre un sarcôme blanc et

(1) Knapp, l. c., p. 153.

vasculaire tout à la fois. (Voir cette observation au paragraphe sarcôme téléangiectasique.) Nulle part on ne trouve de pigment, particularité qui leur a valu le nom de leuco-sarcôme. Néanmoins ces tumeurs peuvent se colorer par la suite; cela dépend du point de la choroïde dans lequel elles ont pris naissance. Si elles partent de la chorio-capillaire qui est peu riche en pigment, on n'y trouvera que rarement du pigment. Au contraire, si la tumeur envahit les couches voisines, les éléments pigmentés du tissu mère sont compris dans la maladie et fournissent l'occasion de la pigmentation (1). Un sarcôme blanc peut ainsi se transformer peu à peu en mélano-sarcôme. Mais dans ces cas le pigment se trouve réuni en îlots et amorphe, tandis que dans les autres tumeurs il envahit les cellules. *On peut donc reconnaître, d'après la façon dont un sarcôme est pigmenté, le point de la choroïde qui lui a donné naissance.*

Les observations de cette variété de tumeurs sont assez rares, le tissu choroïdien déterminant une direction particulière que présentent ses sarcômes à renfermer du pigment. « Il y a pourtant, dit Virchow (2), des cas de *sarcôme incolore* qui ont paru primitivement dans la choroïde. J'ai examiné moi-même un cas de ce genre, qui ne pouvait être douteux, puisqu'on y voyait essentiellement des cellules fusiformes. Hulke (3) décrit un cas tout à fait analogue comme cancer médullaire. Il est possible que dans ces cas la partie interne moins pigmentée de la choroïde soit le point de départ de la tumeur. En attendant, il y a aussi des sarcômes incolores, notamment des sarcômes à cellules multinucléaires qui se trouvent à des endroits où *normalement il*

(1) Knapp, p. 165
(2) Virchow, Pathol. des tumeurs, t. II, p. 278, l. c.
(3) Hulke, Ophth. hosp. Rep., vol. IV, p. 84.

*n'existe que du tissu pigmenté.* J'ai vu un sarcôme de ce genre sur l'iris (1). Hulke décrit un autre cas qui partait probablement de la choroïde (2). Je ne doute pas que ce phénomène n'ait une cause locale, quoique je ne sois pas dans le cas de pouvoir indiquer celle-ci. »

Nous résumerons ici quatre de ces faits :

OBSERVATION II (40e de la statistique). — Sarcôme *incolore* simple et fusiforme de la choroïde. Guérison par énucléation à la période glaucomateuse (3). (Voir pl. I, fig. 6 à 9).

S..., âgé de 52 ans, éprouva, il y a trois ans, une sensation de pression dans l'O. D., sans changement dans la vue de cet œil. Mais peu à peu celle-ci s'altéra progressivement. La partie interne du champ visuel se perdit. On constata un *décollement rétinien.* En 1865, S=O, *douleurs violentes ; œil dur et larmoyant*, cornée insensible ; pupille immobile et irrégulière; chémosis; fièvre, anorexie, faiblesse. Iridectomie. Soulagement, puis *réapparition des douleurs.* Refus d'énucléation. Ponction, puis énucléation suivie d'irido-choroïdite à gauche qui guérit.

Sur la paroi postérieure du globe existe une tumeur cause du décollement de la rétine. Section antéro-postérieure. Décollement rétinien en forme d'entonnoir. Dans le milieu de l'espace postérieur du globe, tumeur de la grosseur d'une noisette, recouverte sur toute sa surface par la rétine présentant en arrière l'aspect d'une corde et accompagnant cette membrane jusqu'au point où la choroïde s'épaissit. Celle-ci est adhérente partout à la sclérotique.

On peut facilement enlever la rétine de la tumeur, dont la surface présente de petites taches noires pénétrant un peu dans l'épaisseur de la masse. La sclérotique est fermement unie à la choroïde; celle-ci est mince à cet endroit.

La structure de la tumeur indique un *sarcôme à cellules fusiformes fines*, lesquelles sont allongées, et offrent de 3 à 6 μ de largeur, avec noyaux allongés. Substance cellulaire pointillée, entourée d'un tissu hyalin plus nombreux là où les cellules sont paral-

(1) Archiv für Ophthal., B. VII, 2 p., p. 38.
(2) Hulke, Ophthalmic hosp. Rep., t. III. p. 284.
(3) Knapp. p. 126.

lèles, plus rares là où elles ont une direction irrégulière. La plus grande partie des cellules est *incolore*, sauf à la périphérie où l'on rencontre des éléments ronds et ovales destinés à former des cellules fusiformes.

La tumeur sort assez nettement de la choroïde, et sur les limites de sa base on voit la couche vasculaire de Haller et le bord de la chorio-capillaire.

*Les cellules granuleuses se transforment directement en cellules fusiformes en s'allongeant.* On y voit encore deux espèces de cellules fusiformes, les unes courtes à noyau visible et à granulations brillantes, les autres plus allongées et plus étroites, à noyau plus petit et ovale. A certains endroits de la périphérie, il se mêle à l'*élément incolore* un autre élément coloré en noir et formé de cellules pigmentées, mais la tumeur en elle-même est privée de pigment.

La formation et le développement de la tumeur depuis la périphérie était facile à démontrer. Les limites n'en sont pas nettes. D'ailleurs le sarcôme n'est bien limité qu'à son début.

Deux ans et neuf mois après, *pas de récidive*. Santé générale bonne. Si on ne peut pas écarter complètement l'idée d'une métastase possible, elle paraît néanmoins invraisemblable à cause du peu d'espace occupé par la tumeur et du temps écoulé depuis l'opération.

OBSERVATION III (44e de la statistique). — Leuco-sarcôme de la choroïde (1).

Un homme d'une *cinquantaine d'années* se présenta à la clinique de Graefe avec une *névralgie ciliaire des plus intenses* et une amaurose complète. L'examen du fond de l'œil était impossible par suite de l'opacité des milieux. On diagnostiqua l'existence d'une tumeur intra-oculaire et le bulbe fut extirpé. Le diagnostic fut confirmé par l'examen anatomique, qui révéla l'existence d'un sarcôme de la choroïde *sans la moindre trace de pigment à l'intérieur*.

OBSERVATION IV. (58e de la statistique). — Sarcôme de la tunique vasculaire avec noyaux secondaires dans la rétine et près du bord scléro-cornéen (2).

La fille A.B..., âgée de 12 ans, est présentée en 1868 par sa mère,

(1) A. de Graefe, Annales d'oculistique, t. LXIII, p. 127, 1870.

(2) Hirschberg et L. Happe, Archiv. für Ophthal., B. XVI, p. 302 et Annales d'oculis. 1871, t, LXIV, p. 50.

qui a trouvé que depuis trois semaines l'œil gauche de son enfant offre une expression étrange : cet œil est tout à fait aveugle. La fille elle-même ne s'était aperçue de rien avant cette époque. *L'œil est dur* (T+3), *sans douleurs*, l'iris en est foncé et hyperémié, la pupille très-étroite, de manière *qu'on ne peut rien apercevoir à l'ophthalmoscope*. L'*apparence* extérieure de l'œil est *normale*. L'énucléation proposée est réfusée. Un an plus tard, *bosselures* au bord supérieur et externe de la cornée dans la région ciliaire ; *pas de douleurs*. Énucléation au commencement de juillet 1869; le nerf optique, paraissant gris sur la section, est coupé plus loin. *Quatre mois après pas de récidive*.

L'œil durci dans le liquide de Muller présente une tumeur peu convexe, composée d'élevures lenticulaires peu distinctes les unes des autres et entourant le quart supérieur et externe de la cornée. Sur la section méridienne verticale on remarque comme altérations : une *tumeur diffuse dans la tunique vasculaire*, un petit foyer secondaire dans la rétine, dont le niveau est peu différent de l'état normal, et un noyau plus gros, extra-bulbaire. Le microscope fait voir la structure d'un *sarcôme à petites cellules rondes*.

Cette observation est remarquable par :

1° La présence d'un sarcôme de la tunique vasculaire *chez une enfant de 12 ans*. Le gliôme ne survient que chez les enfants, et constitue chez eux la plupart des néoplasies oculaires. Le sarcôme du tractus uvéal appartient à l'âge adulte, mais non sans exception.

2° La constitution *leucotique* de la néoplasie. Les sarcômes sans pigment sont rares.

3° Les *noyaux secondaires de la rétine* avec tumeur primaire dans la tunique vasculaire. Ces sarcômes produisent le décollement de la rétine, ou, ce qui est plus rare, percent la rétine sans la décoller.

Il est très-exceptionnel de voir la production d'un petit noyau dans la rétine par infection locale, à la suite du sarcôme de la tunique vasculaire ; ce cas même paraît jusqu'ici le seul bien connu. L'infection secondaire de l'uvée, à la suite d'affections rétiniennes primaires, est par contre très-fréquente.

OBSERVATION V (66e de la statistique). — Sarcôme de la choroïde à cellules fusiformes, énucléation, pronostic (1).

Un Canadien de 58 ans ne voyait pas la partie inférieure des objets avec l'O G.

*Aspect extérieur* de l'œil, *normal.* Même acuité des deux yeux pour la lecture $S = \frac{20}{30}$. *Restriction* de la partie inférieure du *champ visuel* de l'O. G. Après dilatation de la pupille, l'ophthalmoscope fait voir très-nettement une tumeur arrondie prenant son point de départ à la partie supérieure du nerf optique (lequel paraissait hors de cause) et avançant vers l'ora serrata. Le fond de l'œil est sain autour. La tumeur est presque recouverte par la rétine, dont les vaisseaux sont visibles sur sa surface.

On inclina fortement pour une tumeur sarcomateuse. Aucun coup sur l'œil ne pouvait faire songer à un décollement séreux ou hémorrhagique. La seule planche de salut pour le malade était l'énucléation. Je luttai avec moi-même avant de conseiller une intervention immédiate, la *vision étant aussi bonne que celle de l'autre œil*, sauf la restriction du champ visuel. Le malade lui-même ne pouvait dire si son mal était stationnaire ou non.

On décida d'attendre un peu; le moindre accroissement de la tumeur forcerait à une opération immédiate.

J'ai fait un examen ophthalmoscopique très-prolongé, pour imprimer dans ma mémoire, aussi nettement que possible, l'aspect de la tumeur. Champ visuel pris avec l'instrument de Forster de Breslau le 27 septembre et le 18 octobre (voir pl. I, fig. 12). — A cette dernière date, on constate un *accroissement de la tumeur.* Le 18 octobre, la surface du nerf optique n'était plus visible. Énucléation. Examen par le Dr Fitz : « La tumeur occupe *presque le quart du globe* et s'étend en avant jusqu'à une courte distance de l'ora serrata. Elle est irrégulière, *globuleuse*, formée de deux noyaux arrondis; on voit dans la fig. 10, pl. I, qui représente la section du globe, la partie supérieure et son contenu. Décollement partiel. L'espace entre l'enveloppe de l'œil et la tumeur est occupé par une substance

(1) Hasket-Derby, Boston medical and surgical journal, 1872, n° 6, p. 85.

ferme. Le liquide albumineux et coagulé existait probablement pendant la vie. La portion libre de la tumeur dépassait l'axe de l'œil. Pas d'altération du nerf visible à l'œil nu. La rétine monte sur la surface de la tumeur, dont elle est séparée par une couche de pigment épithélial. Absence du tissu granuleux. Les groupes de *cellules arrondies* de différentes grandeurs avec noyaux distincts et volumineux, arrondis et ovales, contenant d'autres nucléoles, sont disposés en forme alvéolaire. Chacun contient de 4 à 12 cellules, et est entouré par un *bord fibreux très-délié*, et au milieu d'un groupe on retrouve çà et là des *tractus fibreux disséminés*. Des *cellules fusiformes avec noyaux longs et ovales* existent de place en place, de sorte qu'il est possible et même probable que la *disposition alvéolaire* des cellules tient aux sections transversales et obliques des cellules fusiformes.

Les *vaisseaux* sanguins de la choroïde ou plutôt de la tumeur, sont *très-grands* en un point et entourés par une enveloppe relativement mince, ils sont aussi *plus nombreux* que dans les autres parties de la néoplasie. Là où on trouvait une accumulation de cellules dans la choroïde, elle prenait une forme plus ou moins alvéolaire.

*On n'a trouvé nulle part de cellules* graisseuses ou *pigmentaires*.

Sur le dessin (voir pl. I, fig. 11), on voit des cellules qui paraissent rondes; elles ont cet aspect parce qu'on a sous les yeux leur section transversale, mais ce sont néanmoins des cellules fusiformes.

On voit aussi la coupe d'un vaisseau qui contient des globules sanguins. Accolés aux vaisseaux sont deux tractus fibreux, formant la charpente du tissu cellulaire. Ces *tractus irrégulièrement disséminés* s'avancent en forme d'éventail vers la surface libre de la tumeur, au-dessus du corps vitré. La *substance intercellulaire* proprement dite est *peu abondante* et formée de *fibres délicates* et de *granulations fines*.

Auprès de la sclérotique, la tumeur contient encore du tissu fibreux formé de faisceaux de cellules plus petits; les cellules isoées sont également plus petites.

Au bord de la tumeur, en ce point, des lignes de cellules petites et arrondies sont trouvées entre des fibres délicates et plus ou moins parallèles; l'on ne peut affirmer que ces fibres appartiennent à la sclérotique ou à la choroïde. D'une manière générale, on peut dire que *tumeur n'a pas franchi* le tissu de *la sclérotique*.

Les *vaisseaux* sanguins de la tumeur étaient *nombreux* et petits, leurs parois très-minces. En certains points on voyait une structure *rappelant celle du gliôme*. Cette déviation de la tumeur était limitée à la rétine. Aucun détail sur les suites de cette affection.

2° Du *fibro-sarcôme*. — Le fibro-sarcôme de la choroïde ne diffère du leuco-sarcôme que par la quantité de fibres de tissu conjonctif qui est beaucoup plus considérable dans la variété dont nous nous occupons en ce moment. Les cellules, au contraire, et surtout les cellules rondes, sont en plus petit nombre. Le microscope y fait constater une *prédominance notable de cellules fusiformes* de toutes dimensions depuis les plus jeunes, très-petites, jusqu'aux plus âgées, gigantesques.

C'est dans cette espèce de tumeurs que le tissu embryonnaire montre véritablement un commencement d'organisation en tissu fibreux ou conjonctif ; d'où résulte une trame et une charpente qui donne à la masse beaucoup plus de consistance que dans le sarcôme blanc. Lebert décrivait ces tumeurs sous le nom de fibro-plastiques. Plus tard les observateurs remarquèrent qu'elles étaient assez translucides, qu'elles offraient un aspect fasciculé et ressemblaient, grossièrement il est vrai, à la chair d'un muscle. Rajeunissant alors le vieux mot de sarcôme, ils l'appliquèrent à toutes les tumeurs offrant, de près ou de loin, le même aspect. Telle est l'origine de la dénomination des tumeurs au groupe desquelles appartiennent celles que nous étudions.

Donc, *faisceaux de tissu fibreux* formés par des groupes de cellules fusiformes à extrémités effilées simples ou ramifiées, et *s'entrecroisant en tous sens*, de telle sorte que sur une préparation au milieu de tractus constitués par des faisceaux accolés les uns aux autres, existent des îlots plus ou moins arrondis, semblant remplis de cellules rondes, mais qui ne sont autre chose que des faisceaux de cellules fusiformes perpendiculaires à ceux qui ont été vus sur le plan de la préparation et que le rasoir a coupés, soit perpendiculairement, soit obliquement, à leur plus grande longueur.

Les fibro-sarcômes de la choroïde, composés d'un tissu dense, ont des limites assez précises, rarement diffuses et difficiles à apprécier. Ils renferment peu de vaisseaux, et leur évolution est beaucoup plus lente que celle des sarcômes à cellules rondes, parce qu'ils se maintiennent plus longtemps dans leur point de départ. Donc les malades atteints de ces tumeurs présenteront des symptômes plus tardifs de généralisation.

Il est rare que les fibro-sarcômes soient dépourvus de pigment, le plus souvent on a affaire à des fibro-sarcômes mélaniques. Le micrographe y constate plus rarement que dans les tumeurs à tissu mou les produits de régression, gouttelettes de graisse, etc.

L'observation suivante présente un fait assez rare de fibro-sarcôme double, sur le même malade.

Observation VI (38e de la statistique). — Fibro-sarcôme des deux yeux.

Un homme de 61 ans (1) vint, en juin 1867, consulter pour des *douleurs intolérables* que l'œil droit lui causait *depuis huit jours*. Surexcitation extrême. Absence de sommeil depuis le début de ces douleurs intra-oculaires avec irradiations vers la fosse temporale, *plus intenses le soir* et provoquant des syncopes. *Œil droit dur comme la pierre* et très-douloureux au toucher. Injection conjonctivale et sous-conjonctivale très-vive. Chambre antérieure presque disparue. Humeur aqueuse, trouble ; mydriase. Quelques synéchies en bas. Impossibilité de voir le fond de l'œil. Sensibilité à la lumière très-faible. — OEil gauche, scotôme central, vision périphérique difficile à déterminer. A l'ophthalmoscope, les milieux en sont transparents. Au niveau de la macula lutea on a un *reflet jaune blanchâtre, terne*. Les parties environnantes de la rétine sont soulevées et parsemées

(1) Landesberg, Archiv. für Ophth., B. XV, Abth., 1 p., p, 210, 1869.

de *taches blanchâtres*. Début il y a cinq ans, marqué par une tache noire qui l'empêchait de voir clairement et de viser quand il chassait. Asthénopie accommodative. On diagnostiqua un décollement de la rétine progressif à gauche, stationnaire à droite. Progrès lents, mais continus, la vue se perdit de haut en bas. En 1865, chute de cheval, après laquelle la vue disparaît. L'œil devint douloureux. *Névralgie ciliaire intense*.

Diagnostic précis impossible à faire. On soupçonne une tumeur. Enucléation. Après la guérison, l'amblyopie de l'œil gauche augmente sensiblement, le scotôme central persistant. Le soupçon d'une tumeur de la choroïde dans cet œil parut se justifier par l'examen de l'œil énucléé. Nous avons le même processus morbide du côté des deux yeux : à gauche, il est resté stationnaire, tandis qu'à droite il a eu une marche sourde suivie d'issue funeste. L'œil gauche passera-t-il pas la même phase ? on ne peut que le conjecturer et le craindre.

Les dernières nouvelles que j'ai eues du malade sont très-tristes. Le *scotôme central a énormément augmenté*. Pression dans l'œil et *douleurs intra-oculaires* avec irradiations vers la tempe.

Examen microscopique par le Dr Haase : Diamètre antéro-postérieur, 25 millimètres; vertical, 22 millimètres. La tumeur a un diamètre de 5 millimètres et les autres de 3 et demi. Décollement total de la rétine ; celle-ci n'est fixée en avant que par sa partie ciliaire et en arrière par le nerf optique. A la partie externe du globe, tumeur coupée par son milieu, s'engageant dans la cavité du globe et *partant de la choroïde*. Elle est un peu étranglée à son insertion, de sorte qu'elle est comme pédiculée sur la sclérotique (voir Pl. I, fig. 13). Les tissus de la choroïde ont complètement disparu à l'insertion de la tumeur. On n'y trouve que quelques masses de pigment qui n'est plus contenu dans des cellules, mais répandu dans du tissu conjonctif qui relie la tumeur à la sclérotique. Au bord de la tumeur la choroïde se divise en deux feuillets, le plus externe contient le tissu supra-choroïdien, l'interne, la lamelle vitrée et la couche pigmentée. Celle-ci disparaît graduellement. La tumeur *part des cellules incolores de la choroïde et est un sarcôme fasciculé*, sarcôme *à grandes cellules*. Du *centre de la tumeur partent des rayons vers la périphérie*. Les cellules fusiformes sont représentées pl. I, fig. 14. Entre celles-ci se trouvent des cellules sphériques et anguleuses. A la périphérie on trouve également des cellules rondes plus jeunes, sans doute, que les cellules fusiformes.

OBSERVATION VII (11e de la statistique).

Une femme de 44 ans (1) dit qu'il y a sept ans, *après avoir souffert* de la partie gauche de la tête, elle remarqua une diminution de la vue de l'œil gauche sans inflammation. Photophobie, larmoiement, douleurs; puis *formation d'une tumeur rouge, pigmentée*, assez consistante, qui avait traversé la sclérotique. Sur cette tumeur s'en trouvait une autre pigmentée, ronde, mais molle. Enucléation. L'orbite parut sain. Quatre semaines après, guérison. La tumeur du globe de l'œil était formée d'un *tissu très-dense avec des fibres rayonnantes* et *entrelacées*. Les vides étaient remplis de cellules, de sorte que la tumeur avait les caractères donnés par Rokitansky au sarcôme fasciculé.

OBSERVATION VIII (64e de la statistique).

Un enfant de 13 ans présentait déjà en naissant une proéminence de l'œil droit (2).

Cette exophthalmie était restée stationnaire jusqu'à 9 ans. A cet âge, chute sur l'œil; léger écoulement aqueux. A partir de ce moment *l'œil s'atrophia* et rentra dans l'orbite. De temps en temps *douleurs* dans l'œil phthisique.

*État actuel.* — L'œil droit est rentré profondément dans l'orbite. Ouverture des paupières étroite. Sécrétion catarrhale assez abondante. Cornée grande en proportion de l'œil. Pupille dilatée. Le cristallin semble manquer. On voit un *reflet jaune au fond de l'œil.* Légère perception de la lumière. A gauche, inflammation catarrhale. Enucléation.

*Examen microscopique.* — Le globe a la forme d'une boule aplatie aux deux pôles. Diamètres, 16 et 13 millimètres. Six mois après, section perpendiculaire au diamètre antérieur. Sa sclérotique est parsemée de petites élevures. La choroïde en est séparée par un canal circulaire. En prolongeant la coupe sur la partie dure du

(1) Carl. Niessl., Allg. Wien. med., ztg VIII, 17, 1862 et Schmidt Jahrbücher, B. CXVII, 1863, p. 320.

(2) E. Berthold, Archiv. für Ophth., B. XVII, abth. 1, p. 185.

globe, on rencontre *une masse jaunâtre* parsemée de *petites masses de pigment*, dont les diamètres (horizontal et vertical) sont de 9 millimètres environ. *Chambre antérieure profonde* et séparée de la partie postérieure par une membrane très-pigmentée. A la place du corps vitré, on trouve une tumeur jaunâtre entièrement pigmentée. On ne voit plus la rétine.

La tumeur est formée par de *nombreuses fibres entrecroisées de tissu conjonctif*, au milieu desquelles sont *quelques cellules rondes*. Au centre, la tumeur est plus pauvre en cellules qu'à la périphérie et ressemble en ce point à du *tissu cicatriciel*. Çà et là des cellules de pigment et des masses de noyaux de pigment. La rétine a complètement disparu. Quant à la choroïde, on ne reconnaît que des vestiges de la lamina fusca. Le tissu qui forme la paroi de la cavité qui se trouve entre la sclérotique et la tumeur contient, outre de belles cellules de pigment, qui paraissent être les restes du corps vitré, des cellules grandes et petites à un ou plusieurs noyaux, ainsi que les plus jeunes cellules de la tumeur avec une vascularisation récente. Les fibres nerveuses du nerf optique sont atrophiées. *La charpente en est épaissie.*

D'après ces constatations, on devrait appeler cette tumeur *un fibro-mélano-sarcôme* (1).

3° *Des mélano-sarcômes.* — Les mélano-sarcômes doivent, sans contredit, tenir la première place parmi les sarcômes de la choroïde, vu leur nombre considérable, vu également leur gravité toute particulière. La présence de pigment en grande quantité leur donne un aspect tout différent de celui des tumeurs qui ont été étudiées jusqu'à présent. Elles sont tantôt grises, mais le plus souvent brunes ou d'un noir sale, s'il y a abondance de matière pigmentée. Celle-ci se mêle à l'eau comme le ferait de l'encre de Chine, lui donne une teinte

(1) Vu : 1° l'âge de l'enfant ; 2° l'étiologie, un traumatisme ; 3° la marche de l'affection ; 4° la nature de la tumeur ressemblant à un tissu de cicatrice, il est permis de penser qu'on a ici affaire à un de ces cas décrits par Knapp sous le nom de sarcôme inflammatoire. Voir au § Sarcôme inflamm.

sépia et tache les doigts en noir. Quelquefois on distingue, à la coupe, de petites stries blanchâtres très-fines qui ont fait comparer à une truffe l'apparence de ces tumeurs, ou des taches blanchâtres irrégulières qui leur donnent un aspect marbré. Mais le plus souvent leur teinte est uniformément sombre.

Le mélano-sarcôme est constitué fréquemment par des cellules fusiformes dont la disposition répond à celle du fibro-sarcôme; mais on y rencontre aussi quelquefois des cellules rondes et ovales à grand noyau. Il est plus consistant que le sarcôme blanc, et moins que le fibro-sarcôme; du reste, la densité de son tissu peut offrir de grandes variétés, suivant que la tumeur mélanique est plus riche en faisceaux de cellules fusiformes ou en cellules sphériques.

Sa vascularisation est moins développée que celle du sarcôme blanc, surtout du sarcôme blanc à cellules rondes. Sauf l'élément pigmenté qui donne à cette tumeur son véritable caractère distinctif, les autres parties constituantes n'offrent donc rien de bien particulier, et il est inutile de s'y arrêter plus longtemps. La mélanose, c'est-à-dire l'envahissement des tumeurs choroïdiennes par la prolifération des cellules de pigment ou par la présence de matière colorante du sang, se retrouve très-fréquemment, bien qu'à des degrés différents, dans toutes les variétés de tumeurs qu'il nous reste à étudier. Il n'y a, en un mot, que les leuco-sarcômes et les fibro-sarcômes purs qui en soient exempts. Il est donc facile de comprendre maintenant comment les tumeurs intra-oculaires se sont trouvées divisées, il y a une trentaine d'années, en : 1° mélanoses comprenant toutes les tumeurs pigmentées, sans autre distinction, et 2° les fongus médullaires comprenant toutes les tumeurs non pigmentées : gliôme de la rétine, leuco-sarcôme, carcinôme proprement dit. Nous ne reviendrons pas, du reste, sur l'historique de la mélanose (voir ch. 1er), ni sur ce qu'on doit penser de la division des anciens auteurs en mélanose bénigne et mélanose maligne. Toutes ces questions seront examinées au chapitre *Pronostic*.

On a naturellement recherché la cause de cette énorme pigmentation des tumeurs de la choroïde. La plupart des auteurs l'ont d'abord attribuée à la combustion incomplète des substances carbonées du sang (Foltz) et à la présence de la matière colorante du sang. Des hémorrhagies, disait-on, avaient lieu de temps en temps dans l'intérieur de la masse, qui peu à peu prenait, par cette raison, une couleur de plus en plus foncée. Une hémorrhagie peut effectivement modifier la nuance d'un sarcôme. On a vu dans quelques leuco-sarcômes des taches brunes qui ne reconnaissent pas d'autre cause qu'un léger extravasat sanguin; mais, d'une pigmentation légère et locale à la coloration complètement noire et générale des mélano-sarcômes il y a loin, et comment expliquer les cas de tumeurs absolument mélaniques qui n'ont qu'une vascularisation intrinsèque tout à fait rudimentaire ou dont le système vasculaire est trouvé intact sur toutes les préparations; force a été de trouver une autre explication. Le microscope a fait reconnaître une hypergénèse des cellules pigmentaires de la choroïde qui pénètrent dans les cellules sarcômateuses ou forment de gros agrégats isolés.

La substance colorante se présente souvent sous le même aspect que celle des cellules pigmentées de la choroïde. Ces granulations se trouvent dans le contenu des cellules, de telle façon que la zone autour du noyau se trouve le plus chargée (Knapp). Il est possible qu'un seul côté, en un point isolé de la cellule, soit envahi par les granules pigmentés. D'après les préparations, on voit que les formes cellulaires les plus jeunes n'ont pas un caractère pigmenté bien défini. Quand ces cel-

(1) Breschet et Barruel, Cazenave, art. Mélanose, Dict. en 30 vol., t. XIX, p. 343.

lules augmentent de volume, la matière colorante y augmente également; elle devient plus granuleuse et l'on remarque que des cellules, blanches à l'origine, ont été pigmentées après leur complet développement (1). Mais, outre cette substance colorante, il s'en présente une autre sous forme de masses isolées, et que l'on doit considérer comme la substance colorante du sang métamorphosée. On en rencontre infiniment moins que de groupes de cellules colorées par les granulations pigmentaires, et, ce qui permet encore de supposer que ces gros agrégats sont des résidus sanguins, c'est qu'on les rencontre surtout dans le tissu des sarcômes blancs, c'est-à-dire précisément où le pigment proprement dit fait défaut. En outre, la nuance de ces îlots n'est pas uniforme comme celle du pigment choroïdien; elle offre divers degrés du jaune au jaune rougeâtre, au rouge foncé puis au noir, absolument comme les dépôts de matière colorante dans les hémorrhagies.

Les granulations du sarcôme mélanique sont noires dès l'origine, arrondies et réfringentes (Cornil et Ranvier). Si l'on rompt une ou plusieurs des cellules chargées de pigment, de fines granulations noires s'échappent aussitôt et sont animées du mouvement brownien. Cette variété de tumeurs a une tendance très-grande à la généralisation, et celle-ci se montre presque toujours sur le foie. On a trouvé des tumeurs métastatiques dans tous les organes possibles, même dans le cœur, dans les os, dans le canal rachidien, etc. En un mot, aucun point de l'économie ne paraît à l'abri des métastases. Mais celles-ci apparaissent de préférence sur les viscères, sur les organes le plus vasculaires, et notamment sur le foie, qui s'hypertrophie au point de remplir toute la cavité abdominale. A l'autopsie, on y trouve, dans ces cas, des tumeurs

(1) Knapp, p. 161, l. c.

mélaniques à la surface et dans l'intérieur, presque toujours multiples, bosselées et dont la structure rappelle complètement celle de l'œil. Cette généralisation des tumeurs mélaniques oculaires ne fait plus de doute aujourd'hui pour personne. Il est même très-surprenant que Poland (p. 170) ait désigné la mélanose de l'œil comme une maladie secondaire à celle des autres organes. *Notre statistique montre la fréquence de ces métastases sur le foie, fréquence qui était plus marquée dans les observations anciennes de mélanose oculaire, parce qu'avant l'ophthalmoscope on ne reconnaissait la tumeur maligne qu'au moment où le reste de l'économie était déjà atteint.* Le parallèle des tumeurs mélaniques intra-oculaires de la période pré-ophthalmoscopique avec celles de la période post-ophthalmoscopique sera, du reste, établi lorsque nous aurons à préciser la nature des sarcômes de la choroïde, leur degré de malignité et le pronostic que l'on doit porter en présence d'une semblable tumeur. Il est fréquent de trouver dans les sarcômes mélaniques des produits de dégénérescence graisseuse; comme ceux-ci existent également dans d'autres variétés de sarcôme, il en sera question dans un chapitre à part.

Si nous voulions reproduire toutes les observations de mélano-sarcômes de la choroïde que nous avons sous les yeux, l'attention du lecteur serait fatiguée inutilement. Nous en choisirons donc quelques-unes parmi celles qui ont paru le plus intéressantes. Les autres seront résumées en quelques mots.

L'observation I, n. 70, de notre statistique est un des plus beaux cas de mélano-sarcômes observé dès le début et suivi pendant vingt et un mois après l'opération.

Observation IX (4e de la statistique). — Mélanose de l'intérieur de l'œil, avec extension rapide suivie d'une attaque glaucomateuse. Douleurs vives. Exophthalmie. Énucléation. Amélioration.

Un homme, âgé de 40 ans, se présente le 10 février 1858 à Moorfields, souffrant beaucoup de l'O. D. On prit l'affection pour une ophthalmie aiguë. La vue étant perdue et les douleurs extrêmement prononcées, on fit l'énucléation. Guérison rapide. La santé générale devint meilleure. Le début de l'affection remonte à cinq ans. *A chaque attaque glaucomateuse* la vue avait baissé; au bout d'un an elle était perdue. Augmentation de volume dans la dernière année. Le diagnostic n'avait pu être précisé.

Le Dr Bader examine l'œil : l'affection consiste en une masse mélanotique dans l'intérieur de l'œil. Le point de départ était *dans la choroïde sans aucun doute*, près la tache jaune, et de là elle avait progressé, décollé et détruit la rétine, ainsi que les procès ciliaires. La masse mélanotique était molle, de *couleur chocolat*, composée d'une matière transparente radiée de *cellules fusiformes à noyau.* L'enveloppe contenait des granules graisseux, des globules sanguins altérés et des débris de pigment.

Observation X (61e de la statistique). — Mélano-sarcôme de la choroïde (2).

A. S..., 46 ans, ressentit des douleurs au mois d'août 1870, dans l'œil droit. *Depuis, peu de douleurs.*

Le 8 octobre 1870, rien à l'extérieur de l'œil; $S = \frac{3}{200}$. En éclairant mieux, on vit derrière le cristallin *une tumeur gris blanchâtre* qui couvrait complètement la pupille dans le regard horizontal. Elle était nettement limitée. *Les parties de la rétine qui s'en rapprochaient* étaient décollées par un liquide, sans altérer la couleur rouge de la choroïde. Du champ visuel il n'existe que le quart interne. Le cristallin et le corps vitré sont transparents. La tumeur s'avance jusque près du cristallin. Chambre antérieure aplatie.

Pupille normale, *T. augmentée.*

(1) Poland, Ophthalmic hosp. rep., avril 1858, p. 168.
(2) B. Socin, Archiv. de Virchow, t. LII, p. 556, 1871.

Énucléation le 10 octobre. Douze jours après, guérison.

Le globe a ses dimensions normales. La partie supérieure et postérieure de sa cavité est remplie par une masse brune noirâtre, *marbrée*, un peu molle, qui vers le dehors touche à la sclérotique, avec laquelle elle a quelques connexions.

Par une légère pression du couteau on râcle un liquide louche qui se compose en grande partie de liquide parenchymateux, et surtout de *cellules ovales* qui contiennent beaucoup de graisse et de *pigment granulé.*

La largeur moyenne des cellules varie entre $0^{mm},008$ et $0,^{mm}015$ ; la longueur moyenne entre 2 et 4 centièmes de millimètre. Cependant on rencontre quelques *cellules fusiformes allongées*. L'épithélium pigmenté de la choroïde limite plus ou moins la partie interne de la tumeur. Le corps vitré est liquéfié en partie.

Nous avons donc affaire à un *sarcôme mélanotique de la choroïde* en voie de dégénérescence graisseuse, encore limité à cette dernière, bien qu'il ait rempli la moitié de l'espace du corps vitré. Les douleurs et la rougeur ne dataient que de six semaines, étaient modérées et avaient disparu.

Observation XI (17e et 18e de la statistique). — Mélano-sarcôme, à petites cellules, de la choroïde des deux yeux (1).

V..., âgée de 59 ans, d'une constitution robuste, sentit, en août 1863, une douleur *dans les yeux*. Un mois après, conjonctivite catarrhale.

En mars 1864, l'œil gauche ressemble à une masse charnue, cornée sale et trouble, parsemée de points blanchâtres. *Douleur vive dans l'œil* et dans toute la tête. O. D., trouble léger de la cornée avec points blancs; hyperémie de la conjonctive. O. G., vue abolie. Énucléation de cet œil en avril. En septembre suivant, l'autre œil perd également la vue et devient plus petit; l'état de la malade est tel qu'on s'attend à la voir mourir sous peu.

*Examen de l'œil.* Diamètre antéro-postérieur, 24 millimètres, vertical, 28 millimètres (au niveau de la tumeur).

Une masse consistante remplit la cavité de l'œil. Elle a d'abord l'aspect du corps vitré enflammé; mais en examinant de plus près,

(1) Schiess Gemuseus et Virchow, t. XXXIII, p. 495, 1865.

on voit *qu'il ne reste de celui-ci qu'une petite partie dans l'entonnoir formé par la rétine.*

La structure de la tumeur montre qu'elle se compose, en partie *de fibres fines* qui s'entrecroisent, en partie de membranes superposées très-friables et transparentes, entre lesquelles se trouve une masse moléculaire facilement divisible composée d'une plus ou moins grande quantité de *cellules rondes* sans contenu, et qui paraissaient avoir renfermé des globules sanguins. La *masse est adhérente à la choroïde*, qui présente le changement le plus considérable.

La sclérotique est épaissie comme elle, de sorte qu'il y a une protubérance aussi bien à l'extérieur qu'à l'intérieur du globe. Ces deux membranes présentent un diamètre de 6 millimètres.

Quand on examine la choroïde, on constate qu'elle est généralement friable; on n'arrive que difficilement à en détacher des parties membraneuses, ce qu'on fait facilement sur une choroïde normale.

L'épithélium pigmenté est modifié, on y trouve des *masses rondes* amorphes *graisseuses* et brillantes. Sous l'épithélium on voit une membrane vitrée, et ensuite, *dans un tissu réticulé*, de *petites cellules rondes* et des noyaux de cellules se réunissant pour former de petites masses ou des agglomérations avec les cellules pigmentées du stroma. Les diamètres des masses de cellules ou des noyaux de cellules entre lesquelles on rencontre des parties du *tissu conjonctif du stroma* mesurent jusqu'à 25 centièmes de millimètre.

On pourrait songer à une choroïdite purulente avec une grande quantité de pus dans le stroma, sans issue du côté du corps vitré; mais le stroma est trop bien conservé précisément dans la partie la plus épaisse, et dans une formation de pus qui occasionnerait un gonflement pareil de la choroïde il ne pourrait être question d'un stroma à l'état normal, et surtout au niveau de l'épaississement. On ne peut pas non plus confondre avec un carcinôme, parce qu'on ne peut pas nier le *caractère homologue de la tumeur*. La sclérotique est intimement unie à la choroïde; ses fibres sont moins apparentes et parsemées de *petites cellules rondes* semblables à celles trouvées dans la choroïde. En outre, on trouve dans les deux membranes de petits gâteaux graisseux de grandeur variable, qui dénotent une désorganisation.

En avant, la sclérotique est plus atteinte que la choroïde. Celle-ci, à sa jonction avec les procès ciliaires, a encore 2 millimètres d'épaisseur. Dans les parties antérieures de la choroïde, on trouve beaucoup de *petites cellules* entremêlées de *pigment* et des *fibres de tissu conjonctif.*

*Ces cellules et ces fibres prédominent alternativement.* Les capillaires de la choroïde paraissent avoir été étouffés par la prolifération des cellules non pigmentées du stroma.

Pendant longtemps l'observateur était indécis pour classer cette tumeur. L'examen de l'autre œil lui fit reconnaître définitivement *un sarcôme celluleux* se rapprochant *du fibrôme.* La quantité de pigment, dans les parties sarcomateuses, n'est considérable nulle part et dépasse à peine celle d'une choroïde normale.

Une transsudation et une extravasation ont eu lieu de l'intérieur dela choroïde à sa surface etont occasionné un décollement complet de la rétine et une destruction du corps vitré. Il s'est fait également des extravasations dans le tissu même de la choroïde, mais il y eut en même temps une excitation qui conduisit à une prolifération des parties élémentaires. Au lieu que cette excitation ait occasionné une formation de pus, les éléments nouveaux qui se forment vivent plus longtemps, détruisent les cellules non pigmentées du stroma et donnent lieu à un *tissu plus ferme amenant un épaississement et la formation d'une tumeur.*

Le cas qui nous occupe a encore un intérêt tout particulier, par le fait que dans les parties équatoriales, là où la choroïde est le plus épaisse, *le processus a également atteint la sclérotique.* Il me paraît très-vraisemblable que c'est le même processus qui a atteint la choroïde, et cela à cause de la réunion intime des deux tumeurs équatoriales, de l'existence des petits noyaux et des cellules, et de la grande friabilité de cette partie de la sclérotique. Ce qui nous montre que le processus est parti de la choroïde, c'est le degré d'altération de la sclérotique juste au point voisin de la choroïde, tandis que son aspect se rapproche partout ailleurs de l'état normal. Il est facile de comprendre que dans une membrane comme la sclérotique, la vitalité du processus soit beaucoup moindre que celle de la choroïde, qui est plus riche en cellules. On n'a pas pu signaler de formation de tumeur dans les autres parties du corps.

En décembre 1864, Virchow reçut l'œil droit de la même malade, et apprit en même temps sa mort.

La choroïde de cet œil a une épaisseur de 2 à 3 millimètres; elle est d'un *gris noir* et présente plusieurs petites masses blanches plus consistantes. Un examen plus minutieux montre qu'il s'agit d'une *tumeur fibreuse* dans laquelle on rencontre des *éléments cellulaires mêlés à du pigment;* ces trois parties constitutives, fibres, cellules et pigment, se comportent différemment suivant les endroits. Toute la tumeur est recouverte à l'intérieur par une lamelle vitrée et un épithélium pigmenté dont les cellules ont perdu l'aspect polygonal et forment une couche irrégulière.

La *structure primitive est celle d'un fibrôme;* un tissu à fibres parallèles s'entrecroisant avec de toutes petites cellules visibles seulement à un fort grossissement. On trouve également des places où il existe des cellules plus grandes, mais partout le stroma prédomine. En quelques points, les cellules sont en voie de dégénérescence graisseuse.

Malgré l'épaisseur considérable de la tumeur, il est facile de rechercher *dans quelle couche de la choroïde* elle a pris son point de départ. Le fait que partout où il se trouve des cellules plus grandes on rencontre une dégénérescence graisseuse permet de supposer que dans la suite la tumeur ne se serait pas étendue davantage. *Le pigment semble avoir son origine dans le pigment du stroma.*

Observation XII (47e de la statistique). — Mélano-sarcôme, parvi-cellulaire et partiellement fuso-cellulaire de la choroïde (1).

Un homme de 49 ans se présenta avec un scotôme central. L'examen ophthalmoscopique fit constater une infiltration de la rétine à la partie interne du nerf optique. L'infiltration était régulièrement circulaire ; les vaisseaux rétiniens, même les plus petits, restaient apparents. Le diagnostic était difficile : les caractères de l'affection appartenaient aussi bien à un cysticerque qu'à un néoplasme sous-rétinien. Huit mois après, le malade se représenta avec un glaucome inflammatoire suraigu. L'énucléation de l'œil fut faite aussitôt, et l'examen microscopique permit de constater l'existence d'un mélano-sarcôme parvi-cellulaire de la choroïde présentant, dans certaines de ses parties, un caractère fuso-cellulaire. Cinq ans après, le malade restait parfaitement guéri sans trace de récidive.

(1) Alf. Graefe, Ann. d'oculis., t. LXIII, p. 127.

Observation XIII (48e de la statistique). — Sarcôme mélanique fuso-cellulaire de la région ciliaire (1).

Femme de 45 ans. Tumeur de la région ciliaire, brune et arrondie, située derrière le cristallin et s'étendant dans le champ pupillaire. Pas de luxation du cristallin. L'énucléation de l'œil fut proposée et acceptée. Les caractères de la tumeur étaient ceux d'un sarcôme mélanique fuso-cellulaire et le néoplasme avait son siége dans la région ciliaire.

Deux ans et demi après l'opération, la malade était morte; d'après une lettre de son médecin traitant, une récidive s'était produite dans les organes internes (estomac ou foie), ainsi que dans la peau et le tissu cellulaire sous-jacent. Le médecin de la malade ne signala point de récidive locale.

Ces deux cas, ajoute Alf. Graefe, montrent la difficulté du pronostic dans les cas de sarcôme, principalement si l'on veut prendre pour guides les caractères anatomiques. Dans le premier des cas, (obs. XII) l'examen histologique de la tumeur devait faire conclure à un sarcôme malin, et cependant, cinq ans après, aucune récidive n'était encore survenue. Dans le second cas, la tumeur, par ses caractères fibro-plastiques, avait plutôt une apparence bénigne, et cependant, deux ans après, le néoplasme s'était généralisé.

Observation XIV (30e de la statistique). — Mélano-sarcôme de la choroïde, des corps ciliaires et de l'iris. Énucléation de l'œil à la période glaucomateuse. Mort 9 mois après par métastase sur le foie (2).

Homme de 65 ans, ayant la vue basse; toujours bien portant. Depuis un an et demi, il voit devant l'œil gauche un léger nuage qui augmenta peu à peu. Il y a six semaines, *injection vive du globe* et *douleurs très-fortes*, *surtout la nuit.*

OEil mobile, pas d'exophthalmie. *Tension* modérée, *un peu augmentée* depuis deux jours. Cornée normale, mais sensible cependant.

Iris jaune, grisâtre et épaissi. Pupille mobile. L'iris est décollé à sa périphérie en dedans et en bas par une tumeur de la grosseur d'un pois, gris noirâtre, hémisphérique (fig. 2 et 3, pl. II).

(1) Alf. Graefe, Annales d'oculistique, t. LXIII, p. 127.

(2) Knapp, Die intraocularen Geschwülste, 1868, p. 87.

Avec l'ophthalmoscope, on éclaire la partie supérieure du fond de l'œil, mais on n'y distingue plus rien; *la partie inférieure est d'un gris noirâtre.*

A la lumière solaire, on remarque derrière l'iris, à côté de la tumeur qui pénètre dans la chambre antérieure, une autre tumeur grosse comme une cerise, grise et jaunâtre (fig. 4, B, pl. II).

Énucléation le 23 juillet 1867. Aspect extérieur normal, sauf trois taches de pigment, *probablement le début d'autres mélanômes.* La rétine est accolée au fond de l'œil et recouvre des tumeurs mélanotiques tachetées de blanc. Même dans les parties où la rétine recouvre le plus la tumeur, on ne remarque pas sur des coupes transversales d'union intime de cette membrane avec elle.

Une coupe équatoriale à travers la tumeur montre que celle-ci est partie de la choroïde, des deux côtés normale, puis s'étendant subitement dans la tumeur.

L'examen microscopique très-détaillé me fit voir un *tissu homogène.* Cellules *rondes, ovales, fusiformes, étoilées; les unes colorées, les autres pâles. Tissu interstitiel* homogène, assez rare, et *riche en vaisseaux.* Par conséquent, un *sarcôme mélanotique bien caractérisé.* Les cellules fusiformes forment la masse principale de la tumeur.

La *partie blanche* de la tumeur est composée surtout de *petites cellules rondes* avec une ou plusieurs granulations.

Le point de départ de la tumeur était dans la *couche périphérique* du stroma de la choroïde; elle a gagné peu à peu le corps ciliaire et l'iris; ce que démontre plusieurs préparations.

Le malade ne se remit jamais entièrement. Œdème des extrémités. Six mois après amélioration. Mais, deux mois après, cachexie, et mort neuf mois après l'opération.

Les symptômes permirent d'affirmer l'existence de métastases sur le foie, le poumon et l'estomac. Pas de récidive locale.

Observation XV (7e de la statistique). — Sarcôme de la choroïde avec mélanose et décollement (hémorrhagique) complet de la rétine (1).

M. T..., âgé de 58 ans, s'aperçut, en septembre 1858, qu'un rideau noir, situé obliquement et en dedans, couvrait une partie du champ visuel de son œil droit. Trois mois après, *attaques de douleurs nocturnes* qui devinrent continues. Un mois après, énucléation,

(1) H. Dor Archiv für Ophthal., Bd. VI, Abth. 2, p. 244.

pour prévenir une irritation sympathique de l'autre œil. A la partie inférieure et externe de la choroïde se trouvait une tumeur qui proéminait dans l'intérieur de l'œil; hauteur, 14 millimètres; largeur, 17 millimètres. La rétine, complètement décollée et réduite à une bandelette qui s'élargissait vers la face postérieure du cristallin, circonscrivait une petite cavité infundibuliforme contenant une masse gélatineuse, reste du corps vitré. Le cristallin, opacifié, n'était séparé de la cornée que par l'iris.

*Examen microscopique.* — La tumeur *siége dans la choroïde*, dont la couche épithéliale la recouvre. Coloration mêlée de gris, de brun et de noir. Au microscope, tissu cellulaire composé de *nombreuses cellules fusiformes* (avec un noyau distinct et souvent des prolongements multiples); tissu cellulaire où s'aperçoivent beaucoup de *cellules pigmentaires allongées ou rondes*. Au centre de la tumeur, *dégénérescence graisseuse*. Différentes particularités font supposer que la tumeur fibro-plastique, le *sarcôme, a préexisté* aux éléments mélanotiques. La masse sarcomateuse elle-même est probablement due à une simple hypergénèse (hyperplasie) des éléments du tissu cellulaire de la choroïde. Rien dans la tumeur ne rappelle la structure aréolaire de la dégénérescence cancéreuse. La portion de nerf optique extirpée avec l'œil renferme, comme la tumeur décrite, des masses mélanotiques et sarcomateuses. Il est impossible de distinguer la moindre fibre nerveuse.

Observation XVI (31e de la statistique). — Mélano-sarcôme des corps ciliaires et de la choroïde, perforation de la sclérotique au niveau de la région ciliaire, guérison par l'énucléation (1). Pl. II, fig. 11-13.

Femme de 62 ans, ayant perdu subitement la vue à l'O. G. depuis dix semaines, sans douleurs. Elle pouvait compter les doigts à deux pas. Léger trouble du cristallin; avec l'ophthalmoscope, on voit en bas et du côté externe, une masse occupant un quart du champ ophthalmoscopique. Fond de l'œil méconnaissable dans ses détails. Diagnostic : Décollement rétinien. Trois mois après, *douleurs* depuis quatre semaines, d'abord dans O. G., puis gagnant O. D. Chambre antérieure diminuée, pupille assez dilatée et paresseuse (T = + 2). Cornée transparente, cristallin transparent. Au moyen de la lumière focale, on voit une masse à la partie infé-

(1) Knapp, Die intraocularen Geschwülste, p. 95, 1868.

rieure et externe de la région ciliaire. Diagnostic : Sarcôme mélanotique et décollement consécutif. Énucléation. Guérison dix jours après. Trois ans après, pas de récidive.

Dimensions du globe normales. L'iris et le cristallin sont accolés à la cornée. Le cristallin ne présente rien de particulier. La rétine est décollée en entonnoir. Pas de corps vitré. Tumeur de la grosseur d'une noisette, pédiculée, 9 millimètres de large, 11 millimètres de haut. *Sa coupe est noire à la superficie et pâle au centre.* En face de la tumeur, on remarque trois petites boules situées sur la *sclérotique* (pl. II, fig. 13). Cette membrane, qui les sépare, *paraît normale.*

*Tissu sarcomateux homogène. Cellules fusiformes, rondes*, avec *substance amorphe* et vitreuse intermédiaire. *Vaisseaux nombreux.* La tumeur avait son siége dans les *couches externes de la choroïde.* Elle englobe tout le corps et les procès ciliaires. Au niveau des petites masses externes, on rencontre des cellules pigmentées dans l'épaisseur de la sclérotique. On voit, par le faible développement des éléments sarcomateux dans la sclérotique, que cette membrane est peu favorable aux néoplasies de ce genre. Il est souvent difficile dans le cas de tumeur extérieure de montrer la voie de transmission. Les petites tumeurs ont la même constitution que la tumeur primaire.

### OBSERVATION XVII (13e de la statistique).

Un homme robuste (1), dans la cinquantaine, a remarqué que la vue de l'œil droit *s'obscurcit périodiquement. Douleurs ciliaires assez intenses, augmentation de tension, rétrécissement du champ visuel en dehors et en bas*, avec une *presbytie progressive.* A l'ophthalmoscope, on constate une légère excavation du bord de la papille. Diagnostic : *Glaucome. Iridectomie.* Les douleurs ciliaires cessent peu après l'opération; mais il survient un rétrécissement notable du champ visuel. L'ophthalmoscope permet alors de constater un décollement qu'on rapporte à l'existence d'une tumeur. La rapidité avec laquelle celle-ci s'accroît engage à pratiquer l'énucléation de l'œil, et la dissection démontre un *sarcôme en partie pigmenté*, qui avait pris son point de départ dans la choroïde.

(1) Jacobi, Klinische Monatsblätter, 1863.

Observation XVIII (29e de la statistique). — Sarcôme mélanotique avec perforation de la sclérotique. Récidives après l'extirpation. Mort par des métastases dans les organes internes. Autopsie (1).

N..., âgé de 44 ans, se présente, pour la première fois, le 30 juillet 1865. Vue de l'œil gauche perdue depuis sept ans. Depuis quelques années, douleurs dans cet œil amaurotique. T = + 2. Injection de la conjonctive. Pupille voilée, iris fauve. Diagnostic : *Irido-choroïdite glaucomateuse*. Iridectomie. En mars 1867, *exophthalmie*. *Œil mou* au toucher, immobile. En dedans et en haut, tumeur qui paraît remplir l'orbite. Diagnostic : Sarcôme de la choroïde.

Probablement l'iridectomie a hâté le développement de la tumeur et occasionné la perforation de la sclérotique.

La couleur de la tumeur lui fait supposer un caractère mélanotique. Guérison rapide. Sortie de l'hôpital neuf jours après.

Sur une section antéro-postérieure faite immédiatement, on voit la sclérotique perforée en arrière, et l'intérieur du globe rempli par une *masse uniformément noire*, granuleuse et molle, communiquant avec une *tumeur extrabulbaire de la grosseur d'un œuf*. (Voir pl. II, fig. 14.) Celle-ci avait le même aspect. La masse intra-oculaire était composée de *tissu sarcomateux mélanotique*. Cellules de 6 à 10 μ. Cellules fusiformes de 5 à 9 μ. Pas de tissu gliomateux. En résumé, *mélano-sarcôme médullaire*, avec prédominance de cellules rondes. *Trois mois après, récidive locale* qui remplit tout l'orbite. Extirpation. Guérison rapide. Deux mois après, amaigrissement, fièvre, *hypertrophie du foie*, douleurs épigastriques, ascite, œdème des jambes, dyspnée.

Mort le 7 janvier 1867. Dans les poumons, nombreuses tumeurs cancéreuses. Foie trois fois plus gros qu'à l'état normal. Surface bosselée. La plus grosse de ces tumeurs avait le volume d'une tête d'enfant. Orbite perforé en arrière. La masse avait détruit en grande partie le chiasma des nerfs optiques.

Le tissu du foie était sclérosé et dissocié par les masses sarcomateuses infiltrées.

(1) Knapp, Die intraocularen Geschwülste, p. 118.

Observation XIX (59e de la statistique).

Au moment où Louise K... (1), âgée de 33 ans, se présente, en juin 1870, on constate une tumeur extra-oculaire saillante entre les paupières, non ulcérée, dont la première apparition remontait à deux ans. Vue perdue de cet œil depuis quatre ans. Énucléation, pendant laquelle le bistouri laisse dans l'orbite une partie de la tumeur extérieure au globe de l'œil. Structure : mélano-sarcôme à petites cellules.

Observation XX (12e de la statistique).

Un fermier se heurte le côté gauche de la face. Quelque temps après, le champ visuel d'O. G. s'obscurcit. *Douleurs sourdes.* Dans le corps vitré, masse volumineuse et foncée. Énucléation. *Sarcôme mélanotique,* de la grosseur d'une noisette, *issu des parties latérales de la choroïde.* Quelques *stries pigmentaires* le long des vaisseaux de la sclérotique. Dans le corps vitré, beaucoup de cellules fusiformes et étoilées (2).

Observation XXI (9e de la statistique).

Homme d'un âge mûr (3), S = O. Douleurs vives. *Aspect glaucomateux.* T augmentée. Examen ophthalmoscopique impossible. *Iridectomie. Amélioration.* L'humeur aqueuse s'éclaircit suffisamment pour laisser constater *un décollement de la rétine.* Or, un décollement simple de la rétine, *sans autre complication, ne peut expliquer l'attaque glaucomateuse.* Les *douleurs reparaissent* peu de jours après. — T *augmente de nouveau.* Enucléation. Tumeur partant de la choroïde. Mélano-sarcôme ressemblant à l'obs. XIV, ci-dessus.

Observation XXII (36e de la statistique) (4).

B.., âgé de 15 ans, pâle et lymphatique, offre à l'O. D. un staphylôme de la sclérotique, S = O. Reflet grisâtre dans le fond de l'œil. Début, 4 mai. Photophobie et asthénopie accommodative. Dou-

(1) B. Socin, Archives de Virchow, t. LII, 1871, p. 555.
(2) Klebs, Virchow's archiv für pathol. Anat., B. XXV. Berlin, 1862.
(3) A. Graefe, Archiv für Ophth. 1860, Bd. VII, Abth. 2, p. 41.
(4) Demarquay et Caudelli, Ann. d'oculist., t. LX, p. 126-186.

leur vive à laquelle succède la perte subite de la vue. Énucléation. Tout l'espace occupé par le corps vitré est rempli par une *masse d'un gris jaunâtre, dont le siége d'évolution est la choroïde* divisée en deux loges, d'où s'écoule un *liquide citrin*. Cellules fusiformes. Stroma d'apparence fibreuse. Nombreux granules de pigment à la périphérie. Le malade quitte l'hôpital sous le coup d'une affection générale d'une gravité très-sérieuse.

Observation XXIII (21e de la statistique).

Un monsieur âgé de 50 ans, d'une constitution athlétique et d'une excellente santé, vint consulter Bowman pour son œil droit ; 16 août 1857. Veines épisclérales remarquablement dilatées. Pupille large, légère perception quantitative de la lumière. L'examen ophthalmoscopique fit découvrir une *tumeur vasculaire dans la partie inférieure et externe* du fond de l'œil. L'organe fut excisé. En quelques jours, l'opéré fut guéri et retourna chez lui. Il mourut trois ans après, en juillet 1860; tubercules dans le foie regardés comme cancéreux.

En regard des veines épisclérales variqueuses se trouvait *une tumeur mélanique* reconnue à l'ophthalmoscope.

Sa base s'étendait du foramen opticum à la région ciliaire. Rétine indépendante de la tumeur, simplement refoulée par elle. *La tumeur était strictement bornée à la choroïde.*

*Grandes cellules circulaires* chargées de *pigment* brun abondant. *Minces cellules ovales et fusiformes*. Noyaux libres et granulés.

Les observations qui viennent d'être citées suffiront amplement à établir la fréquence relative des mélano-sarcômes avec les sarcômes non pigmentés de la choroïde. Nous possédons encore d'autres faits analogues, dont plusieurs offrent un réel intérêt; mais ils trouveront mieux leur place ailleurs, dans la description des autres variétés de sarcômes ou lorsqu'il sera question, soit des symptômes, soit du diagnostic des tumeurs de la choroïde.

4° *Sarcôme ossifiant* (sarcôme ostéoïde de la choroïde). Dans cette variété, on rencontre toujours les éléments fondamen-

(1) J.-W. Hulke, Opthalmic hosp. rep., t. IV, p. 81. 1866.

taux du sarcôme, déjà décrits, et, en outre, une *substance ossiforme*, vraiment osseuse, même suivant quelques histologistes, avec présence des canalicules de Havers et disposition concentrique des ostéoplastes. Cette tendance du tissu sarcomateux à produire de l'os n'a rien d'extraordinaire quand il se développe primitivement dans un milieu osseux (ostéosarcôme des chirurgiens, ou spina ventosa de Winddorn); mais s'il se développe au milieu de l'œil, ne doit-il pas piquer notre curiosité? La science possède un assez grand nombre de faits, bien établis, de concrétions ossiformes ou osseuses ayant pris naissance, soit dans des yeux atrophiés après une cause quelconque (traumatisme violent, rupture du corps ciliaire ou inflammation intense des enveloppes de l'œil), soit au milieu d'une tumeur sarcomateuse de la choroïde.

Ainsi, il y a trente-sept ans (1), J. Sichel faisait paraître une série de recherches cliniques et anatomiques sur l'atrophie de l'œil et sur les ossifications qu'on y rencontre ensuite. Plusieurs autres travaux ont été publiés depuis sur la même question, mais il serait vraiment inutile d'en établir une critique, attendu que l'opinion n'était pas encore assez bien assise sur le siége précis de ces ossifications, les uns leur attribuant une origine purement rétinienne, les autres les plaçant dans la choroïde, quelques-uns enfin, prenant un moyen terme et étant d'avis qu'ils peuvent siéger, tantôt dans la choroïde, tantôt dans la rétine. Ces avis contradictoires offrent aujourd'hui moins d'intérêt, attendu qu'il est parfaitement avéré que les productions osseuses intra-oculaires prennent leur point de départ dans la choroïde et non dans la rétine (Pagenstecher et Hosch de Bâle).

Dans l'iconographie ophthalmologique (2), l'auteur que nous venons de citer parle de nouveau de ces ossifications, et s'op-

(1) Annales d'oculistique, 1846, t, XVI, p. 178.
(2) Icono, Ophthal., section 13° § 581 à 588, p. 436.

posant à l'opinion de Stellwag de Carion et des autres auteurs qui admettent que ces tissus osseux proviennent de la choroïde malade, il fixe leur siége dans la membrane de Jacob. Cette erreur était justifiée par l'insuffisance ou l'absence de recherches microscopiques.

Panizza, Mackenzie, Follin, ont cité des observations d'ossification de la choroïde, et les expliquaient en disant qu'il se forme d'abord, au fond de l'œil, un exsudat, lequel s'organise en tissu fibreux puis en tissu osseux. Les Bulletins de la Société anatomique possèdent également des cas de ce genre. Ainsi, en 1862 (1), le Dr Després présenta à ses collègues *une ossification vraie, située entre la choroïde et la rétine.* Cette pièce avait été recueillie sur un homme de 49 ans, dont l'œil était perdu depuis longtemps par une cause qui n'est pas indiquée. La *choroïde était épaissie,* adhérente par sa face profonde à une pièce d'*apparence osseuse.* La couche celluleuse, à cellules polygonales, avait disparu et était remplacée par une couche de *tissu fibreux* de nouvelle formation, au milieu duquel avait pris naissance un véritable tissu osseux *avec ostéoplastes* et *canalicules* osseux. La *conservation de la rétine* en avant de la production osseuse semble indiquer que l'exsudat est fourni aux dépens de la *choroïde altérée.* Nous pouvons ajouter que, d'après les faits qui ont été cités plus tard, il est plus que probable que l'on avait affaire ici à une production sarcomateuse née dans un œil atrophié, ce qui est assez fréquent, et qui, par la suite, s'était ossifiée. Cruveilhier, du reste, avait déjà fait connaître de ces ossifications de la choroïde, et, suivant lui, celles-ci ne se développaient que dans la membrane vasculaire et jamais dans la rétine.

En 1860 (2) et en 1865 (3), l'examen de deux autres pièces

(1) Bull. Soc. anat., 2e série, t. VII, p. 389.
(2) Dieu (Bull. Soc. anat., 2e série, t. X, p. 172).
(3) Malassez (Bull. Soc. anat., 2e série, t. XIV, p. 39).

analogues, fait par MM. Ranvier et Malassez, venait confirmer l'opinion que les ossifications siégent presque toujours dans la choroïde.

Il est important de les distinguer avec soin des parties simplement incrustées de sels calcaires (1). Celles-ci ne peuvent pas être différenciées à l'œil nu. Mais au microscope on reconnaît, en les isolant, que la substance fondamentale est incrustée de sels calcaires, qu'elle est grenue et opaque, et présente, rapprochées les unes des autres, de petites cavités ovoïdes ou rondes sans prolongements. Ces petites cavités servent de loges aux cellules du sarcôme. Il n'y a rien là qui puisse simuler les corpuscules osseux ni leurs canaux anastomotiques. Ce que ces auteurs disent des sarcômes ossifiants, en général, peut s'appliquer à ceux de l'œil en particulier. Nous citerons comme type de sarcôme ossifiant de la choroïde les observations suivantes, intéressantes à ce double titre de sarcôme et d'ossification de la choroïde.

Observation XXIV (45e de la statistique). — Œil phthisique, avec sarcôme de la choroïde en partie mou, en partie ossifié (2).

On ne possède que peu de détails sur la marche du début de cette affection. Le malade, ouvrier âgé 45 ans, se présenta après que son *œil gauche* fut devenu *phthisique*, et parce qu'il était tourmenté par des *douleurs intolérables*. Aucun diagnostic n'était possible par l'ophthalmoscope, *le fait seul de la douleur existant dans l'œil atrophié permettait de supposer une tumeur intra-oculaire*. On fit l'extirpation. L'œil a la forme du cerveau. Son diamètre antéro-postérieur est de 17 millimètres, les diamètres vertical et horizontal ont dans la moitié antérieure 19 millimètres, et dans la partie postérieure 15 millimètres. La cornée est aplatie. La sclérotique présente à sa face interne, surtout à sa jonction avec la cornée, des dépressions se dirigeant dans le sens des méridiens et qui font saillie à la face

(1) Cornil et Ranvier, l. c., Hist. path., p. 131.

(2) H. Berthold, Klinische Monatsblatter für augenheilkunde, B. VIII, p. 19. 1870.

interne. Sur une coupe horizontale, la cornée et la sclérotique semblent épaissies. La *cavité oculaire postérieure est remplie par une tumeur*, dont le diamètre antéro-postérieur est de 17 millimètres, tandis que la face antérieure de cette tumeur est séparée de la face postérieure de la cornée de 5 millimètres. La couleur de la tumeur est dans beaucoup d'endroits celle de la choroïde, dans d'autres elle tire davantage sur le blanc. Au milieu de celle-ci on remarque deux lacunes. Une plus petite à gauche, une autre de la grosseur d'un pois à droite. Cavités qui sont remplies par une masse gluante et blanchâtre; sur les bords on remarque, çà et là, des *stries bleuâtres qui présentent la dureté de l'os*. La choroïde est partout visible, sauf à un endroit situé à droite de l'équateur. On ne trouve pas, à ce niveau, *de limite bien distincte entre la tumeur et la choroïde*, et cette dernière envoie à gauche dans la sclérotique, au niveau de l'équateur, un prolongement de 2 millimètres de long sur 1 millimètre de large. En général, la choroïde est d'une épaisseur normale, mais d'une couleur plus claire qu'à l'état sain; on peut poursuivre la rétine depuis le nerf optique sur une longueur de 3 millimètres, sous la forme d'une ligne qui traverse la tumeur; mais, à partir de là, elle n'est plus reconnaissable. Elle apparaît de nouveau à la face antérieure de la tumeur, à laquelle elle adhère intimement. A gauche elle se confond avec les procès ciliaires...

*Examen microscopique*. La tumeur contient partout des *matières calcaires* et offre une structure confuse, méconnaissable en certains points. Il n'y a qu'à la périphérie qu'elle est bien conservée, et elle présente là *un beau sarcôme à cellules fusiformes*. Le type pur de ce sarcôme n'est modifié qu'à quelques endroits par la présence de *cellules de pigment de formes diverses* et de *cellules de différentes grandeurs*. Ces dernières se présentent comme cellules mères avec 2 ou 4 cellules filles. Les traces bleuâtres notées à l'œil nu montrent que ce sont de vrais tractus osseux. Les *corpuscules osseux ont la forme caractéristique*, et présentent de nombreuses ramifications qui s'anastamosent entre elles. Le système des lamelles est déjà indiqué. Ces dépôts osseux sont bien plus nombreux qu'on le croyait à l'œil nu, et sont surtout situés à la partie périphérique. Leur limite externe est marquée par plusieurs couches de cellules fusiformes, tandis que, plus profondément, les cellules rondes prédominent. Ici on rencontre également les cellules mères déjà signalées. Les cellules filles sont souvent très-grosses et prennent quelquefois une forme angulaire. *Là où se trouvent réunis des points osseux, on trouve une vascularisation riche du tissu interstitiel.* Au centre, la tumeur présente des points durs; et en traitant par l'acide chlorhydrique, on y découvre quelques cellules atrophiées et un assez grand nombre de noyaux. On y trouve aussi des cavités qui étaient probablement remplies par des masses molles. Celles-ci sont tombées pendant la préparation. Le contenu des cavités visibles à l'œil nu est opaque et ne laisse, après avoir été traité par un sel acide, que des noyaux seuls reconnaissables.

La choroïde a perdu plus ou moins son pigment. *Elle est traversée par des éléments sarcomateux et par des cellules fusiformes et rondes.* La lame élastique est conservée en grande partie. Elle manque seulement dans la région équatoriale droite, là où la choroïde elle-même est mangée par les éléments de la tumeur. L'épithélium pigmenté existe en grande partie, mais groupé par masses irrégulières.

La *rétine* est dégénérée en un tissu réticulé dans les mailles duquel on rencontre de rares cellules rondes et des noyaux ainsi que des granulations calcaires. Le *corps vitré* montre un tissu à fibres fines renfermant des cellules de forme et de taille variées : les unes longues, munies de prolongements, les autres fusiformes, celles-ci rondes, celles-là étoilées. En outre, on voit dans les parties qui avoisinent la rétine des vaisseaux autour desquels les dépôts calcaires, dont tout le corps vitré est atteint, sont plus considérables.

La *sclérotique* montre en certains endroits, entre ses fibres, des *cellules* qui sont situées sur le passage des vaisseaux. Elles sont *rondes* et *fusiformes*. Les premières se rencontrent surtout dans les couches le plus rapprochées de la face interne. Elles sont très-nombreuses à la région équatoriale. Les cellules fusiformes se trouvent surtout dans les couches moyennes de la sclérotique. Ces cellules ont un protoplasma tendre, laissant visiblement voir un noyau et ont très-peu de substance intermédiaire, de sorte qu'il faut les envisager *comme les plus jeunes des éléments sarcomateux.*

J'insiste surtout sur ce fait que dans ce cas il y a eu *une greffe du sarcôme choroïdien sur la sclérotique.*

On trouve, quand on parcourt les ouvrages qui traitent de la formation osseuse dans l'œil, plusieurs cas semblables au nôtre. On considérait la masse épaisse, située entre la choroïde et la rétine décollée, comme un exsudat organisé. Mais *les cellules que l'on rencontre dans ce dernier cas* concordent aussi bien, par leur description et par leur façon de se grouper que par leur forme, *avec celles que l'on trouve généralement dans les sarcômes de la choroïde*, de sorte que je suis obligé de supposer que ces masses épaisses d'exsudats étaient des sarcômes de la choroïde (Berthold).

Observation XXV (71e de la statistique). — Mélano-sarcôme de la choroïde, en partie mou, en partie ossifié (1).

Dans un œil enlevé *pour une tumeur maligne*, nous avons rencontré la disposition suivante, sur une coupe verticale. La sclérotique est rétractée sur elle-même, et forme des plis profonds qui diminuent de beaucoup le volume de l'œil. Un tissu fongueux est accolé à la sclérotique et remplit la cavité oculaire, épais de plusieurs millimètres. Il forme une loge remplie d'un liquide beaucoup plus fluide que le corps vitré à l'état normal. Au milieu de cette cavité, la rétine forme une tige mince, adhérente d'une part à la papille et de l'autre à l'hémisphère antérieur.

*Examen micrographique*. La *sclérotique* ne présente *rien d'anormal*. Passant rapidement sur la description de la cornée, de l'iris et du cristallin, nous dirons seulement qu'au milieu des désordres profonds de leur structure, on trouve la membrane de Bowmann et celle de Descemet repliées sur elles-mêmes. La masse de la lentille a disparu ; les deux cristalloïdes sont conservées.

Le nerf optique est profondément altéré, et on peut à peine reconnaître, au milieu de la dégénérescence granulo-graisseuse générale, quelques minces cylindre-axes très-rares et ne dépassant pas la masse criblée. L'*épaisseur du tissu sarcomateux* formé dans la choroïde est considérable. Sa limite d'avec la sclérotique est rendue très-visible par une zone pigmentée qui sépare les deux membranes. En dedans et dans les deux tiers postérieurs, *le sarcôme est limité par la membrane anhyste de la choroïde* privée de son épithélium

(1) Nous devons cette observation à l'obligeance de M. le Dr Poncet, prof. agrégé du Val-de-Grâce.

polygonal. La *lame vasculaire* riche en vaisseaux, *est bourrée de cellules sarcomateuses*, sans qu'en ces points la tumeur prenne le caractère fibreux.

Le sarcôme recouvre toute la face interne de la sclérotique ; mais la tige nerveuse, vestige de la rétine, est aussi enveloppée par la tumeur mélanique qui l'étreint depuis la papille jusqu'aux procès ciliaires. Vers la papille le pédicule nerveux est englobé dans une *formation osseuse*, où l'on distingue des *corpuscules médullocèles* et des *canalicules de Havers*. Les corpuscules osseux se rencontrent encore près de la zone ciliaire dans les mêmes conditions.

*Un examen attentif montre que cette production osseuse est située exclusivement dans le sarcôme pigmentaire.* Le picrc-carminate d'ammoniaque que nous employons pour colorer la préparation, donne une *teinte différente au tissu du sarcôme et à celui du tissu nerveux*. En certains points, la séparation est rendue beaucoup plus évidente encore par la présence d'une série de petites vésicules colloïdes, disposées en ligne régulière derrière les traces des bâtonnets.

La rétine a perdu presque totalement sa structure normale. Elle est réduite à une masse connective composée de fibres longues, anastomosées entre elles, formant des mailles allongées, disposées en replis au milieu du sarcôme. Nous avons retrouvé, néanmoins, en quelques endroits, des cellules ganglionnaires, éléments très-réfractaires à la compression, et qui se conservent pendant très-longtemps au milieu des altérations voisines. Nous avons pu reconnaître sur certaines pièces la membrane limitante interne, repliée au centre et formant de fines sinuosités transparentes. Au centre de ces replis de la rétine altérée existe un tissu connectif tout différent, durci et dense, coloré en rouge par le carmin. Entre les bandes fines rouges du tissu nerveux, on voit le corps vitré transformé allant se continuer derrière la cristalloïde avec le sarcôme de la choroïde.

Près des procès ciliaires le sarcôme opère sa jonction en venant des parties latérales de la sclérotique. Il envahit l'iris et même la conjonctive bulbaire. *Nulle part*, ce qui fut *la rétine* n'a subi cette dégénérescence maligne et *ne présente* les *cellules à noyau incolores ou pigmentées caractéristiques du sarcôme*.

Cette observation nous montre : 1° un sarcôme mélané de la

choroïde allant du nerf optique aux procès ciliaires; 2° une *ossification très-nette d'une partie du sarcôme de la choroïde;* 3° la rétine, repliée en parapluic, entourée de toute part par le sarcôme, et entourant elle-même le corps vitré devenu fibro-sarcomateux. (Voir le dessin, pl. II, fig. 18.)

Observation XXVI (26e de la statistique). — Mélano-sarcôme, en partie ossifié, de la choroïde (1).

Il s'agit, en résumé, d'une *mélanose cancéreuse, qui* après avoir pris naissance à l'intérieur du globe, *s'est fait jour au dehors*, puis a embrassé dans une grande étendue et comprimé violemment cet organe. Par suite, un liquide épanché entre la choroïde et la rétine, après avoir complètement décollé celle-ci, l'a refoulée de la circonférence vers le centre et d'arrière en avant *sous forme de cône.* En outre, le *corps vitré* et une partie de *la choroïde étaient ossifiés*, ce qui a souvent lieu dans l'atrophie du globe; seulement le volume de l'ossification était ici plus réduit que d'ordinaire.

L'examen microscopique montre : 1° la section du nerf optique saine, sauf la présence de *nombreux agrégats de pigment*; 2° abondance de *cellules rondes* pourvues d'un ou de plusieurs noyaux. D'autres cellules oblongues à extrémité fusiforme se trouvent réunies par *faisceaux*. Un grand nombre de cellules sont envahies par un pigment très-fin. Bien que nous n'ayons pu nous procurer de renseignements sur cette malade, il est plus que probable qu'elle a dû succomber, peu de temps après, à la généralisation du méano-sarcôme déjà arrivé à la troisième période.

5° *Du myo-sarcôme.* — Le myo-sarcôme, c'est-à dire le sarcôme présentant, au milieu de sa structure fondamentale, celle du myôme, a été signalé pour la première fois, dans l'œil, par de Wecker et Ivanoff (2). L'observation qu'on va lire

(1) J. et A. Sichel, Gazette médicale, 1867, n° 27, 6 juillet, p, 416, et Schmidt Jahrbücher, B. CXXXV, p. 204. 1867.

(2) De Wecker, Maladies des yeux, 1867, t. I, p. 545; Klinische Monatsblätter, B. V, p. 292, 1867; et Ivanoff, Congrès ophthalmologique de Paris, 1867.

ne rentre pas, à la rigueur, dans le cadre que nous nous sommes tracé, car elle se rapporte à un sarcôme du corps ciliaire et non de la choroïde ; mais, comme les parties les plus antérieures de celles-ci participaient également à la dégénérescence, on nous permettra, vu l'intérêt du cas, de le rapporter ici.

Dans cette variété de sarcôme, on trouve, indépendamment de nombreuses cellules rondes, étoilées ou fusiformes, que la masse générale est constituée par des cellules allongées et rangées en faisceaux, présentant un nucléole en forme de bâtonnet, et offrant exactement la structure des fibres musculaires du muscle ciliaire. Cependant, ce genre de tumeur n'ayant été observé qu'une seule fois, on ne peut se baser sur sa description pour faire un exposé complet de l'anatomie pathologique de leur structure. On peut dire, néanmoins, que l'hypertrophie et l'hyperplasie des fibres du corps ciliaire paraissent bien établies et l'on doit, pour cette raison, appeler sur ce point l'attention des histologistes, d'autant plus que les sarcômes du corps ciliaire ne sont pas absolument rares. Dans nos recherches, nous en avons rencontré plusieurs, mais non suivis d'examen micrographique. Il est donc permis de supposer, qu'un sarcôme du corps ciliaire étant donné, si on l'examine avec soin, on pourra y trouver un pendant au cas décrit par MM. de Wecker et Ivanoff.

Observation XXVII (28e de la statistique).

M. Chasserez, âgé de 41 ans, se présente le 22 avril 1865 à notre clinique (voir pl. III, fig. 5).

*Œil gauche dur au toucher; derrière l'iris tumeur* qui refoule la moitié interne de cette membrane vers la cornée. A l'image droite bosselures lisses et brunâtres. *Début six mois*. Les accès glaucomateux devinrent de plus en plus fréquents, et la tumeur augmenta peu à peu; on la considéra comme un sarcôme du corps ciliaire.

12 juin 1865, énucléation. Guérison cinq jours après. *Deux ans après, santé excellente.*

Une tumeur de la grosseur d'une noisette adhère à toute la section transversale du muscle ciliaire. Coloration rose et pigmentation faible à sa périphérie. La portion de l'iris qui avoisine la tumeur est un peu épaissie par la présence de tissu cellulaire dans le stroma iridien. Les cellules sont les unes rondes, les autres fusiformes et étoilées. La moitié postérieure de la choroïde est saine.

La *tumeur est formée essentiellement de fibres musculaires lisses.* Toute la portion externe qui regarde vers la sclérotique (épaisse de 4 à 5 millim.) est composée de *cellules fusiformes* avec des noyaux très-distincts en forme de bâtonnets. La partie moyenne des fibres musculaires affecte une direction longitudinale. Ce n'est que dans la partie antérieure de la tumeur qu'on trouve quelques faisceaux circulaires. Entre les fibres musculaires bien développées, on rencontre *des cellules de tissu cellulaire* de plus en plus nombreuses ; à mesure qu'on se rapproche des parties qui avoisinent le cristallin et le corps vitré, des cellules de tissu cellulaire fusiformes et étoilées prédominent. Ces sortes de cellules constituent presque la totalité de cette partie interne de la tumeur. De ce qui précède nous concluons que la *néoplasie est un myôme ou mieux* encore, *un myo-sarcôme.* Ce diagnostic est encore confirmé par ce fait que plus de deux ans après l'opération, aucune récidive n'est survenue.

6° *Sarcôme téléangiectasique.* — Le nom de téléangiectasie (de τῆλε, loin, αγγεῖον, vaisseau, et ἔκτασις, dilatation ; angl. et esp. telangiectasis) a été donné par quelques auteurs au fongus hématode. Il a été appliqué par Knapp, Leber, Socin et par quelques autres auteurs, au sarcôme de la choroïde présentant une vascularisation exagérée et tout à fait particulière de leur tissu, rappelant celle des tumeurs décrites sous le nom de tumeurs variqueuses érectiles, fongueuses, sanguines ou anévrysmes par anastomose, des autres régions de l'économie. Cette variété dans la structure des tumeurs intra-oculaires appartient aux espèces molles et richement pourvues de vaisseaux, et en particulier aux sarcômes blancs ou médullaires et aux sarcômes carcinomateux ou encéphaloïdes. On aurait tort de la confondre complètement avec le fongus hématode de l'œil des anciens ophthalmologistes, nom par lequel on désignait toute tumeur oculaire, le plus souvent maligne, qui donnait lieu à des hémorrhagies fréquentes, et dont le tissu paraissait, à l'œil nu, rempli de vaisseaux dilatés, mais qui servait également à désigner les tumeurs sanguines orbitaires (anévrysmales, variqueuses, érectiles) qui sont tout à fait différentes de celles que nous étudions en ce moment.

Le sarcôme téléangiectasique ou caverneux, dont on peut voir un dessin très-explicite (pl. III, fig. 2), lequel vaut à lui seul une description, est nettement caractérisé par la présence de nombreux vaisseaux capillaires présentant, sur leur trajet, des dilatations ampullaires ou moniliformes, des *diverticula* qui se remplissent de sang et peuvent faire supposer de nombreux extravasats; mais en examinant de plus près ces vaisseaux, on constate que leurs parois ne sont pas rompues, mais seulement distendues par les cellules sarcomateuses qui les remplissent, autant que par l'effort de l'ondée sanguine, et aussi grâce au défaut de résistance du tissu médullaire de la tumeur sarcomateuse. Cette intégrité des parois vasculaires est loin, cependant, d'être générale, et l'on comprend aisément que la distension de ces vaisseaux fragiles et déliés a une limite, et que dès que celle-ci est franchie, le sang se répand au milieu du stroma de la tumeur, ce qui donne lieu à de petits îlots jaunes rougeâtres, à contours moins réguliers que les parties dilatées des vaisseaux, et sans parois distinctes.

OBSERVATION XXVIII (42e de la statistique). — Sarcôme caverneux de la tunique vasculaire (1).

Un homme d'âge moyen avait perdu la vue d'un œil depuis quatre ans, insensiblement et sans douleurs. Trois ans et demi après

(1) Th. Leber, Archiv für Ophthal., 1868, B. XIV, p. 221, et annales d'oculis., t. LXI, p. 86, 1869.

ce début, *état glaucomateux;* iridectomie. Etat actuel : *Œil dur* et injecté. Trouble du cristallin. Les douleurs qui continuent font soupçonner l'existence d'une tumeur intra-oculaire et l'énucléation est pratiquée. L'œil contenait une *tumeur de structure caverneuse* et prenant son origine *dans la tunique vasculaire*. La rétine était totalement décollée et séparée de la choroïde par un liquide séreux, un peu poisseux. La papille était excavée. *La tumeur*, d'un diamètre de 12 millimètres, *de couleur rougeâtre, consistait en cavités contenant encore en partie du sang fluide*. Le tissu intermédiaire était composé de *cellules fusiformes*, la plupart à un noyau et munies de plusieurs prolongements. Des espaces caverneux ne paraissaient pas avoir de parois propres distinctes (voir pl. III, fig. 2).

Les parties le plus voisines sont également *remplies de pigment* et on y rencontre de petites masses rondes, irrégulières, aussi richement pourvues de pigment très-analogue à celui de la choroïde. Cependant *la masse principale de la tumeur est sans pigment*. La section passant par sa base indique clairement qu'elle a son origine dans la choroïde. *Les vaisseaux* de cette dernière *sont élargis*. Entre ces vaisseaux et les cellules pigmentées du stroma, on trouve des cellules fusiformes. Les vaisseaux se dilatent encore davantage en quelques endroits et leurs parois sont distendues par le nombre des *cellules fusiformes* qui augmentent jusqu'à ce que le tissu prenne la forme caverneuse dont on a parlé plus haut.

Les cellules pigmentées du stroma au niveau de la tumeur ne paraissent pas en voie de prolifération. Au contraire, la plupart renferment beaucoup de gouttelettes graisseuses. On trouve aussi dans la choroïde un certain nombre de cellules de pigment rondes et multipolaires comme au niveau des vaisseaux de la tumeur. Ces cellules se distinguent par leur forme des cellules pigmentées du stroma.

La surface intérieure de la choroïde est, en de certains endroits, couverte d'un épithélium pigmenté très-noir et tout à fait normal.

Observation XXIX (41 de la statistique). — Sarcôme blanc et vasculaire (téléangiectasique) de la choroïde (1).

J. V..., 30 ans, se présente le 2 janvier 1867 se plaignant de

(1) Knapp, Die intraocularen geschwülste, 1868, p. 134.

voir beaucoup moins bien de l'*œil droit* depuis *cinq à six semaines*, $S = \frac{1}{100}$ (compte les doigts à 2 pieds) ; champ visuel diminué en haut et en dehors; flocons noirâtres dans le corps vitré. Au fond de l'œil, surface jaunâtre de la largeur de 4 diamètres de la papille, traversée par *des stries rougeâtres* et recouvertes par 6 à 8 taches allongées, formée par des *extravasats*. Les contours se perdaient insensiblement, de sorte que l'on était indécis entre un exsudat plastique de la rétine et entre une tumeur sous-rétinienne. Le trouble du corps vitré faisait supposer des inflammations ou des hémorrhagies dans cette partie.

Le champ visuel diminua *de plus en plus en haut et en dehors*.

La forme *bosselée*, la délimitation exacte de la tumeur que l'on remarqua ensuite, l'aspect *jaunâtre* des vaisseaux et les *hémorrhagies*, la croissance continuelle firent supposer une tumeur.

Enucléation le 5 juin 1867. Guérison complète le 25 juin.

Examen anatomique de l'œil. La tumeur est située dans la moitié interne et a une forme hémisphérique ; elle est recouverte par une membrane fine et transparente, au-dessous de laquelle on voit de *nombreux vaisseaux étoilés* avec des bifurcations nombreuses. A la coupe *la tumeur est blanche, molle, assez riche en sang*. Elle contient des *cellules rondes* en grand nombre, des *cellules fusiformes* à gros noyaux avec des granulations brillantes (voir pl. III, fig. 6).

La tumeur a la forme d'un bouton, elle repose sur la sclérotique par un pédicule court et mince séparé de cette membrane par une couche pigmentée.

Le néoplasme est accolé à la face interne de la couche de Haller, et est limité *en dehors* par le tissu supra-choroïdien et par la scléro-tique ; *en dedans* par la couche chorio-capillaire, par la membrane vitrée et par la couche pigmentée au-dessus desquelles s'étendait la rétine bien conservée.

La rétine formait un pont par-dessus ; mais ses couches normales disparaissaient au niveau de la tumeur et étaient réduites à une couche externe granuleuse et à une autre interne fibreuse. Au milieu du néoplasme on trouve des vaisseaux nombreux et considérables.

Une particularité remarquable était fournie par *les vaisseaux des parties voisines*, ceux-ci *étaient considérablement dilatés* du côté du nerf optique. Ils avaient comprimé le stroma et formé des extravasats nombreux.

La structure intime de la tumeur montra que c'était un *sarcôme téléangiectasique remarquable*, composé de cylindres tubuleux artériels et veineux avec un réseau capillaire intercellulaire.

En 1868, aucune récidive ; mais le malade, déjà chétif, au moment de l'opération meurt d'épuisement. La nature de la tumeur ne permet pas de compter ce cas au nombre des guérisons radicales parce qu'il ne s'est écoulé que sept mois entre l'extirpation et la mort.

Observation XXX (60e de la statistique). — Sarcôme caverneux de la choroïde.

P. M., 28 ans, ouvrière, a remarqué, en 1869, devant son œil droit, un nuage qui a augmenté beaucoup dans les derniers temps. A travers la pupille dilatée on nota quelque chose qui s'avançait dans l'intérieur du globe jusqu'au cristallin. Cette tumeur était recouverte par la rétine. Plus tard, celle-ci se décolla dans toute la moitié inférieure de l'œil. La partie profonde était voilée, les veines dilatées et les artères tortueuses, les contours papillaires effacés. — $S = \frac{4}{200}$ T = jamais augmentée.

Enucléation le 3 février ; le 3 mars, la malade sort guérie ; six mois après, santé bonne.

*Tumeur assez dure*, légèrement pigmentée, et présentant un certain nombre de *petites cavités qui sont les vides laissés par les vaisseaux* ou dus à la résorption.

Elle sort immédiatement du stroma de la choroïde de façon que celui-ci se fond rapidement dans la tumeur; d'ailleurs, au point de jonction, le tissu supra-choroïdien est bien conservé et l'on voit des cellules du stroma changées, il est vrai, mais encore reconnaissables. Là où la choroïde touche à la tumeur on ne voit que la lumière de vaisseaux assez rares, de sorte que *la choroïde a l'aspect d'un tissu caverneux*. La couche supérieure ou pigmentée de la choroïde recouvre la tumeur. De l'autre côté on trouve du tissu conjonctif, avec un grand nombre de cellules rondes, intimement uni à la rétine. La structure du néoplasme est, *sauf les vacuoles* et les

(1) B. Socin, Archives de Virchow, 1871, t. LII, p. 555.

vides de résorption, un *sarcôme à cellules fusiformes*. Partout les cellules sont tassées. La tumeur en avançant dans l'intérieur du globe a dû occasionner une excitation considérable du tissu superficiel de la choroïde et de la couche externe de la rétine, ce qui explique la formation de la couche du tissu conjonctif signalée plus haut.

7° *Sarcôme carcinomateux*. — Si l'on prenait l'expression *carcinomateux* comme synonyme de *cancéreux*, on pourrait supposer que cette variété de sarcômes choroïdiens est seule maligne et sujette à récidiver. Il est important, par conséquent, de bien définir ici les expressions *cancer* et *carcinôme*. Le premier de ces mots est souvent employé indistinctement par les médecins et par les personnes étrangères à notre art, pour désigner l'ensemble de symptômes d'une tumeur maligne quelconque, c'est-à-dire de celle qui s'étend rapidement et qui se généralise. Pris dans ce sens, il n'a qu'une signification purement clinique, et aucune valeur au point de vue histologique; il ne définit, en effet, aucun tissu, ni le sarcôme, ni le gliôme, ni le carcinôme, etc., qui tous sont des cancers, mais des cancers à structure différente, et qui peuvent se trouver réunis dans une même tumeur. Le mot de carcinôme a une signification très-nette et tout à fait spéciale. Employé (1) d'abord en Allemagne dans le même sens vague que celui de cancer, il a reçu depuis une définition plus précise, basée sur des notions histologiques. *Il désigne* aujourd'hui *une tumeur composée d'un stroma fibreux limitant des alvéoles qui forment, par leurs communications, un système caverneux; ces alvéoles sont remplies de cellules libres les unes par rapport aux autres, dans un liquide plus ou moins abondant*. Ceci étant posé, nous appliquerons ces définitions à notre sujet, en disant que, un grand nombre de sarcômes de la choroïde, cancéreux au point de vue clinique, ne sont pas carcinomateux

(1) Cornil et Ranvier, Histologie pathologique, p. 166.

pour l'anatomiste, parce qu'ils ne renferment pas dans leur tissu la structure alvéolaire du carcinôme. Quelques tumeurs choroïdiennes présentent, au contraire, le stroma du sarcôme uni à celui du carcinôme ; c'est-à-dire qu'à une tumeur cancéreuse s'est ajoutée une autre tumeur cancéreuse. Il est donc légitime que nous établissions une distinction pour ces sarcômes différents des autres par la somme de leurs éléments histologiques et les plus malins de tous ceux qu'on observe, puisqu'ils sont la résultante de deux forces qui concourent au même but : d'abord à la destruction de la partie primitivement atteinte, puis à l'envahissement de tout l'organisme. On pourrait rendre cette idée par des chiffres, et dire que si le sarcôme simple a une malignité = 1, le sarcôme carcinomateux a une malignité = 2. Cette notion de la présence de deux éléments de tumeur maligne dans une seule, est acceptée par la plupart des histologistes. Nous avons déjà cité l'opinion de Virchow, qui compare les deux tumeurs aux branches d'un arbre portées sur un même tronc et pouvant, suivant la greffe, donner des produits un peu différents.

Par conséquent, lorsque après avoir examiné la structure de la tumeur, on y aura reconnu à côté des éléments du sarcôme déjà décrits ceux du carcinôme suffisamment connus de tous et qu'il est inutile de rappeler, on sera en droit de porter un pronostic extrêmement fâcheux. L'observation suivante va nous en donner la preuve.

Observation XXXI (19e de la statistique). — Mélano-Sarcôme carcinomateux des deux yeux, cachexie consécutive (1).

Un homme de 46 ans, d'une famille saine, bien portant lui-même, avait la vue de l'œil droit faible depuis son enfance. Strabisme interne de ce côté. En novembre 1862, il reçoit un morceau de bois sur cet œil, et commence alors à se plaindre de douleurs. Injection

(1) Landsberg, Archiv für Ophthal., B. XI, Abth. I, p. 58, 1865.

du globe et larmoiement. La vue déjà faible se perd. Un an après, *exagération de la tension*. La vue baissant un peu de l'œil gauche, on se décide à énucléer l'œil droit. Le segment postérieur est constitué par une *masse irrégulière* grossièrement carrée et arrondie aux angles, s'étendant obliquement en bas et en dedans et *recouvrant en partie le nerf optique*. Elle s'avance sur la face interne de la choroïde jusqu'à une distance de 10 millimètres de l'ora serrata.

Dans les autres points la tumeur *qui part de la choroïde* est adhérente à la sclérotique. En arrière, les *fibres de la sclérotique sont séparées par la masse*, de telle sorte que celle-ci semble être traversée par des veines. La sclérotique ne disparaît totalement en aucun point. La moitié externe de la tumeur et la plus grande partie de sa section présentent des *taches de pigment*, tandis que les autres points offrent un aspect *gris blanchâtre*.

Au microscope, on y trouve un *tissu fibreux* fin, au milieu duquel on remarque des *cellules fusiformes*, juxtaposées suivant leur longueur et présentant des filaments qui s'anastomosent. Ces cellules ont un noyau et un contenu granuleux. A côté on voit des *cellules rondes*, polygonales, munies également de filaments et remplies de très-fines granulations. Enfin, on y trouve des *cellules de pigment* qui varient beaucoup selon leur forme et selon leur grosseur. Tandis que les parties que nous venons de décrire présentent plus ou moins *le type du carcinôme de la choroïde*, les parties plus dures de la tumeur offrent une structure toute différente. A la partie postérieure le tissu de la sclérotique est rempli par des cellules rondes, fusiformes et polygonales, munies de filaments, et qui deviennent beaucoup plus denses dans les parties centrales de la tumeur. Au contraire, à la périphérie, ce tissu fibreux est beaucoup plus raréfié et étouffé par les cellules plus avancées dans leur développement, comme le montre la charpente qui forme la paroi des *alvéoles*. Les autres parties, plus dures, montrent absolument la même structure alvéolaire de ce carcinôme qui se développe de la périphérie au centre. La connexion de la tumeur avec la choroïde, évidente à l'œil nu, est confirmée par les recherches microscopiques.

La formation hyperplastique du stroma choroïdien, formation qui commence au delà du bord de la tumeur et qui au fur et à mesure qu'elle se développe et que les éléments à myéloplaxes se montrent en détruisant les autres éléments de la choroïde, ne laisse aucun doute sur le terrain où la *tumeur sarcomateuse* a pris naissance, c'est-à-dire le tissu conjonctif de la choroïde.

Le résultat donné par les recherches microscopiques et qui ne laissait aucun doute sur la malignité de la tumeur, fut confirmé par la suite. Le 24 avril, cinq mois après l'opération, douleurs attribuées à la pression de l'œil artificiel et disparaissant quand on enlève ce dernier. Récidive locale. L'acuité de l'autre œil reste bonne, $S = \frac{2}{3}$. Ablation de petites tumeurs dont la nature carcinomateuse ne pouvait être contestée.

Le malade ne revient que sept semaines après la guérison de la plaie, offrant un *orbite atteint de récidive* et rempli de telle façon, que le petit doigt ne peut pas constater de vides dans cet orbite.

Le 20 juillet, troisième opération. Même tumeur molle et semblable à de la moelle composée de plusieurs foyers réunis et qui présenta au microscope une prolifération cellulaire molle, *riche en capillaires*, partant également du tissu conjonctif. Le malade guérit de nouveau, bien que tout le contenu de l'orbite, même le périoste, dût être enlevé.

Mais déjà au mois d'août, la plaie étant dans un état satisfaisant, le malade accusa des *douleurs dans l'œil gauche* avec irradiations hémicrâniennes et qui rendaient tout travail impossible. Etat général bon, absence de ganglions. L'acuité visuelle, diminuée, n'était plus que de un demi. Le champ visuel un peu rétréci ; tandis que le nerf optique paraissait trouble et diffus, les parties voisines de la rétine étaient plus louches que les parties périphériques. Ces symptômes augmentèrent de jour en jour et furent suivis d'altérations fonctionnelles progressives. Le 15 août, $S = \frac{8}{20}$ ; le 16, $S = \frac{5}{20}$ ; le 17, $S = \frac{3}{20}$ ; le champ visuel diminue ; le 18, $S = \frac{2}{20}$ (commencement de récidive dans l'œil droit) ; le 22, $S = \frac{1}{20}$ ; le 24, $S = \frac{1}{40}$ ; le 26, $S = \frac{1}{20}$. Le champ visuel manque en dehors et en bas ; il est également rétréci à la partie inférieure et du côté externe. Deux mois après, cécité absolue sans changement de l'œil droit. Récidive à gauche avec fortes douleurs. Cachexie.

Il faut enregistrer, au point de vue de la statistique, cette tumeur maligne et *non homogène*, dernier caractère qui ici se montre d'une façon tout à fait caractéristique (même à l'œil nu). On pourrait peut-être y trouver des points de repère anatomiques pour les formes indiquées par Virchow à propos d'un cas cité par Graefe, et dans lesquelles il ne s'agit pas, comme on l'avait admis jusqu'à présent, de transformations de sarcômes en carcinômes. Car, si l'on compare l'endroit où se développent ces deux tumeurs, le terrain sur lequel elles prennent naissance, et si l'on songe que les *portions sarcomateuses*, dont le point de départ est dans les parties externes, *siègent dans le* stroma *choroïdien*, tandis que les *parties carcinomateuses partent*, au contraire, des portions plus dures et plus résistantes de la *sclérotique*, et qu'en outre les éléments *les plus jeunes* sont le plus souvent situés au centre, tandis que les parties qui se trouvent le plus rapprochées de la sclérotique montrent un tissu de support lâche, *on pourrait admettre, sans difficulté, la formation simultanée et au moins isolée de chacune de ces deux variétés de tumeurs, sarcôme et carcinôme.*

Il faut encore rappeler la marche centripète du néoplasme du foyer primitif vers le centre du sens visuel, vers le chiasma, car on a trouvé dans le nerf optique gauche un conducteur trop fidèle et trop exact.

Le chemin qu'a pris la maladie se laisse suivre assez exactement, et il est permis de considérer le chiasma comme l'intermédiaire de la maladie qui a atteint les deux nerfs optiques. Naturellement les parties qui furent atteintes plus tard et la localisation des lésions cérébrales ne doivent pas être précisées par là, mais dans l'amblyopie gauche, dont il a été question plus haut, le trouble du nerf optique et de la rétine, ainsi que l'intégrité complète des nerfs cérébraux sous le rapport de la motilité et de la sensibilité, et enfin les derniers symptômes de la maladie indiquent un foyer circonscrit au centre de la chaîne des nerfs optiques, foyer qui ne se présente pas sous la forme d'une tumeur qu'on peut isoler.

Ce qui montre d'ailleurs qu'il ne s'agissait pas ici d'une tumeur siégeant au niveau du chiasma, c'est l'absence de toute espèce de phénomène de compression dans le nerf optique gauche (pas de changement au niveau de la papille, les artères normales, veines non tortueuses).

OBSERVATION XXXII (14e de la statistique). — Mélano-sarcôme et carcinôme réunis dans la même tumeur (1).

Il s'agit d'un malade d'un âge mûr. Autour d'un de ses yeux on trouve deux grandes tumeurs; la plus petite à la périphérie supérieure du globe, la plus grande recouvrant la partie antérieure. Celle-là a son origine dans la sclérotique, sans cependant la perforer; celle-ci, au contraire, siége dans la conjonctive. Les deux sont constituées par une paroi qui forme écorce et par un contenu liquide renfermant des cellules en suspension, séparé de l'enveloppe, dans la petite tumeur par un stroma de tissu conjonctif et dans la grande par un stroma formé de cellules tassées et accolées les unes aux autres. Ce dernier se distingue par son *grand nombre de vaisseaux*, sa *richesse en pigment* et une *dégénérescence graisseuse* notable des éléments qui le composent.

Dans l'intérieur du globe on trouve une troisième tumeur *qui n'a aucun rapport apparent avec les deux précédentes. Toute la choroïde*, sauf quelques petites parties, *a disparu*, absorbée par cette tumeur. Celle-ci est *ronde et blanche*, *granuleuse* du côté de la sclérotique, *fibreuse* au contraire du côté du corps vitré. Le tissu est si friable que ces parties se séparent facilement les unes des autres. En avant il prend une couleur beaucoup plus foncée et est couvert d'une membrane pigmentée, tandis que la partie blanche n'offre pas cette enveloppe. Sur les régions latérales, fragments de la tumeur plus gris et plus consistants.

La partie supérieure de la tumeur semble être le point de départ de la maladie et d'après sa structure indique une *métamorphose régressive*. C'est un tissu auparavant *carcinomateux* en voie de *dégénération tuberculeuse*. Le tissu pigmenté s'étend jusqu'à la sclérotique. Les cellules pigmentées du stroma choroïdien périssent, le pigment s'échappe et entre en dissolution, de sorte qu'*en passant entre les cellules fusiformes il les imprègne*, de façon cependant que quelques grosses granulations restent libres.

L'auteur a surtout insisté sur la façon dont se sont comportées les cellules choroïdiennes; il considère comme point de

(1) Schiess Gemuseus, Archiv de Virchow, B. X, Abth. 2, p. 109, 1864 et Klinische Monatsblätter, B. III, p. 188, 1865;

départ de cette formation sarcomateuse les *cellules rondes* ou ovales, sans pigment, du stroma de la choroïde; tandis que, d'après son observation, les *cellules pigmentées* du stroma *se décomposent* et donnent leur contenu pigmenté aux cellules de la tumeur. Nous avons donc un passage du cancer au tubercule et pour l'étude des tumeurs une observation importante, parce que à côté de tumeurs choroïdiennes il se développe des tumeurs extra-bulbaires, *sans que la membrane intermédiaire montre*, par les changements qu'elle présente, *les traces de la transmission* (de la tumeur interne à la tumeur externe).

Partout nous trouvons *un stroma de tissu conjonctif* (1) au milieu duquel se trouvent des cellules, mais *dans une quantité telle*, en comparaison du stroma, que nous sommes forcé de parler de *carcinôme*. D'après leur position, les différentes parties de la tumeur peuvent se diviser en trois groupes :

1° Le groupe de la partie inférieure de la tumeur, dans laquelle il y a un processus florissant;

2° Le groupe de la moitié supérieure du globe, où l'on trouve une métamorphose en partie graisseuse, en partie tuberculeuse, à laquelle serait venue s'ajouter une métamorphose du stroma conjonctif, toutes les trois bien accentuées;

3° Le groupe extra-oculaire, qui se divise lui-même en deux parties. Dans la première partie de la tumeur située à la partie postérieure, le pigment a presque complètement disparu. Là les formes celluleuses atteignent, surtout en longueur, le plus grand développement, et *le stroma ne joue qu'un rôle secondaire*. Puis vient la partie noire, riche en pigment, avec ses *cellules fusiformes. Ici le stroma est plus résistant*. Enfin vient la partie latérale et pigmentée avec ses cellules libres, à longs prolongements, et dans laquelle *le stroma est réduit à la ténuité d'un fil*. Dans les tumeurs extra-oculaires, on trouve

(1) Scheiss Gemuseus l. c.

un tissu plus lâche et plus villeux pour la tumeur postérieure. Quant à celui de l'antérieure, il est plus serré et plus mou, tandis que l'élément celluleux est plus petit et rond. D'ailleurs les cellules sont, dans la troisième partie du globe, toutes rondes.

Dans toute la partie supérieure de la tumeur intra-oculaire, on ne peut plus reconnaître la structure primitive, parce que de la graisse intra-cellulaire et cristallisée forme la masse principale de la tumeur. Je considère cet endroit comme *le point de départ de tout le processus,* tandis que les parties extra-oculaires ne sont arrivées qu'en *second lieu.*

OBSERVATION XXXIII ($15_e$ de la statistique). — Mélano-sarcôme et carcinôme (1).

Il s'agit d'un homme de 30 à 40 ans, aveugle de l'OG. *Œil glaucomateux, tendu.* Pupille très-dilatée. Au travers on voit la rétine décollée et dégénérée. A cause de la tension, je soupçonnai une tumeur. Cependant j'abandonnai cette idée quand je vis, dans les années suivantes, l'affection *rester stationnaire.* Ce ne fut que l'année passée, après avoir perdu la vue depuis douze ans, que la névrose ciliaire augmentant, et l'autre œil commençant à faire défaut, le malade vint me consulter. En 1863, son état n'avait pas subi d'autre changement qu'une diminution de la chambre antérieure et un trouble du cristallin. Je conseillai l'énucléation plutôt dans l'intérêt de l'autre œil que parce que je supposais une tumeur *après une marche aussi lente.*

La partie postérieure du globe était remplie par une masse mélanotique *qui partait de la choroïde.* Comme je n'avais jamais vu de formation aussi lente de mélanose intra-oculaire, je me posai la question pour savoir si le contact de cette tumeur avait occasionné la cécité, ou bien si la tumeur s'était développée dans un œil privé de sa vue. Si, il y a six ans, le malade n'avait pas présenté un décollement de la rétine et une dureté du globe, je pencherais pour cette dernière hypothèse. Mais tandis que la préexistence de la tumeur explique complètement l'état dans lequel le malade se trouvait et qu'il n'existe aucun autre signe commémoratif donnant l'étiologie de la tumeur, il me semblait que c'eût été vouloir être

(1) A. von Graefe, Archiv für Ophthal., B. X, Abth. I, p. 176, 1864.

trop subtil que de douter de la préexistence de la tumeur. Quelques parties de celles-ci furent examinées par le professeur Recklinghausen, et déclarées être *un sarcôme dense, riche en tissu fibreux*. Cependant le pronostic pourrait ne pas être très-favorable, parce qu'on rencontre aussi dans les parties fibreuses les mêmes cellules à noyaux gros et qu'en outre il y a *une pigmentation assez forte* entre les fibres du tissu conjonctif qui se laissent désunir et isoler en un plus ou moins grand nombre de cellules fusiformes.

Malgré une extirpation qui paraissait complète, il se présenta, après six mois, une nouvelle récidive.

La tumeur qui fut extraite en janvier 1864 était beaucoup moins dense que la première; fluctuante au centre, elle devenait de plus en plus consistante à mesure qu'on se rapprochait des bords. Un foyer de ramollissement ne pouvait pas être exactement délimité. La couleur est noire presque comme de l'encre, tandis que la précédente était brune et presque claire à certains endroits. Virchow déclara cette tumeur de nature *franchement carcinomateuse*.

On croyait d'abord avoir affaire à un sarcôme à évolution lente et qui paraissait avoir été extirpé complètement, mais l'examen anatomique fit voir qu'il s'agissait au contraire *d'un vrai carcinôme*, sous la forme d'une récidive de tumeur. Ce fait me parut, pour l'étude des tumeurs, assez important pour exiger un nouvel examen de la tumeur extraite l'été passé. Pour éviter toute conclusion fausse qu'aurait pu produire un point commun des deux tumeurs, elle fut examinée à fond dans toutes ses parties par Virchow. Celui-ci me répondit : *Dans cette tumeur il y a un grand nombre de parties qui présentent complètement le caractère du sarcôme*, surtout une certaine masse plus claire qui a son siége sur la sclérotique, tout près du nerf optique, et qui est *totalement sarcomateuse*. A l'intérieur aussi, et principalement à la partie antérieure de la tumeur choroïdienne, on trouve la même structure. Il en est tout autrement avec les masses qui adhèrent à la face interne de la sclérotique et d'une partie plus grande de la partie principale de la tumeur qui remplit en partie l'intérieur du globe. Ici on rencontre la même *structure alvéolaire* avec un contenu identique, avec des cellules tassées, grandes, rondes ou polygonales, tantôt incolores, tantôt colorées, *comme dans la tumeur de la récidive*. Ces portions, d'après nous, ne peuvent être appelées autrement que *carcinôme*. Il s'agit donc d'une *tumeur non homogène*, car on ne peut pas dire qu'un sarcôme devient carcinomateux, et il peut être démontré clairement que l'évolution carcinomateuse part du tissu conjonctif, sans qu'il existe un état sarcomateux intermédiaire entre l'état primitif du tissu conjonctif et l'état consécutif du carcinôme. Y a-t-il par là une parenté plus étroite entre la tumeur primitive et celle de la récidive? Le cas reste instructif sous plusieurs rapports : 1° par la *marche extrêmement lente d'une tumeur carcinomateuse* qui après treize ans est loin de remplir l'intérieur de l'œil. Supposer que la structure n'était pas la même dès le début, a sa raison d'être et se trouve confirmé par le fait que la tumeur de la récidive montrait la tumeur carcinomateuse sur une étendue beaucoup plus grande que la tumeur primitive.

2° A cause de la grande difficulté d'apprécier par le microscope, lequel au début donnait un résultat contraire, et qu'enfin la première fois on avait examiné différentes parties, mais pas toutes.

8° *Myxo-sarcôme.*—Les myxômes (de μύξα, mucosité) sont des tumeurs dont le tissu ressemble au tissu muqueux analogue à celui du cordon ombilical et du corps vitré. On les rangeait autrefois dans le groupe complexe des tumeurs colloïdes (Cornil et Ranvier). Cette variété et celle du glio-sarcôme, dont il sera bientôt question, appartiennent à la classe des sarcômes *globo-cellulaires* de Virchow. Leur diagnostic anatomique est beaucoup plus difficile à établir que celui des sarcômes fuso-cellulaires. La plupart des auteurs (1) les identifient avec le fongus médullaire dans le sens de carcinôme médullaire. Il n'y a, en effet, aucun problème plus difficile à résoudre que celui de distinguer dans certaines circonstances le sarcôme médullaire globo-cellulaire et le carcinôme. *Le rapport avec la substance intercellulaire en forme le criterium décisif.* Tant qu'on aperçoit encore dans les cellules la faculté de laisser exsuder la substance intercellulaire, on est sûr de n'avoir pas affaire à un carcinôme, car celui-ci se distingue en ce

(1) Virchow, l. c. Path. des tumeurs, trad. par Aronssohn, t. II, p. 197.

que ses cellules se conservent comme telles, pour ainsi dire également pures, et *ne présentant de rapport intime qu'avec d'autres cellules*. C'est donc avec raison qu'on s'appesantit sur la structure alvéolaire du carcinôme et la réplétion des alvéoles par des amas condensés de cellules épithéliales.

Les cellules rondes n'appartiennent pas exclusivement au myxo-sarcôme et au glio-sarcôme, nous les avons rencontrées dans les autres variétés, mais ici elles n'ont plus la faculté de produire de la substance intercellulaire fibrillaire ou osseuse (1).

Nous n'insisterons pas sur l'anatomie pathologique des tumeurs myxomateuses ; elles affectent le nerf optique beaucoup plus souvent que la choroïde et ont déjà été décrites par Graefe, Virchow, Mackensie, Jacobson, de Wecker, A. Sichel et par plusieurs autres auteurs. Bien qu'elles offrent un réel intérêt, il suffit que nous sachions qu'on rencontre très fréquemment des ilôts plus ou moins considérables de tissu muqueux mélangés au tissu propre des sarcômes de la choroïde. Dans plusieurs des observations qui précèdent, la présence de ce tissu muqueux a été notée d'une façon positive.

Notre travail ayant surtout pour but l'étude clinique des tumeurs choroïdiennes, nous ne croyons pas utile d'étendre davantage le chapitre de leur anatomie pathologique, déjà très-long par la nécessité où nous nous sommes trouvé de donner le résumé d'observations intéressantes disséminées dans divers recueils, et qui n'acquièrent une réelle valeur que lorsqu'elles sont groupées et mises en parallèle. On connaît, du reste, les belles pages que Virchow a consacrées à l'étude histologique de toutes ces tumeurs, envisagées en général, dans sa dix-neuvième leçon, et nous ne pourrions que reproduire en partie ce qui s'y trouve.

(1) Virchow, l. c.

Nous serons également très-bref sur l'anatomie des *glio-sarcômes*, autre variété de sarcômes globo-cellulaires ainsi nommée par les histologistes allemands, pour désigner les tumeurs intra-oculaires qui se rapprochent par leur structure histologique du système nerveux, sans être nerveuses elles-mêmes, étant parties de la névroglie sans que les éléments nerveux proprement dits aient participé à leur formation. La fig. 10, pl. III, montre l'aspect des éléments du gliôme; on voit qu'ils diffèrent essentiellement de ceux du sarcôme pur. Il est assez fréquent dans les tumeurs de la choroïde de trouver la rétine tout à fait intacte, formant des replis au milieu du liquide qui la sépare du néoplasme et isolée de ce dernier. Mais il n'est pas rare également qu'une portion de la membrane nerveuse contracte avec la tumeur une union hâtive, qui a pour conséquence de produire, plus ou moins rapidement et à des degrés différents, une dégénérescence de son tissu, laquelle se produit surtout dans le sens d'un gliôme, bien que plus ou moins envahi par les éléments fusiformes du sarcôme voisin, tumeur primitive. L'observation V de Hasket Derby, au § Leuco-sarcôme, est un type mixte de sarcôme blanc et de glio-sarcôme (voir la fin de cette observation. On trouvera également dans le cas suivant (1) une notion très-suffisante de la structure histologique d'un glio-sarcôme.

Observation XXXIV (33e de la statistique). — Glio-sarcôme mélanotique avec deux perforations de la sclérotique. Mort par métastase dans le foie.

C. H..., 63 ans, se présente le 15 mai 1867, se plaignant d'une diminution de la vue de l'œil gauche ayant débuté il y a trois ans. Plus tard, l'œil devint *rouge et douloureux*.

Etat actuel. — Une tumeur rouge, bosselée, est saillante entre les paupières écartées, etc.

(1) Knapp, Die intra gesch., p. 110.

Diagnostic. — Sarcôme mélanotique de la choroïde ayant perforé la sclérotique du côté interne et s'étant étendu aussi bien en arrière qu'en avant, l'orbite en paraissant rempli. Extirpation le 27 mai 1867.

Examen de la tumeur. — Elle a le volume d'un œuf de poule et présente des tubérosités. La sclérotique ratatinée offre des masses noirâtres. L'intérieur de l'œil est rempli par une substance résistante *de couleur grisâtre et jaunâtre*. La masse noire montre, sous le microscope, en certains points, des traces de la choroïde, du *tissu fibreux*, des *cellules fusiformes* et *étoilées*. La couche épithéliale n'existait plus. Tous ces tissus étaient friables. La masse qui remplissait la partie centrale du globe fut reconnue pour un *gliôme*. Ses éléments ressemblaient aux granulations de la rétine; celle-ci et le corps vitré n'existaient plus

A l'équateur, perforation de la sclérotique dont les fibres sont dissociées par l'élément gliomateux. La tumeur externe est formée de cellules de gliôme remplies de graisse; celles-ci grandissent à mesure qu'elles s'éloignent de la sclérotique.

Le nerf optique est séparé de son enveloppe par un tissu mou anormal. Il est d'un gris blanc; quelques fibres nerveuses sont enveloppées de cellules de graisse et de cellules gliomateuses.

En résumé, on pourrait croire, quant à la structure, que certaines parties de la tumeur sont du carcinôme, mais celles-ci sont peu étendues.

Ce qui prouve que l'on n'avait pas affaire à un carcinôme, c'est le *manque du caractère épithélial des cellules* et la *présence* de *substance intermédiaire qui les séparait plus ou moins.*

Jetons un regard sur la structure anatomique des néoplasmes et nous verrons que nous avons affaire à *un gliôme et à un sarcôme mélanotique à cellules rondes*. D'ailleurs les différents endroits d'où partent ces tumeurs, militent en faveur de ce que j'avance ; car la première de ces tumeurs part *de la choroïde, c'est le sarcôme*, la seconde *de la rétine, c'est le gliôme*. Ici nous avons affaire à une tumeur complexe, à un *glio-sarcôme* (voir pl. III, fig. 7 à 10).

La plus grande partie était gliomateuse, mais cela ne veut pas dire que le gliôme était l'élément le plus ancien ; il a pu se développer en même temps, même après le sarcôme, mais sa croissance a été plus rapide. Cette hypothèse est très-probable à cause de la *grande richesse du gliôme en petites cellules, car les formes médullaires* de tumeurs que Virchow identifie anatomiquement avec les tumeurs multi-cellulaires *se développent plus rapidement que les tumeurs plus dures.*

Le malade guérit facilement de son opération. Il y eut récidive locale et dans le bas-ventre.

## § 5. — *Remarques générales sur la structure du sarcôme choroïdien et sur son développement.*

Les divisions que nous venons d'établir entre les différents sarcômes de la choroïde, envisagés au point de vue de leur constitution élémentaire, étaient indispensables pour mettre de l'ordre dans leur étude et pour classer par groupes les observations qui étaient entre nos mains; mais on comprend facilement que, devant la pratique, toutes ces classifications disparaissent en grande partie; parce qu'il importe peu qu'on ait affaire à un sarcôme ostéoïde ou téléangiectasique, et que la conduite à tenir est toujours la même. On peut néanmoins tirer quelques conclusions générales de l'examen anatomique ainsi détaillé des sarcômes, et se demander si, étant donné tel ou tel sarcôme de la choroïde, on doit porter un pronostic plus ou moins fâcheux, suivant les conclusions de l'examen histologique qu'on en aura fait. Or, en se plaçant à ce point de vue, on doit diviser les tumeurs sarcomateuses de la choroïde en deux groupes principaux :

1° Sarcômes avec prédominance de cellules fusiformes (sarcômes durs).

2° Sarcômes avec prédominance de cellules rondes (sarcômes mous).

Nous avons déjà fait entrevoir cette différence dans leur manière de se développer, différence qui trouve son explication dans leur structure; mais il n'est pas inutile d'insister de nouveau sur ce point.

Les premiers, comprenant presque exclusivement les fibro-sarcômes mélanés ou incolores, étant plus consistants, prolifèrent moins vite et se maintiennent plus longtemps à la période d'état; leur marche, en un mot, est beaucoup plus lente, et il est rare que l'on voie leurs éléments se ramollir et présenter les différentes métamorphoses régressives qui caractérisent ceux du second groupe. Les sarcômes, au contraire, qui sont abondamment pourvus de cellules rondes, glio-sarcômes, myxo-sarcômes, sarcômes carcinomateux, ont une évolution le plus souvent rapide, et leurs éléments montrent, après un laps de temps beaucoup plus court, la dégénérescence granulo-graisseuse : l'envahissement des tissus voisins et de l'économie tout entière est *également plus prompte.* Car c'est une règle établie dans la pathologie des tumeurs, que les formes solides et consistantes sont moins graves et moins pernicieuses que les formes caséeuses et qui présentent à la coupe un suc abondant. Cette dureté ou cette mollesse des sarcômes provient non-seulement des cellules rondes, mais aussi de la richesse en vaisseaux du tissu qui leur donne origine. Si, par exemple, leur point de départ réside dans les couches les plus internes de la choroïde, dans le stroma proprement dit, leur système vasculaire est assez pauvre et leur tissu plus ferme que dans les cas où la chorio-capillaire leur a donné naissance. Donc, la notion précise du siége anatomique de la tumeur a de la valeur, comme celle de leur consistance. D'une manière générale, les sarcômes nés dans la chorio-capillaire sont donc plus mous, et, par conséquent, plus dangereux que ceux provenant de la lamina fusca et du stroma voisin.

Les sarcômes prennent le plus souvent naissance dans l'hémisphère postérieur du globe, précisément dans la partie la plus vasculaire de la choroïde.

La coloration générale d'un sarcôme de la choroïde est également d'une *importance capitale.* Si son aspect est pâle et que le microscope ait permis d'exclure de sa composition le myxôme, le gliôme et le carcinôme, on sera en droit de porter un pronostic moins grave que lorsqu'on a affaire à une tumeur pigmentaire, quand la couleur noire est due à une prolifération du pigment et non à de simples résidus sanguins. Malgré l'opinion de Pamard et de Sichel père (1), nous devons reconnaître que le mélano-sarcôme est le pire des cancers, vu sa tendance à la généralisation. Il suffit de jeter un coup d'œil sur nos statistiques pour s'en rendre compte.

Knapp (2) résume de la façon suivante le mode de développement des tumeurs de la choroïde. Il y a, suivant lui, deux modes de développement :

1° Celui par les cellules de formation qui ont leur origine dans le système sanguin ;

2° Le développement par accroissement (1) du tissu physiologique et de l'élément propre de la tumeur en voie de formation cellulaire.

Le premier mode de développement résulte d'un dépôt de cellules formées de toute pièce et qui étant exsudées par le système des vaisseaux sanguins ou lympathiques se sont agglomérées dans le point où la tumeur se développe. Le second mode de développement résulte d'un accroissement du nombre des cellules du tissu mère et des éléments propres de la tumeur par développement endogène et segmentation des noyaux. Si on cherche les conditions spéciales par suite desquelles se développe, dans la choroïde : tantôt un sarcôme à cellules rondes, tantôt un sarcôme à cellules fusiformes, ou,

(1) Icon. ophthal., 657, p. 536. Sichel admet deux variétés de *mélanose*, la *mélanose simple* dans laquelle on ne trouve pas de cellules cancéreuses, mais seulement des granules ou globules de pigment, et la *mélanose cancéreuse* ou cancer mélanique qui renferme des cellules cancéreuses associées aux éléments pigmenteux.

(2) Knapp, l. c., Die intraocularen geschwülste, 1868, p. 171.

encore, tantôt un sarcôme mélanique, tantôt un sarcôme incolore, enfin, en troisième lieu, pourquoi parfois on est en présence d'une tumeur riche en vaisseaux, et, d'autres fois, en présence d'une tumeur qui en est plus dépourvue, il est difficile de rien dire de précis à cet égard. Peut-être l'âge du malade y est-il pour quelque chose; car on remarque généralement les formes le moins riches en vaisseaux chez les personnes avancées en âge. On voit, du reste, que les néoplasmes de nature squirrheuse se rencontrent de préférence chez les vieillards, tandis que chez les jeunes gens s'observent les formes médullaires.

OBSERVATION XXXV (32e de la statistique).

Les différents modes de développement exposés par Knapp se rencontrent rarement, d'une façon évidente, réunis dans la même tumeur. Cet auteur eut néanmoins l'occasion de les observer dans l'examen de l'œil d'un homme de 73 ans, qui présentait un sarcôme de la choroïde et des corps ciliaires avec passage à travers la sclérotique. Dans cette tumeur il vit en effet :

1° A la base, les éléments hyperplastiques de la région mère passant immédiatement dans le néoplasme;

2° Dans l'intérieur de la tumeur, augmentation des éléments propres par une formation cellulaire endogène;

3° A la périphérie, la formation d'une couche de cellules granuleuses et d'éléments conjonctifs comme dans le tissu germinatif de l'embryon.

## § 6. — *État des parties voisines de la tumeur.*

Après avoir examiné la tumeur en elle-même, il est intéressant de connaître comment se comportent les différentes parties du globe oculaire envahi par un sarcôme choroïdien. Celles-ci présentent des modifications remarquables. Le premier effet d'une tumeur qui apparaît dans l'œil est de comprimer les petits vaisseaux qui lui sont contigus; peu à peu un plus grand nombre de divisions vasculaires se ressentent du voisinage de la tumeur; les veines sont aplaties et il se fait une congestion choroïdienne considérable dans le segment postérieur, lorsque la tumeur siége aux environs du nerf optique, comme c'est le cas le plus fréquent.

La *rétine* est donc soulevée par un liquide qui transsude peu à peu des veines comprimées, et la tumeur qui se développe la rejette de plus en plus vers les parties centrales jusqu'au moment où, le liquide sous-rétinien augmentant, il se produit un décollement total. La position qu'occupe alors la rétine est tout à fait particulière, et la même dans la plupart des cas. Cette membrane conserve ses points d'attache autour du nerf optique et au niveau de l'ora serrata. Il en résulte que, sur une coupe passant par un méridien, elle se présente sous l'aspect d'un cône dont le sommet touche à l'extrémité du nerf optique, et que, sur une coupe équatoriale, elle forme, au milieu de la figure, un dessin irrégulier dû à ses replis, le cône rétinien étant alors coupé perpendiculairement à son axe. A un degré plus avancé de la maladie, lorsque tout le globe est rempli par le néoplasme, la rétine chassée par celui-ci, se rompt, se dissocie et disparaît parfois totalement; si bien qu'on retrouve à peine ses attaches antérieures et postérieures. Grâce au décollement qui se produit de bonne heure, le tissu rétinien reste longtemps indemne. Mais quand la tumeur le gagne, il devient sarcomateux à son tour ou offre une structure gliomateuse avec des noyaux secondaires de sarcôme (voir notamment, obs. 3, Leuco-sarcôme). De tous les éléments de la rétine, ceux qui se conservent le mieux sont généralement la membrane limitante interne et les fibres radiées. La couche des fibres nerveuses et la couche granulée interne se retrouvent également sur beaucoup de préparations. En somme, l'atrophie va généralement de dehors en dedans.

Parfois on ne trouve à la place de la rétine qu'une membrane mince et fibreuse ou un tissu atrophié qui ne contient que des restes d'éléments nerveux. Les cônes et les bâtonnets résistent longtemps; les cellules ganglionnaires se déforment et se ratatinent.

Le *nerf optique*, tantôt de couleur et d'épaisseur normales, tantôt plus ou moins envahi et altéré par le tissu du sarcôme, présente généralement une atrophie très-avancée de ses tubes nerveux par la substance conjonctive hyperplasiée, qui les étouffe. On y trouve, en un mot, les traces plus ou moins évidentes d'une névrite, et parfois des cellules sarcomateuses incolores ou pigmentées. Le nerf optique peut enfin présenter les caractères de la dégénérescence myxomateuse.

Le *corps vitré* devient d'abord opaque; puis, lorsque la rétine se décolle, il est comprimé par elle et se résorbe peu à peu; si bien qu'au moment où le décollement est total, il n'occupe plus qu'un espace, extrêmement restreint, n'offrant souvent pas plus de 3 à 4 millimètres de long sur 1 à 2 de large (voir le dessin, obs. 1, fig. 1). Le tissu muqueux embryonnaire disparaît souvent, et l'on ne constate sous le microscope qu'une matière amorphe chargée de globules sanguins altérés.

Le *liquide* situé entre la rétine et la choroïde *peut s'organiser* jusqu'au moment où la tumeur le chasse en se développant et finit par le faire disparaître par résorption ou à travers une éraillure de la membrane fibreuse. Cette organisation de l'exsudat sous-rétinien est surtout manifeste quand des cellules épithéliales pigmentées de la couche interne de la choroïde se sont détachées et flottent dans le liquide nouvellement sécrété. On voit alors des travées fibreuses (voir pl. IV, fig. 1) partir de la tumeur et s'étendre dans différentes directions.

(1) H. Berthold, Archiv für Ophthal., 1869, et Annales d'oculis., t. LXIII, 1870.

Il n'est pas rare de rencontrer l'organisation simultanée du liquide sous-rétinien et des restes du corps vitré.

Dès le début de la période glaucomateuse, le *cristallin* est chassé en avant contre la face postérieure de la cornée; il s'opacifie presque toujours en conservant son volume ou en s'atrophiant légèrement; ce qui est le cas le plus fréquent. On a cité quelques faits dans lesquels il avait disparu par résorption; mais cette particularité est extrêmement rare. On a dit également qu'il reste accolé à la cornée comme un corps étranger et qu'il ne montre pas d'altération de structure digne de remarque. L'observation suivante fera voir qu'il est loin d'en être toujours ainsi, et que le cristallin peut offrir cette particularité intéressante d'un tissu, d'une vitalité extrêmement restreinte, qui *a subi les phénomènes histologiques de l'inflammation.*

Observation XXXVI (72e de la statistique) (1).

Dans un œil enlevé par M. le Dr de Wecker pour une affection maligne, on trouve une tumeur ayant les caractères histologiques du sarcôme de la choroïde. Sa disposition n'offre dans ce cas rien de bien particulier, et pour abréger, nous n'en parlerons pas; mais le cristallin montre des altérations d'une nature singulière. La capsule est intacte en avant, un peu plissée en arrière. Au pôle postérieur elle est tellement mince qu'en quelques points il est difficile de la suivre au milieu des modifications de ses plis. Nulle part on n'a trouvé de prolifération épithéliale sur la capsule postérieure. En dehors, celle-ci est en contact immédiat avec la masse du sarcôme. Avec de forts grossissements nous n'avons rencontré aucun de ses éléments dans l'intérieur du cristallin. Vers les points où le sarcôme touche à la capsule, on constate l'état graisseux de l'épithélium capsulaire et la *formation de gros corpuscules de Gluge en grand nombre dans les couches corticales du cristallin* (voir fig. 11 et 12, pl. III).

(1) Nous devons cette note à l'obligeance de M. le Dr Poncet, profess. agrégé du Val-de-Grâce.

Quelquefois la capsule se déchire, la substance propre s'échappe en partie et l'on trouve de la substance connective dans la lentille, ce qui est probablement dû à l'iritis concomitante (Berthold) (1).

*Les corps ciliaires* prennent quelquefois part à la dégénérescence sarcomateuse soit primitivement (voir l'observation de myo-sarcome, de Wecker et Ivanoff), soit d'une façon secondaire comme plusieurs de nos observations en font mention. Quand ils ne sont pas envahis directement par la tumeur, celle-ci les comprime et les aplatit contre la sclérotique, de telle sorte qu'il est parfois difficile d'en retrouver les traces. Si la tumeur a perforé la sclérotique au niveau du canal du Schlemm, les procès ciliaires ont naturellement disparu au niveau de la rupture.

L'*iris* se trouve peu à peu aplati entre la face postérieure de la cornée et la cristalloïde antérieure, où il n'offre rien de bien intéressant à noter. La *sclérotique* résiste, au début, à la pression de la tumeur de dedans en dehors. Nous savons déjà que les sarcômes de la choroïde ont, d'une façon constante, une période glaucomateuse. Or, jusqu'à cette période la membrane fibreuse s'oppose à la croissance de la tumeur. Il en résulte une exagération de la pression intra-oculaire notée dans beaucoup d'observations. Puis le sarcôme finit par l'emporter sur la résistance de la sclérotique qui cède, mais dans des points déterminés, au niveau des parties les plus faibles.

Nous devons noter que, si on pratique l'énucléation pendant la période glaucomateuse, ce qui est le cas le plus ordinaire, puisque les malades ne veulent généralement pas y consentir avant, et si on observe bien l'aspect du globe ainsi enlevé, on remarquera fréquemment, au niveau d'un ou de plusieurs sinus, une *traînée noire dans l'épaisseur de la sclérotique.*

(1) Archiv für Ophthal., 1869.

Celle-ci est due à l'engorgement d'un vas vorticosum par la matière du sarcôme mélanique intra-oculaire. Rien d'étonnant qu'alors les granules pigmentés ne se soient déjà trouvés charriés par ces veines émissaires dans le torrent circulatoire et qu'après l'opération on ne voie des métastases sur le foie ou dans d'autres viscères.

Les points dans lesquels la sclérotique se rompt sont :

1° Au niveau de ses sinus équatoriaux;

2° En arrière, au niveau de l'entrée du nerf optique, le long de la gaîne du nerf, dans le névrilème interne et dans la névroglie des faisceaux secondaires;

3° Au-dessous des muscles droits;

4° Dans le sillon de séparation de la cornée. D'autres fois celle-ci s'ulcère par suite de l'absence d'influx nerveux et alors la marche de la tumeur n'est plus entravée. Elle reste cependant encore un certain temps à l'intérieur de la capsule de Tenon. Mais celle-ci cède promptement et la tumeur envahissant l'orbite se généralise dans l'économie au bout d'un laps de temps assez restreint.

La façon dont se comporte le tissu scléral le plus voisin du sarcôme est très-intéressante à étudier. On peut la résumer en disant qu'il se laisse difficilement infiltrer et désunir par les éléments cellulaires qui se forment; cette résistance de la sclérotique est notée dans beaucoup d'observations (voir notamment les observations 15, 17 et 18 de la statistique).

A l'œil nu la coupe de la sclérotique, au niveau de la tumeur, paraît saine dans presque tous les cas où la tumeur est restée limitée à l'intérieur du globe. Il n'est pas rare même, quand il existe une tumeur secondaire séparée de la tumeur choroïdienne par la membrane fibreuse, de trouver celle-ci très-bien conservée et paraissant saine à l'œil nu. Si la rupture du globe s'est opérée et que les tumeurs extra et intra-oculaires communiquent, on peut constater, sur une coupe, que les lambeaux de la sclérotique déchirée ne sont pas détruits par la dégénérescence. Cette immunité non pas absolue, mais très-fréquente de la sclérotique, a été remarquée par différents auteurs.

Quand on rencontre une tumeur extra-bulbaire en rapport avec un sarcôme choroïdien et que le tissu intermédiaire paraît sain, il est intéressant d'étudier comment la première a pris naissance. En 1864 Schiess Gemuseus (1) reconnaissait, à propos d'un cas analogue, qu'il était difficile de dire si cette procréation avait lieu par un simple échange des sucs des cellules ou par les vaisseaux sanguins ou lymphatiques. Graefe (2) avait aussi fait la remarque que parfois on ne peut pas constater la genèse de la tumeur secondaire par le changement de cellules juxtaposées. Cette observation concorde avec celle que Virchow a établie dans une étude sur les tumeurs du péritoine.

Néanmoins, à coté des examens qui n'ont pas démontré la transmission directe d'une tumeur à l'autre, on en possède où la migration de cellules est évidente. A priori, il paraît logique d'admettre qu'une tumeur qui va s'adosser à une autre plus ancienne et se développer en ce point, n'en étant séparée que par une membrane d'un millimètre d'épaisseur, est produite par la première. Dans un cas, Berthold (obs. XXIII, 45$^{e}$ de la statistique) (3) a démontré, d'une façon très-positive, qu'il y avait eu greffe du sarcôme sur la sclérotique, et dans le 15$^{e}$ volume des Archives d'ophthalmologie, le même auteur dit que cette façon de progresser est très-ordinaire et qu'elle a lieu chaque fois qu'il y a des tumeurs extra-oculaires.

Hirschberg a publié également deux cas empruntés à Graefe

(1) Archiv für Ophthal., B. X, Abth. 2, p. 109.
(2) Archiv für Ophthal., B. II, Abth. 2, p. 214.
(3) Klinische Monatsblätter für Augenheilkunde, Bd. VIII, p. 19, 1870.

dans lesquels le sarcôme choroïdien et épiscléral se trouvaient réunis. Dans les deux cas la sclérotique à l'endroit où elle séparait les deux tumeurs avait subi un changement sarcomateux. Nous avons trouvé la même altération notée dans plusieurs autres observations ; mais dans les cas où la sclérotique est atteinte, on reconnaît facilement que les couches le plus altérées sont celles qui avoisinent la tumeur choroïdienne. Il est important de distinguer les points où existent les éléments jeunes de ceux qui sont le siége de métamorphoses régressives, car par cela seul, on peut souvent préciser l'origine d'une tumeur intra-oculaire.

Donc, en résumé, la sclérotique est très-tardivement attaquée par la dégénérescence sarcomateuse ; mais dans le cas de tumeur extra-oculaire, celle-ci, est produite par transmission des éléments morbides, migration de cellules ou de sucs de cellules à travers la sclérotique, bienque l'altération de cette membrane soit loin d'être toujours évidente.

L'observation suivante confirmera ce que nous venons de dire.

Observation XXXVII (27e de la statistique).

M. S..., âgé de 42 ans, maçon, se présente au commencement de juin 1866 (1) avec une tumeur noirâtre de la grosseur d'une noisette, occupant la partie supérieure du globe de l'O G. Le malade avait perdu cet œil plus de huit ans auparavant, à la suite d'une contusion violente; à partir de cette époque, l'œil avait toujours été plus petit, et ce n'était que depuis deux mois et demi que la tumeur avait apparu.

Un an après, récidive. La tumeur, examinée par M. Cornil, est un *sarcôme mélanique*. Masse noire, solide, ayant la forme oculaire et présentant, *conservés et visibles à l'œil nu, la coque fibreuse de la sclérotique et de la cornée*. A l'examen microscopique, ces tissus fibreux étaient conservés normaux dans leur plus grande étendue et seulement envahis à leur partie interne par le tissu de nouvelle

(1) De Wecker, Maladies des yeux, t. I, p. 49, 1867.

formation. Ce dernier consistait en éléments fibro-plastiques et embryoplastiques, en *cellules fusiformes* et en noyaux ovoïdes plus ou moins infiltrés de pigment noir et disposés les uns auprès des autres en faisceaux séparés seulement par des vaisseaux, mais sans stroma de tissu conjonctif. *Ce n'était pas un carcinôme, mais simplement un sarcôme à cellules rondes, ovalaires et fusiformes.* On doit penser que la tumeur développée d'abord dans l'œil donnait naissance à des bourgeons externes; *mais il n'y avait pas eu destruction de l'enveloppe fibreuse*, ni perforation de l'œil. Ainsi un bourgeon extérieur naît de la sclérotique sous conjonctivale, mais il est séparé de la masse mélanique intérieure par le *tissu à peu de chose près normal de la sclérotique.*

Cette sorte d'aversion des sarcômes pour la sclérotique où ils ne se développent qu'à la longue et péniblement est tout à fait évidente; aussi il y a lieu de s'étonner que, en 1860 (1), M. Galezowski, publiant une observation de tumeur intra-oculaire qu'il assimilait aux deux faits de Dor et de Graefe (sarcômes de la choroïde), ait attribué à ces tumeurs une origine scléroticale. Notre surprise a été d'autant plus grande que le malade de M. Galezowski n'a pas été opéré. On peut donc se demander, en lisant cette observation incomplète, sur quoi se fondait cet auteur pour placer dans la sclérotique ce qui appartient en propre à la choroïde.

Douze ans plus tard, M. Galezowski dit que les sarcômes de la choroïde ont été décrits « par Dor, par Graefe et par lui (voir *Moniteur des Hopitaux*, Paris, 1860), » (2) oubliant, nous aimons à le supposer, qu'en 1860 il avait parlé de tumeur de la sclérotique, et qu'en 1872 il parle de sarcôme de la choroïde.

Or chacun sait que la pathologie de la sclérotique est essentiellement différente de celle de la choroïde.

Le tissu de la *cornée* se conserve aussi, pendant longtemps, mais on finit par trouver, en certains points, au milieu de

(1) Moniteur des hôpitaux, Paris, 1860, no 136.
(2) Galezowski, Maladies des yeux, p. 107, l. c.

son stroma et mêlées aux cellules normales, des granulations de pigment ou de petites cellules rondes, ainsi que des granulations calcaires. Enfin, quand la tumeur comprime par trop les vaisseaux et les nerfs de l'enveloppe de l'œil, celle-ci finit par s'ulcérer à son centre. Tombant alors en putrilage, elle est envahie et remplacée par les bourgeons sarcomateux.

### § 7. — *Du sarcôme de la choroïde désigné sous le nom de sarcôme inflammatoire.*

Au congrès ophthalmologique de Heidelberg de 1865 (1), Knapp communiqua à ses collègues le cas d'un enfant de 6 ans qui avait reçu un coup aux environs de l'orbite. L'œil devint amaurotique après ce traumatisme. Puis un staphylôme équatorial et l'augmentation de la tension déterminèrent à énucléer l'œil. Au niveau de l'ectasie on trouva deux tumeurs dans l'œil, l'une saillante en dedans, bosselée et recouverte par la rétine, l'autre formant le staphylôme scléral. Cette dernière était une poche de pus ordinaire provenant de la choroïde. La tumeur interne contenait aussi du pus. Au microscope on trouva un grand nombre de cellules fusiformes, une hyperplasie des cellules du stroma de la choroïde, ce qui décida Knapp à désigner cette maladie sous le nom de sarcôme de la choroïde avec foyers purulents. Ses collègues n'acceptèrent pas cette expression, Kreitmair (2) admit celle de choroïdite hyperplastique, rejetant le mot de choroïdite sarcomateuse parce qu'il fait penser à l'existence d'une tumeur. Nagel et Graefe furent du même avis, considérant ce cas, avec juste raison, comme un fait de choroïdite purulente.

Bien que l'on retrouve cette même observation reproduite dans le livre sur les tumeurs intra-oculaires de Knapp (3) nous

(1) Klinische Monatsblätter für Augenheilkunde, Bd. III, p. 375.
(2) Klinische Monatsblatter..., Bd. III, p. 384.
(3) Knapp, p. 149, 1868.

devons nous ranger à l'avis de Graefe et de Kreitmair et ne pas la considérer comme un véritable sarcôme de la choroïde. L'auteur comprit lui-même qu'il ne pouvait l'assimiler complètement aux autres tumeurs sarcomateuses de cette membrane, et quelques pages plus loin (1), il considéra cette choroïdite hyperplastique comme un moyen terme qui reliait la sarcôme et le fibrôme. Nous avons figuré (pl. IV, fig. 4) l'aspect de cette tumeur, afin que le lecteur puisse se rendre compte de la physionomie toute différente présentée par cette formation de nature purement inflammatoire. Ce que nous venons de dire de cette observation de Knapp, nous le dirons également de celle publiée par Quaglino de Milan, dans le premier fascicule des *Annali di ottalmologia.* Il s'agit en effet dans ce cas, d'un fait tout à fait analogue, d'un enfant de 8 ans qui est victime d'un traumatisme violent de l'œil droit. Le docteur Giudici y trouva une tumeur qu'il qualifia de sarcomateuse mais que l'étiologie, l'âge du malade et même l'examen anatomique doivent assimiler à la choroïdite hyperplastique de Knapp. L'observation 6 (§ Fibro-sarcôme) est vraisemblablement une tumeur de cette nature. Nous n'accepterons donc pas, jusqu'à nouvel ordre, le nom de sarcôme inflammatoire, parce qu'entre un bourgeon charnu, entre le tissu vraiment inflammatoire et le véritable sarcôme il y a une différence que l'on saisit facilement (voir ch. II, § 1er).

## CHAPITRE V.

### SYMPTÔMES ET DIAGNOSTIC DU SARCÔME DE LA CHOROÏDE.

Le développement et la marche des tumeurs sarcomateuses de la choroïde peuvent être divisés en *quatre périodes*, sépa-

(1) Knapp, p. 167.

rées les unes des autres par les symptômes prédominants de l'affection :

1° Développement de la tumeur choroïdienne primitive, sans signe apparent extérieur du côté de l'œil.

2° Développement de symptômes d'irritation du globe à forme glaucomateuse.

3° Apparition de petites tumeurs dans les parties environnantes du globe oculaire.

4° Généralisation du sarcôme par métastase sur des organes éloignés.

Cette division, qui est aussi celle de Knapp, répond parfaitement aux données cliniques et nous permettra d'exposer avec méthode les différents symptômes du sarcôme de la choroïde.

Nous pourrions, comme on le fait dans beaucoup d'ouvrages de pathologie, décrire d'abord tous les phénomènes morbides offerts par ces tumeurs depuis leur début jusqu'à la période ultime de la maladie, et les analyser ensuite pour établir leur diagnostic d'avec les autres affections oculaires, suivant les périodes où la tumeur s'est présentée à notre observation. Mais il nous semble que ce plan exposerait fréquemment à des redites et qu'il sera plus utile de décrire :

1° Les symptômes de chaque période ;

2° Le diagnostic du sarcôme à chacune de ces périodes. L'exposé en sera plus facile et pourra présenter plus d'intérêt pour le lecteur.

Les différentes variétés du sarcôme de la choroïde n'étant bien établies que par l'examen histologique, il ne sera question dans ce chapitre que du sarcôme proprement dit, sans autre distinction. Si tels ou tels symptômes peuvent donner l'éveil sur la nature plus précise (molle ou dure, mélanée ou incolore, etc.) de la tumeur intra-oculaire, ils seront indiqués, chemin faisant. Sauf cette exception, la description générale se rapportera donc à toutes les espèces décrites dans le chapitre IV.

## § 1. *Symptômes et diagnostic du sarcôme de la choroïde à la première période.*

### 1° Symptômes.

A. *Symptômes fonctionnels ou subjectifs.* — Cette période s'étend depuis le début de l'affection jusqu'à l'apparition des phénomènes d'exagération de la pression intra-oculaire ou période glaucomateuse. Le début est souvent obscur. Sauf les cas dans lesquels la cause de la maladie est attribuée à un traumatisme ou à un état inflammatoire dont la date est présente à la mémoire, et qui ont été suivis de quelques symptômes particuliers, les malades n'ont généralement que des souvenirs très-vagues sur la manière dont le sarcôme s'est signalé à leur attention. Assez fréquemment il y a absence complète de douleurs, et c'est d'une façon tout à fait fortuite qu'une amblyopie monoculaire est remarquée. Il en est de même, du reste, pour les opacités qui n'atteignent qu'un seul cristallin et qui échappent souvent à celui qui les présente jusqu'au moment où, en fermant par hasard l'autre œil, il s'aperçoit que le premier est défectueux. Les premières particularités qui éveillent l'attention des malades sont des *lacunes dans le champ visuel,* scotôme central ou rétrécissement périphérique localisé, des *sensations lumineuses subjectives* et une *amblyopie*, laquelle peut être très-légère ou considérable, suivant le siége de l'état morbide intra-oculaire; souvent on observe la disparition d'une partie du champ visuel, dépendant d'un décollement rétinien qui se développe tout à coup devant la petite tumeur; mais ce décollement compliqué ne présente, à vrai dire, rien qui puisse le faire différencier d'un décollement simple, surtout quand il se forme dans les parties le plus déclives. Nous faisons bien entendu abstraction des symptômes objectifs qui mettent souvent à même de reconnaître ce qui appartient au premier (décollement compliqué), de ce qui doit être attribué au second (décollement simple), et dont il sera bientôt question. Des *sensations lumineuses* se produisent parfois dans l'œil vers les premiers temps de l'affection, vision d'éclairs, d'étincelles, de feux jaunes et rougeâtres, et d'auréoles de différentes couleurs. Ces phénomènes ont été observés sur le dernier de nos malades, et il en est fait mention dans plusieurs autres observations (1). Ils sont dus vraisemblablement aux premières irritations que produit sur la rétine le petit nodule de la tumeur qui se forme. On sait, en effet, que quelle que soit la cause qui met en jeu la sensibilité rétinienne, piqûre de la rétine (Magendie), pression sur l'œil (phosphènes), chute d'un lieu élevé sur les talons, ou soufflet produisant une compression brusque de l'œil, celle-ci répond toujours par une sensation lumineuse, comme phénomène subjectif. On peut supposer que ces sensations lumineuses apparaissent surtout dans les cas où la tumeur, soulevant peu à peu la rétine, produit le tiraillement et la compression de ses fibres jusqu'au moment où le décollement a lieu. La perceptivité rétinienne cessant alors, par suite des nouveaux rapports et de la nouvelle position qu'occupe la membrane nerveuse, les éclairs et les visions de couleurs disparaissent. Dans les cas où le décollement accompagne, pour ainsi dire, le début réel de la tumeur, ces phénomènes subjectifs n'existent pas. Bien qu'ils soient loin d'être constants, il était bon néanmoins d'en parler, car, hors le cas de glaucôme, il n'y a guère que les causes mécaniques, tout à fait accidentelles, et les tumeurs solides intra

(1) Fréd. Tyrrell, A practical Work on the Diseases of the eye, London, 1860, t. II, p. 161. « Chez l'adulte le début est marqué par des scintille« ments. »

oculaires qui les occasionnent. Les *douleurs* sont un des symptômes le plus irréguliers de cette période du début. Elles peuvent se montrer longtemps avant l'apparition des premiers phénomènes du côté de la vue; si bien que ceux-ci paraissent, d'après le dire des malades, en être la conséquence. Affectant le plus souvent la forme hémicrânienne, elles reviennent par accès irréguliers, et fréquemment nocturnes. Mais, nous le répétons, les douleurs constituent une exception pendant la première période, tandis qu'elles signalent toujours le commencement de la deuxième.

On a noté parfois des inflammations catarrhales de courte durée; mais nous ne faisons que les signaler, sans y attacher actuellement une grande importance (voir § Etiologie).

La formation de *nuage* devant la vue a un peu plus de valeur, parce que celui-ci peut occuper une position déterminée du champ visuel, la partie centrale par exemple, et indiquer une altération également localisée de l'organe de la vue, siégeant soit dans les milieux antérieurs, soit dans les parties profondes de l'œil. Mais on sait tout ce qu'a de vague cette notion de nuage, de brouillards, qu'accusent les malades dans beaucoup d'affections du fond de l'œil ou dans celles qui se rattachent à un défaut de réfraction ou à de l'asthénopie accommodative, et nous passons rapidement sur ce point. Ces deux dernières particularités, défaut de réfraction et asthénopie accommodative, se rencontrent assez fréquemment dans les tumeurs intra-oculaires au début.

Les malades, étant presque toujours âgés de plus de 40 ans, présentent généralement l'amétropie bien connue sous le nom de presbytie. Or, il n'est pas rare de voir celle-ci devenir *brusquement* progressive quand une tumeur se développe dans l'œil. Ce phénomène est causé vraisemblablement par l'exagération de la tension de la choroïde, laquelle entrave plus ou moins le fonctionnement du muscle ciliaire.

Tous ces symptômes fonctionnels n'ont qu'une valeur relative et tout à fait secondaire; le seul point important à considérer pendant la première période est l'ensemble des signes physiques ou objectifs fournis par le malade.

B. *Symptômes physiques ou objectifs.*—1° L'*aspect extérieur* n'indique rien de particulier au début. L'amblyopie peut exister depuis longtemps; le champ visuel peut présenter une restriction plus ou moins étendue, sans qu'il soit possible de rien distinguer à l'œil nu. Les membranes antérieures paraissent absolument saines, et rien ne peut donner l'éveil. Autrefois on aurait réuni tous les symptômes déjà énoncés sur l'hypothèse d'une *amaurose.*

Ce n'est que lorsque la tumeur intra-oculaire a déjà pris un certain développement et que la rétine est assez fortement projetée en avant, qu'apparaît un symptôme physique auquel on a attaché, il y a quelques années, une importance capitale, je veux parler de :

2° L'*œil de chat amaurotique,* décrit par Beer, et considéré comme symptôme pathognomonique du fongus médullaire. Tout le monde connaît l'aspect des yeux du chat vu dans une demi-obscurité, quand ils sont fixés sur la personne qui les observe. Ils présentent un aspect lumineux tout à fait particulier, dû, comme on le sait, à la présence, dans l'œil de ces animaux, d'un *tapis* qui réfléchit la totalité de la lumière, en augmentant l'impression lumineuse, de sorte que c'est précisément cette lumière de retour qui vient impressionner nos rétines et produire ce phénomène *chatoyant* si bizarre. Or un reflet miroitant analogue se rencontre dans l'œil humain atteint de choroïdite purulente hyperplastique, de gliôme dela rétine ou de sarcôme de la choroïde, toutefois avec quelques différences, suivant l'une ou l'autre de ces maladies. Ce symptôme a été noté dans plusieurs mémoires d'ophthalmologie de la première moitié de ce siècle (1). Beer en fit l'objet d'une étude particulière et le considéra comme un signe indubitable de cancer de la rétine; si bien que c'est sous son nom que nous le connaissons encore aujourd'hui.

Mais le diagnostic du cancer intra-oculaire, d'après l'œil de chat amaurotique de Beer, a été peu à peu, et non sans raison, ébranlé par divers observateurs (2). « Aujourd'hui il est établi que cette apparence se présente dans tous les processus exsudatifs qui occasionnent un décollement de la rétine (3).

Cette révélation, que l'on dut à l'anatomie pathologique, fit tomber le seul point auquel se rattachait le diagnostic du cancer de l'œil au début. La question de savoir de quelle nature étaient les produits qui se développaient entre la rétine et la choroïde resta longtemps indécise, et le diagnostic du cancer intra-oculaire ne put être précisé que longtemps après son début et souvent après l'apparition de tumeurs extra-oculaires (4). On discuta alors sur la valeur de l'augmentation ou de la diminution de tension du globe, sur la marche en avant

(1) Sichel père, *Lettre à Canstatt* dans la thèse de *Canstatt* sur le fongus médullaire, Wurzbourg, 1831, p. 69.

(2) Des erreurs ont été émises sur la valeur des reflets lumineux dans les cas de tumeur de la choroïde. Nous notons, entre autres, la suivante: (Wien med. Wochenschr., 1864, p. 161-177, et Ophthalmic Review, t. I, p. 175) Stellwag de Carion, il y a neuf ans, disait que dans la mélanose de l'intérieur de l'œil et dans les tumeurs sarcomateuses de la choroïde qui contiennent beaucoup de pigment, il n'y a pas de reflet lumineux. Pour que celui-ci existe dans les tumeurs de la choroïde, ajoute l'auteur, il faut que la rétine soit déchirée ou soit tendue comme une membrane.

Il y a sans doute des tumeurs de la choroïde où il peut ne pas se produire de reflet, mais dans la majorité des cas il existe, même dans les tumeurs mélaniques; il est produit par la rétine soulevée et altérée.

(3) En 1835, Rosas prit une irido-choroïdite suppurée pour un fongus médullaire de la rétine (Schmidt's Jahrbücher, Bd. IX, p. 333). Dans les années suivantes de nouveaux faits vinrent prouver que l'œil chatoyant n'appartenait pas exclusivement au fongus médullaire.

(4) Von Graefe, Archiv für Ophthal., 1858, Abth. 2, p. 218, l. c.

du reflet métallique sous forme de bosses fortes et solides. Enfin on voulut encore tenir compte de l'âge et de la constitution du malade, symptômes assez trompeurs (1). »

3° *Signes ophthalmoscopiques.* — Après la découverte de Helmholtz, l'attention se concentra naturellement sur l'examen ophthalmoscopique, et l'on crut que l'on arriverait rapidement au diagnostic par ce nouveau et admirable moyen d'exploration. Dans une leçon clinique sur le diagnostic des cancers intra-oculaires au début, Graefe fit part en 1858 de son expérience déjà considérable sur cette question, et dissipa en partie les illusions qu'on pouvait avoir à cet égard; mais il tomba dans l'erreur opposée, et conclut qu'il était rarement possible de constater autre chose qu'un décollement pur et simple de la rétine. Je ne puis pas garantir, disait-il, que dans la première période des tumeurs intra-oculaires, il existe toujours un décollement, mais je puis affirmer qu'il a lieu très-souvent de façon même à masquer le diagnostic, et mon affirmation se base sur trois cas de ce genre, que j'ai observés dans ces dernières années. Le soupçon d'une tumeur située derrière la rétine serait fondé, à mon avis, dans des cas de décollement qui, tout en chassant la rétine très-fortement en avant, s'accompagnent en outre d'une *exagération de tension intra-oculaire* (2). Nous reviendrons sur ce dernier signe que signale Graefe, signe excellent et qui lui fut d'un grand secours dans l'observation qu'on va lire.

(1) Macnamara, A manual of the Diseases of the eye. London, 1868, p. 366, résume dans les termes suivants cette incertitude du diagnostic du cancer intra-oculaire au début, pendant la période pré-ophthalmoscopique. « Dans les temps anciens l'aspect du fond d'un œil atteint de choroïdite diffuse exsudative pouvait être pris pour une affection maligne ; quand l'affection se terminait par la perte de l'œil et la vie du malade, on l'attribuait à la forme tuberculeuse ou fibreuse. »

(2) Von Graefe, Archiv für Ophthal., 1858, Abth, 2, p. 218.

OBSERVATION XXXVIII (5e de la statistique).

Une femme de 28 ans vint me consulter il y a deux ans, à cause d'une cécité de l'œil gauche. Cet organe ne possédait plus qu'une *légère perception en bas et en dehors*. *Décollement presque complet de la rétine*, mais de la forme la plus ordinaire.

La lumière réfléchie par la rétine est bleuâtre, plissée, la crête des saillies est plus brillante que le reste et très-mobile. Je déclarai l'œil perdu et je conseillai de ménager l'autre. Quinze mois plus tard la malade revint à cause de *névrose ciliaire* qu'elle éprouvait à gauche. Iris hyperémié, injection sous-conjonctivale; mêmes signes ophthalmoscopiques sauf que *la rétine s'est avancée beaucoup* et présente *la forme d'entonnoir* avec des éminences flottantes sur sa surface. Je crus devoir attribuer les douleurs à une irido-choroïdite comme on en rencontre consécutivement au décollement de la rétine. La seule chose qui me frappait c'était que *le globe loin d'avoir rien perdu de sa consistance comme cela arrive à cette période du décollement simple, présentait au contraire une tension plus accentuée*. Après avoir employé un traitement antiphlogistique, on fit l'iridectomie. Amélioration momentanée, puis *retour des premiers accidents*. *La consistance* du globe *au lieu de diminuer, augmenta*. L'iris fut *projeté en avant*, le cristallin s'opacifia peu à peu, les douleurs devinrent si vives et si préjudiciables pour la santé qu'il fallut intervenir rapidement.

*Enucléation*. — La marche de l'affection m'avait suggéré de plus en plus le *soupçon d'une tumeur intra-oculaire* et je déclarai qu'il y avait dix chances contre une en faveur de cette hypothèse.

Si je n'avais pas été déjà familiarisé avec ces faits, j'aurais maintenu ma première manière de voir, mais deux cas semblables me servaient de guide, car pour tous les deux j'avais inscrit sur mon registre : décollement simple de la rétine, et je fus surpris de voir les malades revenir un an après avec des signes évidents de tumeur intra-oculaire. Cette supposition se basait surtout sur ce fait que dans ce décollement la *rétine était réellement chassée en avant*, et que la *pression intra-oculaire avait augmenté au lieu de diminuer même après l'iridectomie*.

*Dimensions du globe normales*. Derrière le cristallin cataracté on trouva dans l'entonnoir formé par la rétine les restes du corps vitré; quelques taches apoplectiques sur la rétine; entre la rétine et la choroïde se trouvait un liquide séreux et jaunâtre qui remplissait la majeure partie de la cavité postérieure de l'œil et qui renfermait quelques cellules de pigment. La face externe de la choroïde adhère partout à la sclérotique. Dans la choroïde se trouve du côté externe du nerf optique une *tumeur franchement limitée*, ronde, d'une longueur de 17 millimètres, large de 15 millimètres et épaisse de 9 millimètres. La face interne de cette tumeur est recouverte par la couche pigmentée et par la couche vasculaire de la choroïde et soudée par un exsudat avec la rétine qui est attirée en arrière. A l'extérieur, la tumeur est couverte par le feuillet externe atrophié de la choroïde et se détache facilement de la sclérotique sauf en un point bien circonscrit où l'on note une union très-lâche. La tumeur montre à la coupe une texture uniforme et assez molle. Point de liquide à la pression, ni de structure alvéolaire sous le microscope, mais partout *cellules allongées* à gros noyaux. Virchow déclara que *cette tumeur était un sarcôme*.

Etait-il possible dans ce cas de reconnaître par l'ophthalmoscope la présence d'une tumeur? Même si la partie circonscrite de la rétine qui était adhérente au nerf optique et à la face interne de la tumeur avait pu être examinée, examen qui fut rendu impossible par les éminences de la rétine, nous n'aurions pas remarqué à cet endroit le moindre signe pathognomonique parce que la rétine en ce point n'était pas à proprement parler infiltrée et ne présentait pas de dégénérescence graisseuse. Le fait que la rétine n'était pas rétractée au niveau de l'entrée du nerf optique mais dans un autre endroit plus large nous aurait tout au plus permis de supposer une cause d'une affection tout à fait locale. Même quand on eut enlevé l'hémisphère antérieur de l'œil, et que l'on put voir le fond de l'œil, il était impossible de constater la présence d'une tumeur. On ne peut guère douter que le développement de la tumeur a précédé le décollement de la rétine.

Celui-ci s'explique facilement par la pression que la tumeur exerçait sur les veines émissaires. On serait même étonné s'il en était autrement, surtout à cause du siége de la tumeur qui est dans la choroïde ou entre la choroïde et la sclérotique.

De Graefe n'admettait donc pas, en 1858, que l'on pût faire le diagnostic des tumeurs rétro-rétiniennes avec l'ophthalmoscope, sauf dans le cas où partant, soit du nerf optique, soit de la face interne de la rétine, elles détruisaient cette membrane et se laissaient alors apercevoir. Mais il se passe longtemps avant que ce phénomène se produise, et d'autres symptômes viennent s'ajouter aux soupçons que l'on peut avoir.

Le même auteur pensait qu'il fallait être très-réservé dans son diagnostic, même quand on apercevait directement une tumeur; il avait été trompé dans plusieurs faits qu'il exposa de la manière suivante :

OBSERVATION XXXXI.

Si l'existence d'un décollement nous cache quelquefois une tumeur, je puis signaler un autre fait qui peut donner lieu à des erreurs en sens contraire. En effet, il y a quatre ans, je constatai chez un malade une proéminence située à côté du pôle postérieur et qui s'étendait vers le milieu du corps vitré. Cette saillie chassait avec elle la rétine et la choroïde. Le sommet s'éloignait du fond de l'œil de 4''', ainsi que l'indiquaient les images ophthalmoscopiques, et était visible à la lumière solaire, quand la pupille était dilatée; on y distinguait également les vaisseaux rétiniens serpentant avec une teinte jaune grisâtre. A l'ophthalmoscope la rétine semblait un peu trouble au sommet, de sorte que le tissu choroïdien, malgré une faible pigmentation, n'était nettement visible qu'à la base de la proéminence, point où il se continuait avec le fond de l'œil.

Comme *il n'y avait pas de flottement* dans le mouvement des yeux, je crus à l'existence d'une masse solide entre la choroïde et la sclérotique et je craignis la formation d'une tumeur maligne. Je continuai donc à observer le malade. L'aspect de la proéminence resta la même et plus tard il s'ajouta un décollement de la rétine autour de la tumeur. L'œil devint atrophique. J'observai, un an plus tard, un cas semblable; le malade prétendait que les troubles fonctionnels étaient survenus tout à coup après une vive émotion. Dans ce fait également il y eut décollement autour de la proéminence et phthisie du globe. Tout récemment, je vis un autre cas de ce genre. Il m'est impossible de donner des renseignements sur la cause de cet état pathologique parce que l'examen anatomique n'a pu être fait, mais il est certain que la rétine et la choroïde étaient décollées de la sclérotique. On peut attribuer à une origine apoplectique le début brusque noté dans le second cas parce que le malade était officier et fermait alternativement et souvent les yeux. Un épanchement sanguin aussi considérable ne peut presque pas avoir lieu sans teinte hémorrhagique; j'ai, il est vrai, remarqué dans l'un des cas des modifications ecchymotiques, très-peu étendues cependant, à la base de la proéminence. Il est possible qu'un épanchement séreux entre la choroïde et la sclérotique soit la cause de cet aspect avec lequel concorde le décollement consécutif et l'atrophie du globe. Mais d'où provient cette forme fixe pour un certain temps qui simule si bien une tumeur? Y aurait-il du liquide même lorsque les mouvements du globe ne provoquent pas de mouvements de flottement? C'est bien possible, mais on ne peut pas trancher cette question parce qu'il manque encore des expériences sur les caractères ophthalmoscopiques du décollement de la choroïde. Cet état est facile à reconnaître pour qui l'a vu une fois (1).

4° Le symptôme physique de la *tension du globe*, dont il vient d'être question, et qui, dans plusieurs cas difficiles, servit à Graefe à diagnostiquer une tumeur où l'ophthalmoscope ne lui avait révélé qu'un décollement de la rétine, ce symptôme, dis-je, est un bon signe; car, dans le cas de tumeur, la tension reste normale ou se trouve plus ou moins augmentée (2), tandis qu'un œil atteint de décollement simple est généralement ramolli. Voilà la règle générale, mais elle présente comme les autres des exceptions. Si, comme il arrive parfois, et comme nous en citerons un exemple bientôt, la tumeur se fraie rapidement une issue au dehors de la coque oculaire, par exemple vers la gaîne du nerf optique,

(1) Von Graefe, Archiv für Ophthal., 1858, Abth. 2, p. 218.

(2) Soelberg Wells est du même avis. The Lancet, sept. 23, 1871, p. 423.

(3) « Lorsqu'il y a un décollement de la rétine, la tension diminue et l'œil devient de plus en plus mou. Ce n'est que lorsque le décollement rétinien résulte d'une tumeur de la choroïde qu'il survient une augmentation de la pression intra-oculaire et que le globe devient plus dur. » Meyer, Manuel des maladies des yeux. Paris, 1873, p. 303, l. c.

l'œil peut être moins consistant, mais ces faits sont rares. Par contre, on sait que dans un décollement simple la tension augmente quelquefois quand il se produit une exsudation momentanée plus notable dans l'intérieur de l'œil; mais ces faits se présentent rarement, et l'on peut dire qu'*en règle générale* la tension est diminuée dans les décollements simples de la rétine. Donc, si l'on vient à constater le contraire, il y aura lieu de faire un nouvel examen ophthalmoscopique très-minutieux, après atropinisation, afin d'être bien certain que les symptômes de tumeurs rétro-rétiniennes, dont nous parlerons, ne se voient pas dans ces cas (1). Quelques années plus tard, Graefe constatait de nouveau la difficulté qu'il avait encore rencontrée dans le diagnostic des sarcômes de la choroïde à leur début. « Je suis de plus en plus convaincu, disait-il (2), que le développement de ces tumeurs est presque toujours accompagné à son début par une inflammation séreuse de la rétine. A part les tumeurs du corps ciliaire, *il sera donc presque impossible*, d'après cela, *de constater avec l'ophthalmoscope les premiers commencements d'un sarcôme de la choroïde.* Nous verrons bien plutôt, au commencement de la maladie, un simple décollement de la rétine, et ce ne sera que *par l'absence des causes ordinaires de cette affection,* que nous pourrons soupçonner la tumeur, car il ne peut être question de reconnaître sûrement celle-ci à cette époque de son développement. Lorsqu'elle a pris un certain volume, et que le liquide sous-rétinien se trouve de plus en plus repoussé avec le corps vitré, la masse de la tumeur atteint de nouveau la

(1) « *Dans tout cas de décollement prononcé de la rétine où la pression intra-oculaire augmente* en même temps que se montrent les symptômes d'un glaucôme *il faut craindre l'existence d'une tumeur sous-rétinienne.* » Archiv für Ophth., B. II, Abth. 1, p. 214, et B. IV, Abth. 2, p. 244. Annales d'oculist., t. L. p. 261.

(2) Archiv für Ophth., B. IX, Abth. 2, p. 238.

rétine ; alors seulement on aperçoit des bosselures abruptes, présentant *parfois des couleurs pigmentées*, à côté desquelles on voit des *portions de rétine flottante*. La supposition d'une tumeur choroïdienne peut venir à l'esprit, surtout si en même temps que ces bosselures se développent, la *tension intraoculaire augmente* progressivement et rapidement ».

Malgré l'opinion de Graefe, on doit dire que la présence d'un décollement rétinien et du liquide qui l'accompagne n'est pas toujours un obstacle à la vue d'un ou de plusieurs points de la tumeur rétro-rétinienne. Si celle-ci siége dans l'hémisphère inférieur du globe, le liquide, toujours peu abondant dans ce cas, comme le montre du reste l'examen des pièces anatomiques de sarcôme au début, subit l'influence de la pesanteur et se réunit autour de la base du néoplasme, laissant le sommet libre. Il faut, bien entendu, pour que ce phénomène se produise, que la tumeur soit déjà un peu développée. De même, si elle siége au pôle postérieur, le liquide sous-rétinien se réunit dans les parties déclives et laisse libre la majeure partie de la tumeur. Alors l'ophthalmoscope peut réellement devenir d'un grand secours et suffire pour porter le diagnostic. L'observation I (70e de la statistique citée en tête de ce travail) est très-concluante sous ce rapport (voir les détails de ces examens ophthalmoscopiques, ch. III). Nous les résumerons ici, en insistant surtout sur les points suivants :

1° Siége de la lésion ;

2° Aspect particulier du décollement, *peu de flottement;*

3° Présence de *deux réseaux vasculaires* et de taches blanches et noires ;

4° Nécessité des mouvements parallactiques pour se rendre bien compte de la *position relative antérieure et postérieure de ces réseaux et de ces taches.*

*Siége de la lésion.* — Tout décollement de la rétine qui ne siége pas au lieu d'élection des décollements, c'est-à-dire à la partie inférieure de la rétine, doit être regardé comme suspect, et peut ne pas être un décollement simple mais un décollement compliqué de tumeur intra-oculaire.

Il peut certainement exister des décollements simples qui, au début de l'affection, siégent dans les parties latérales ou même supérieures; nous avons eu, il y a un an, l'occasion d'en observer un cas remarquable chez un homme d'une trentaine d'années, très-myope, et dont l'autre œil s'était déjà perdu après une affection semblable; mais ces faits sont rares, et presque toujours le décollement siége en bas. Lors même que la rétine aurait été d'abord détachée en haut, le liquide sous-rétinien fuse entre cette membrane et la choroïde et finit par atteindre les parties inférieures (Meyer). Nous avons donc raison d'appeler l'attention sur tous ceux qui siégent ailleurs, surtout quand on ne trouve pas chez ces malades les causes prédisposantes du décollement ordinaire de la rétine, traumatisme, chute, myopie élevée, produits pathologiques tels que brides fibreuses, etc., dans le corps vitré.

Indépendamment de son siége, *le décollement*, dans le cas de tumeur, offre un aspect tout différent de l'hydropisie sous-rétinenne ordinaire. Dans celle-ci on observe le reflet particulier grisâtre ou bleu verdâtre bien connu, les plissements et les ondulations de la membrane nerveuse aussitôt que le malade change la direction de son regard, parce que le liquide sous-rétinien est abondant et se déplace au moindre mouvement de l'œil, de telle sorte que les saillies et les dépressions formées par la rétine se modifient à chaque instant, pour reprendre leur premier aspect quand l'œil revient au repos. A-t-on affaire, au contraire, à une tumeur de la choroïde? La quantité de liquide est diminuée d'autant derrière la rétine; et, comme le déficit est remplacé par une masse solide, il est facile de comprendre que les ondulations seront moins prononcées et pourront même manquer; surtout si, comme il arrive encore assez fréquemment, le sommet de la tumeur contracte des adhérences avec la face postérieure de la rétine (voir chap. III, obs. 1); alors toute la portion centrale est absolument fixe. On n'observe qu'une légère zône à la périphérie de la région malade, qui a conservé le reflet bleuâtre et le flottement du décollement simple. Suivant Becker, ce sont surtout les tumeurs siégeant au niveau de la macula et du corps ciliaire qui ne sont pas accompagnées de décollement de la rétine. On a, dans ce cas, le contraste de la teinte donnée par un liquide séreux et celle que produit le néoplasme sous-rétinien. Le premier offre une certaine transparence, tandis que le second absorbe beaucoup plus la lumière et est plus opaque. A côté d'un *liseré* bleuâtre ou gris clair on trouve une surface *rosée* ou *rosée et jaunâtre*. Cette différence de teinte est un indice précieux pour un observateur exercé, bien qu'elle ne révèle pas d'une façon absolue la présence d'une tumeur.

Ces variétés de coloration peuvent, en effet, se retrouver dans les choroïdites suppurées; mais, quand celles-ci sont arrivées à la période d'état, elles donnent généralement lieu à des phénomènes qui n'existent pas dans le cas de tumeur intra-oculaire au début.

En faisant abstraction de la teinte *rosée* et jaunâtre, que nous avons constatée tout dernièrement encore chez le malade qui a subi l'énucléation le 16 septembre dernier (obs. 73e de la statistique), *un* dernier *signe ophthalmoscopique* a *une valeur absolue* quand on le constate, c'est la présence en un point du fond de l'œil d'un double réseau vasculaire, *dont l'un est de nouvelle formation*, et l'*apparition successive* de points blancs et noirs au niveau de cette vascularisation anormale (voir les obs. I, chap. III, XLII, p. 161 et XLIV, p. 163). Il est difficile de voir nettement ces détails à l'image renversée.

Mais, en examinant à l'image droite, après avoir placé derrière le miroir une lentille convexe qui corrige l'amétropie factice, on s'en rend compte avec beaucoup plus de facilité. Alors, si l'on dirige son observation sur un ou plusieurs vaisseaux rétiniens du côté de la lésion, on les voit manifestement disparaître derrière un repli bleuâtre et se montrer de nouveau, mais cette fois, au sommet de la tumeur qu'ils traversent, en formant des sinuosités, non-seulement dans le sens du plan vertical, mais aussi dans un plan antéro postérieur, si bien qu'on n'aperçoit nettement que des tronçons de ce vaisseau : quand on voit bien les uns, les parties voisines deviennent diffuses et réciproquement. Ce point, qui prouve déjà une différence de niveau dans ce réseau vasculaire, sera vérifié par les mouvements parallactiques ainsi que par l'emploi de l'ophthalmoscope binoculaire dont l'usage est ici nettement indiqué. Ce qui rend ces deux modes d'exploration réellement indispensables, dans le cas actuel, c'est la présence du réseau vasculaire anormal derrière la rétine. Il ne s'agit plus ici des vasa-vorticosa; ceux-ci ont disparu au niveau de la tumeur. A leur place, on constate, en faisant toujours l'examen à l'image droite, de petits vaisseaux très-fins qui ont une direction tout à fait irrégulière et anormale (voir obs. 1 et fig. 1, pl. I). Si, en même temps qu'on les examine, on porte la tête légèrement dans un sens ou dans l'autre, on peut remarquer qu'ils se déplacent plus que les gros vaisseaux rétiniens vus simultanément. Ce phénomène donne toujours une notion très-nette des différences de niveau les plus légères, et il prouve, pour le fait qui nous occupe, que les vaisseaux de la rétine sont situés sur un plan *antérieur*, tandis que les autres tapissent la surface d'*une tumeur située derrière le plan de la rétine*. On arrive donc, par ce moyen, à une notion précise du siége de la lésion. A ce signe nous ajouterons le suivant. Quand, par des examens successifs, et faits, par exemple, tous les huit ou dix jours, l'observateur a constaté qu'un point de la lésion, uni et d'une seule teinte, au moment des examens antérieurs, est devenu le siége de ces petites taches blanches exsudatives, de fines hémorrhagies ou de taches noirâtres, il n'est plus possible de douter qu'on est en présence d'une tumeur qui prolifère, et les taches noirâtres peuvent même donner une idée de la nature de la tumeur. Ne sait-on pas, d'ailleurs, que la plupart des tumeurs choroïdiennes sont des mélano-sarcômes?

5° Si parallèlement à ces symptômes, on a vérifié que le champ visuel se rétrécit encore dans la partie qui présentait déjà une restriction (voir obs. I et V), l'hésitation ne sera plus possible et on devra se prononcer pour l'existence d'une tumeur intra-oculaire.

Mais il est important de faire l'examen du champ visuel d'une façon très-rigoureuse. Pour déterminer l'étendue de la vision périphérique, le regard restant fixé sur un même point, on met le malade en face un tableau noir placé verticalement devant ses yeux à la distance de 1 ou de 2 pieds; le point important c'est que tous les examens du champ visuel soient pris à la même distance, car à 2 pieds (66 centimètres) le champ visuel est naturellement plus étendu qu'à 33 centimètres ou 1 pied; le point de fixation doit être à la même hauteur que les yeux du malade, afin que le regard soit horizontal. On trace alors une croix blanche sur le centre du tableau, afin de donner à l'œil du malade un point de repère qu'on lui recommande de ne pas perdre de vue.

Veut-on prendre le champ visuel de l'O. G., par exemple? Le malade cache l'autre œil avec sa main ou avec un mouchoir, mais en ayant soin que celui-ci ne dépasse pas la saillie du nez, ce qui donnerait une restriction en dedans et pourrait induire en erreur. Toutes ces précautions étant prises, la distance de l'œil au tableau étant de nouveau vérifiée (si l'on n'a pas de mentonnière pour fixer la tête), on promène un morceau de craie depuis la croix blanche jusqu'au moment où le malade qui la fixe toujours, avertit qu'il ne voit plus la craie. A cet endroit on marque un trait. Ainsi de suite pour toutes les directions cardinales et intermédiaires. Le malade ayant toujours de la tendance à suivre la craie que l'observateur tient en main, on diminue la difficulté en la promenant de la périphérie du tableau vers le point de fixation, ayant toutefois averti le malade d'indiquer dès que son œil apercevra le morceau de craie. Les deux procédés sont bons, mais quel que soit celui qu'on adopte, il faut employer le même pour le même malade.

Tous les points marqués sur le tableau sont réunis ensuite par une ligne qui indique l'étendue du champ visuel, la régularité ou les échancrures de ses limites. Il peut se présenter des interruptions, des lacunes fixes centrales ou périphériques, ce sont ces points où la rétine ne perçoit plus qu'on nomme *scotômes*.

Quand l'acuité visuelle de l'œil malade est trop défectueuse, pour que la croix blanche et le morceau de craie soient assez nettement aperçus, on prend le champ visuel avec une lumière, dans une chambre obscure, en procédant d'une façon analogue. Mais il ne faut pas oublier de bien masquer la lumière avec un écran, quand on la déplace du point de fixation centrale vers les parties périphériques, sans quoi l'œil qui cherche la lumière qu'on veut lui faire voir trouve plus facile de suivre celle-ci et l'observateur prend toujours la perception centrale quand il croit prendre la perception périphérique. Tous ces détails sont absolument indispensables à mettre en pratique, si l'on veut avoir un tracé exact du champ visuel. Dessiné de la sorte, celui-ci acquiert une grande valeur dans la question qui nous occupe, lorsqu'il se rétrécit de plus en plus au même point.

Nous ne sommes donc pas complètement de l'avis du prof. de Graefe qui n'admettait, tout au plus, la possibilité d'un semblable diagnostic que pour quelques tumeurs situées au niveau du pôle postérieur, près de la macula ou du nerf optique et qui devenaient de suite adhérentes à la rétine. Ce qui prouve que cette opinion était trop absolue c'est que dans notre observation I, la tumeur siégeait tout à fait à la partie externe de l'œil (voir fig. 1, chap. III, et pl. I, fig. 1).

*En résumé*, il est donc possible, au moyen de l'ophthalmoscope, de faire le diagnostic d'un sarcôme de la choroïde puisque ce diagnostic a été fait dans deux des trois cas que nous avons observés. Rien ne dit que dans le troisième il n'aurait pu être également établi, car le malade n'a été vu, pour la première fois, qu'à la période glaucomateuse. Le *diagnostic* se base sur les données suivantes :

1° Siége anormal du décollement en haut ou en dehors, ou même obliquement en bas et en dehors.

2° Immobilité ou mobilité très-restreinte de la partie centrale et supérieure de la lésion.

3° Réseau vasculaire de nouvelle formation, situé derrière la rétine.

4° Apparition successive, sur la surface de la tumeur, d'îlots diversement colorés du blanc au noir, ou de petits foyers hémorrhagiques.

5° Restriction progressive de la même partie du champ visuel.

Nous pourrions paraître optimiste, si cet avis était émis pour la première fois par nous. Mais d'autres observateurs ont déjà cité la possibilité d'un diagnostic analogue, dès la première période du sarcôme. Nous citerons, entre autres, Knapp et Otto Becker, d'Heidelberg.

Au congrès d'ophthalmologie qui eut lieu dans cette ville en 1868 (1), la question du diagnostic des sarcômes fut de

(1) Congrès de Heidelberg, Klinische Monatsblätter für Augenheilkunde, Bd. VI, p. 318 ; Archiv für Augen und ohrenh., B. I, Abth. 2 p. 214 à 230, 1870, et Annales d'oculistique, t. LXVII, p. 201, 1872.

nouveau agitée à propos du travail de Knapp sur les tumeurs intra-oculaires.

Le Dr de Wecker fit connaître à ce sujet l'opinion que nous trouvons énoncée dans son livre, à l'article *Gliôme :* « Tout ce qu'il est possible d'avancer à cet égard au point de vue pratique, dit cet auteur, c'est qu'on voit le gliôme à l'ophthalmoscope donner à la rétine, dans une étendue variable, un éclat chatoyant et métallique (œil de chat amaurotique), *tandis que le sarcôme est généralement masqué* sous un décollement de la rétine d'aspect ordinaire » (1).

Le professeur Knapp inclinait, au contraire, à admettre que ces tumeurs peuvent, dans leur développement, rester appliquées contre la face externe de la rétine, et que le diagnostic des sarcômes à la première période était, par conséquent, dans les choses possibles (2). Graefe, de son côté, tenait pour établi tant l'absence que l'existence du décollement pendant le premier stade des tumeurs sous-rétiniennes ; quoique, d'après son expérience, le décollement fût plus fréquent. Outre l'autorité du nom de Knapp que nous venons de citer, nous mentionnerons, d'une façon tout à fait spéciale, celle du professeur O. Becker d'Heidelberg, qui a publié en 1870, dans les Archives de H. Knapp et de S. Moos, un article sur le diagnostic du sarcôme. Sur seize pièces pathologiques de sarcôme de la choroïde que possédait Becker, il en a cité trois surtout qui, sous le rapport de leur apparition comme sous celui de leur développement tout entier, méritent une attention particulière. Ce sont des sarcômes qui ont pris leur point de départ exactement dans la région de la macula lutea, et qui à un certain moment ont pu être reconnus et observés à l'ophthalmoscope à une époque où ils étaient encore au premier degré

(1) De Wecker, Maladie des yeux, t. II, p. 370. Paris, 1868.

(2) Cette opinion va trouver encore sa confirmation dans les obs. 37, 38 et 39 qu'on va lire.

de leur développement, et pouvaient être sûrement regardés comme complètement intra-oculaires.

Observation XL (49e de la statistique) (1).

La malade était une femme de 40 ans, bien constituée. Milieux réfringents transparents ; *dans la région de la macula* du côté *gauche*, *place blanche*, arrondie, environ quatre fois aussi grande que la papille, ne présentant pas de bords tranchés, parcourue par des *vaisseaux dilatés* et tellement proéminents que l'on pouvait voir facilement le sommet de l'élevure à l'aide d'un verre convexe nº 10, tandis que le restant du fond de l'œil était vu facilement sans correction par un œil emmétrope. Les vaisseaux présentaient exactement les dispositions qu'on voit sur les injections de la rétine.

Ainsi, dans cet endroit où à l'état normal il n'y a pas de vaisseaux on remarquait un *système vasculaire très-bien développé*. Mais, comme on ne voyait derrière la rétine ni les contours d'une vésicule, ni aucun mouvement, ni aucun signe réel d'accroissement, on écarta la pensée d'un cysticerque et on réserva le diagnostic. *Scotôme central* qui correspondait exactement à l'image ophthalmoscopique ; vision excentrique presque aussi bonne que celle de l'autre œil.

Deux ans plus tard j'assistais, dit Becker, le professeur Arlt pour une énucléation d'un œil à cause d'une tumeur de l'orbite en connexion avec celui-ci. Je reconnus ma malade que Arlt avait vue dans ces derniers temps seulement. On enleva le globe et la tumeur en entier sans entamer celle-ci.

Bien que l'opération eût parfaitement réussi, *la malade mourut* sans récidive locale, mais l'*autopsie montra de nombreux mélano-sarcômes* dans presque tous les viscères et *notamment dans le foie*. L'examen microscopique montra un *remarquable sarcôme à cellules fusiformes* très-grandes. La tumeur présentait, sur la coupe, des parties très-pigmentées d'un noir foncé et d'autres d'un jaune pâle. Dans ces derniers points il n'y avait presque pas de pigment. Dans le globe on trouva de nombreuses membranes dans le corps vitré. La *rétine* était *partout adhérente à la choroïde*, mais au ni-

(1) Otto Becker, Zur Diagnose intraocularer Sarkome ; Archiv für Augen und Ohrenheilkunde. Carlsruhe, 1870, p. 215 à 229.

veau du nerf optique et de la macula elle était poussée en avant par une bosselure aplatie.

La raison de cette protrusion de la rétine réside dans une *masse fortement pigmentée en noir* qui forme dans le nerf optique deux petites bosselures isolées dans la région de la macula. La *sclérotique est traversée* par la tumeur qui est placée *au côté externe du nerf optique* et se confond en arrière avec elle.

Il est particulièrement remarquable que la tumeur qui prenait son point de départ à l'extérieur de l'œil ait traversé la sclérotique en dehors au point d'atteindre le volume d'un œuf de pigeon, tandis que dans l'espace de deux années elle *n'avait acquis qu'un très-faible développement vers l'intérieur de l'œil.* On peut admettre avec grande probabilité qu'au premier examen il n'y avait pas trace de cette tumeur.

Observation XLI (50e de la statistique).

Quelques semaines après, se présenta à la clinique de Arlt un homme se plaignant de mal voir; l'œil droit avait l'*habitus glaucomateux*, *scotôme central* dans le champ visuel. De nombreuses opacités dans le corps vitré gênaient l'examen du fond de l'œil. On ne pouvait reconnaître que ceci : précisément au pôle postérieur devait exister une protrusion assez forte de la rétine, mais on ne pouvait distinguer aucun vaisseau et aucun mouvement; l'*exagération de la tension* rendait vraisemblable la conclusion à une tumeur intra-oculaire puisque l'idée d'un glaucome primitif pouvait être exclue. Le malade n'accepta pas la proposition de l'énucléation.

*En septembre* 1868, je reconnus ce même malade chez Billroth. Le chirurgien enleva un *néoplasme de l'orbite de la grosseur d'une pomme*. La *cornée est détruite* en partie. La forme extérieure du globe est assez bien conservée. Dans la région du pôle postérieur est une tumeur *dans laquelle la choroïde a disparu* et qui refoule devant elle la rétine, tandis que la *sclérotique est traversée* en entier par elle. On peut détacher assez facilement le nerf optique de la masse de la tumeur, et il ne contient que *par places des éléments sarcomateux*. Mais vers la région externe, la tumeur s'est accrue et a atteint des dimensions telles que, pendant la vie, elle remplissait l'orbite et proéminait hors de celui-ci. Ici néanmoins comme dans le cas précédent, la tumeur *a pris son point de départ dans la macula.*

L'examen microscopique montre *un sarcôme à cellules rondes et petites.*

En 1869, *deux ans après,* le malade présente une *récidive* dans l'orbite.

OBSERVATION XLII (51e de la statistique).

En 1869, la sœur X... prétendait avoir perdu depuis plusieurs semaines la *vue centrale* de l'œil droit. Le scotôme avait été primitivement très-petit, mais depuis il s'agrandissait et gênait, même les deux yeux ouverts. Intégrité parfaite des portions antérieures du globe. Dans la région de la macula, on voyait une *proéminence* transversalement ovalaire, composée de deux mamelons, et présentant une *couleur blanchâtre.* Vaisseaux rétiniens dilatés, notamment une veine qui avançait jusqu'au centre de la macula et semblait là s'enfoncer dans la profondeur, place dans laquelle on ne voit certainement *pas de vaisseaux à l'état normal.* Vers les limites, la tumeur se perdait insensiblement dans le niveau de la rétine, de sorte qu'on voyait les vaisseaux monter sur elle sans interruption. Scotôme nettement circonscrit, vision périphérique conservée. On diagnostiqua immédiatement un *sarcôme de la choroïde,* mais l'opération ne fut décidée que lorsque des examens réitérés firent reconnaître dans la masse de la tumeur de *nombreux vaisseaux très-pâles,* serrés les uns contre les autres, qu'il fallut reconnaître de suite pour des *vaisseaux de nouvelle formation,* parce que lors des examens antérieurs aussi attentifs, je ne les avais pas aperçus. Un autre point était encore à noter, c'était que *leur arrangement ne coïncidait ni avec celui des vaisseaux rétiniens, ni avec celui des vaisseaux choroïdiens.*

Aussitôt après l'énucléation, je fis la section du globe dans la région de l'équateur. Outre la tumeur que j'avais reconnue à l'ophthalmoscope dans la région de la macula, la coupe passa à travers un autre noyau sarcomateux situé dans l'équateur et auquel la rétine était intimement unie.

Dans ces trois cas, ajoute Becker (1), où il a été possible d'observer à l'ophthalmoscope, tout à fait à leur début, des sarcômes de la choroïde, ceux-ci avaient déjà atteint un tel

(1) Becker, Archiv de Knapp et Moos, 1870, p. 827, l. c.

développement qu'ils compromettaient déjà notablement la vision, et *cependant il n'y avait pas décollement de la rétine.* Bien au contraire, l'examen ophthalmoscopique, aussi bien que les pièces anatomiques, montrèrent que *la rétine était restée en contact intime avec la masse de la tumeur.*

Pour ce qui est de l'examen ophthalmoscopique, il faut reconnaître que celui-ci ne fut possible que pendant un temps très-court du développement des tumeurs.

Dans le premier et le troisième cas la rétine repose immédiatement sur le sarcôme de la choroïde, bien que dans le troisième cas nous ayons à faire à un *sarcôme récent,* tandis que dans le premier, il s'agit d'un *sarcôme qui a subsisté plusieurs années.*

Le sarcôme, lorsqu'il a existé assez longtemps et qu'il se développe du côté du corps vitré, prend de bonne heure *une forme sphéroïdale.* — Il arrive parfois que, durant tout le temps de leur développement, les sarcômes de la choroïde ne sont accompagnés que de *peu ou pas de liquide* entre la surface de la tumeur et la rétine avoisinante; de sorte que, *par la forme seule du déplacement de la rétine vers le corps vitré,* on peut faire le diagnostic d'un sarcôme.

Observation XLIII. (52e de la statistique).

En 1866, se présente au professeur Arlt un homme opéré par lui, de cataracte, avec succès, trois ans auparavant. Il se plaignait de voir mal depuis quelque temps. Vision centrale bonne, mais *en bas et en dedans, lacunes dans le champ visuel.* Conformément à cela, à l'ophthalmoscope, masse arrondie, recouverte par la rétine, qui proéminait dans le champ pupillaire et *n'avait pas la teinte bleuâtre ordinaire* dans les décollements de la rétine; de plus, les vaisseaux n'étaient pas bruns ou noirâtres, mais avaient leur coloration normale au voisinage de la tumeur. Fond de l'œil normal. On y reconnaissait facilement la papille, mais on constatait qu'à une certaine étendue d'elle, vers la base de la tumeur, *la rétine était légèrement décollée*. En examinant les vaisseaux de la surface de la tumeur, on les poursuivait jusqu'au bord de la masse convexe et on voyait que là ils se recourbaient en arrière.

Les mouvements parallactiques montraient que cette masse convexe s'amincissait en arrière et que l'on avait une tumeur pédiculée. *Nulle part on ne voyait de décollement sacciforme*. Il fallait, par conséquent, que la rétine fût plus ou moins en *contact avec la surface de la tumeur*. Un simple décollement de la rétine ne prend jamais cette apparence et on pouvait, par cela seul, diagnostiquer une tumeur de la choroïde.

Pour affirmer le diagnostic on fit la *ponction de la rétine* du côté du corps vitré. Il y eut un abondant écoulement sanguin, mais la *tumeur ne s'affaissa pas*. Le malade refusa d'abord l'énucléation qui fut pourtant faite peu après.

*La tumeur avait déjà pénétré dans l'orbite*. Aussi il y eut *récidive au bout de trois mois* et on dut extirper tout le contenu de l'orbite. Le malade mourut le lendemain d'apoplexie. Le microscope montra un *sarcôme peu pigmenté et à grandes cellules*.

### Observation XLIV (53e de la statistique).

Il s'agit d'un adulte qui présenta à l'ophthalmoscope les mêmes symptômes que le malade précédent ; mais ce qu'il y eut de particulier, c'est qu'on vit à travers la rétine une *vascularisation d'une forme extraordinaire*. Le diagnostic, par cette simple constatation, n'était plus difficile à poser. Il y eut également ceci de remarquable, que cet œil resta pendant *deux ans sans douleurs et sans exagération de la tension*. Le malade fut malheureusement perdu de vue au bout de ces deux ans.

### Observation XLV (54e de la statistique).

En mars 1867, un jeune homme de 28 ans vit quelque chose de particulier devant l'œil, *sans sensation de douleurs*. Vers la fin de mars il se rendit chez un médecin qui instilla de l'atropine et proposa la *ponction de la rétine décollée*. Becker constata chez ce malade les mêmes particularités que dans les deux cas précédents. Le malade lisait le n° 4 de Jaejer, de 5 à 7 pouces, $S = \frac{20}{30}$. Structure emmétrope.

Une tumeur ronde, étranglée à sa base, située immédiatement derrière le cristallin et recouverte par la rétine s'étendait vers l'axe visuel de l'œil, de sorte que le regard la rasait quand on examinait la macula lutea ; papille et parties avoisinantes normales. Sur le sommet de la tumeur, les plus gros vaisseaux de la rétine se reconnaissaient facilement et étaient entourés d'extravasats. Quand on examinait le centre de la tumeur, elle semblait être blanchâtre, d'un rouge mat. Ce n'est que du côté du bord externe qu'elle prenait une couleur bleuâtre. Au moyen de l'ophthalmoscope on put constater que *derrière la rétine il existait un second contour*, parce qu'à ce niveau, elle était séparée de la tumeur par une couche liquide.

Dans ce cas, j'ai employé une méthode d'investigation dont les traités d'ophthalmoscopie n'ont pas parlé jusqu'à présent, et par laquelle on peut atteindre avec l'ophthalmoscope les grossissements les plus considérables. Dans un cas d'hypermétropie très-forte, l'image est d'autant plus grande que la lentille placée derrière l'ophthalmoscope est plus forte, et l'on peut, dans ce cas, se servir de lentilles d'autant plus fortes que l'on se rapproche davantage de l'œil. Aussi longtemps que l'on place la lentille derrière le miroir, il faudra toujours s'écarter au moins de 2 pouces de l'œil. Cette distance peut être diminuée quand on place la lentille entre l'œil et le miroir.

En examinant par ce procédé, on peut arriver à voir dans la rétine et derrière elle des transformations, qui sans cela eussent échappé à l'œil.

C'est ainsi qu'on vit les hémorrhagies de la rétine se résorber petit à petit, mais on vit apparaître dans la profondeur, derrière elles, çà et là, des lignes rougeâtres à contours nets et précis, qui bientôt, par leurs anastomoses, furent reconnues pour des vaisseaux. Ils étaient sensiblement plus larges que les vaisseaux de la rétine qui étaient au contraire étroits et filiformes. Ils présentaient une teinte rouge uniforme et de *nombreuses anastomoses*. Comme dans leur parcours ils ne présentaient *aucune ressemblance, soit avec les vaisseaux rétiniens, soit avec ceux de la choroïde*, il fallait les considérer comme des *vaisseaux de nouvelle formation appartenant à un néoplasme.*

Le diagnostic était donc fixé et on savait quelle conduite tenir; mais le malade refusa de se soumettre à l'énucléation. Au mois de décembre suivant, des douleurs intolérables étant survenues, le malade décidé à l'opération, vint à nous; l'œil présentait les *symptômes du glaucome.*

L'énucléation, suivie de l'examen microscopique, montra qu'on avait affaire à un *sarcôme de la choroïde.* Depuis lors, deux ans après l'opération, il n'y a pas eu de récidive et *le malade se porte bien.*

Observation XLVI (55e de la statistique).

Le même cas a été examiné par Becker sur un homme de 58 ans. L'œil droit présente absolument le même aspect que dans les trois cas précédents; il existe également une petite tumeur ronde recouverte aussi, par la rétine présentant également un pédicule. On constate en rapprochant la lentille aussi près que possible, non-seulement les capillaires de la rétine, mais encore ceux de la tumeur. *Le bord externe est bleuâtre*, de sorte qu'il faut admettre qu'une *mince couche de sérosité* est interposée entre la rétine et la tumeur. Le diagnostic, dans ce cas où l'*on observe les vaisseaux mêmes de la tumeur*, n'est pas douteux. Mais sans la vue de ces vaisseaux la *forme particulière de la saillie* m'aurait suffi pour diagnostiquer une tumeur de la rétine.

D'après ce que Becker a observé (1), et d'après l'expérience d'autres auteurs, il résulte donc que *c'est le siége du sarcôme choroïdien* qui fera qu'au début on pourra le distinguer sûrement d'un décollement simple de la rétine.

« 1° Si le sarcôme se développe dans le corps ciliaire, Knapp a prétendu, et Graefe a admis, que la rétine peut rester en

(1) Ces sept observations du prof. Becker qu'on vient de lire sont accompagnées de deux pages de réflexions qui résument la question du diagnostic des sarcômes de la choroïde au début. Nous en donnons la traduction aussi exacte que possible.

contact avec la surface de la tumeur pendant toute la durée de développement, mais que ce n'est pas du tout une raison pour qu'on puisse faire le diagnostic d'une tumeur, parce qu'un décollement de la rétine proprement dit, dans le point en question, est absolument impossible à cause de l'union intime qui existe entre la partie la plus antérieure de la rétine et l'ora serrata. Dans de certains cas, on peut faire le diagnostic d'un sarcôme de la choroïde, parce que *la tumeur décolle l'iris de ses attaches* ciliaires. C'est ce qui est arrivé à Knapp et à de Wecker.

2° Si le sarcôme de la choroïde se développe, dès l'abord, *dans la région de la macula lutea,* il semble acquérir par là une plus grande tendance à se développer en arrière vers l'orbite, plutôt qu'en avant vers le corps vitré. C'est probablement aussi à cause des particularités anatomiques qu'il arrive que, *dans ce cas, il ne se présente pas de décollement de la rétine* par de la sérosité. Ce point semble prouver que des tumeurs de la choroïde peuvent exister pendant longtemps sans qu'il s'y associe de décollement de la rétine.

3° Une différence toute particulière, dans la manière dont se présentent des sarcômes de la choroïde plus développés, résulte de ce que ceux-ci naissent de la moitié supérieure ou de la portion inférieure et des côtés du globe. On ne peut cependant pas nier que, même dans ces cas, la rétine est presque toujours séparée de la tumeur en voie d'accroissement par un épanchement séreux.

Il est rare, du reste, que l'on puisse apercevoir, dès leur début, ces petites tumeurs choroïdiennes périphériques, à cause du peu *de troubles fonctionnels qu'elles provoquent;* en outre, on ne les découvre souvent que par hasard. Si donc une semblable tumeur existe dans la moitié inférieure du globe, l'épanchement séreux s'étendra vers les côtés, et la *rétine restera appliquée sur son sommet.* Le tout aura, par conséquent, l'apparence d'un décollement de la rétine plus ou moins proéminent, à base large.

Si alors, à cause des troubles fonctionnels qu'il provoque, le décollement se présente à l'observation, il dépendra des phénomènes concomitants (trouble du corps vitré, etc.) qu'on puisse apercevoir le point où la rétine repose sur la tumeur, et *y découvrir les vaisseaux. Sans ce dernier point*, il sera impossible, dans la première période de développement, de distinguer un décollement de la rétine d'une tumeur.

Si, au contraire, un sarcôme de la choroïde se développe sur la partie supérieure du globe, il n'y aura qu'une seule circonstance qui pourra en permettre l'observation. Là aussi la tumeur s'accompagne de transsudation séreuse; mais, conformément aux lois de la pesanteur, *l'exsudat se réunira, d'une tout autre façon*, en foyer autour de la tumeur. La rétine, poussée de haut en bas vers le corps vitré, formera une poche pendant verticalement, et il est facile de concevoir que, dans cette position, *il se fera peu ou pas de décollement de la rétine vers la base de la tumeur*, tandis que le liquide séreux se rassemble dans un sac rétinien qui entoure le corps proprement dit du néoplasme, et reproduit en somme la conformation particulière de la tumeur. De la quantité de liquide épanché entre la tumeur et la rétine décollée dépend alors que l'on puisse apercevoir ou non la tumeur à travers la rétine. Dans le premier cas, le diagnostic n'est pas douteux. Mais même, si on ne peut pas reconnaître derrière la rétine décollée de vaisseaux et de doubles contours, on peut, *par la disposition du décollement rétinien qui reproduit la forme de la tumeur, affirmer l'existence d'un sarcôme de la choroïde.*

Enfin, il ne faut pas oublier que, dans les sarcômes de la choroïde qui ont acquis assez de développement pour que leur sommet arrive jusqu'au voisinage de l'axe optique, *on peut parfois reconnaître à leur surface le développement de vaisseaux* (1). On pourrait expliquer ce fait à l'aide de cette opinion de Graefe que, *lorsque le sarcôme se développe davantage, il atteint de nouveau la rétine*, par suite de la résorption du liquide épanché. Mais il me semble plutôt que les vaisseaux situés à la surface ne se développent qu'alors d'une façon notable.

Il arrive en effet, parfois, qu'à cette période de développement la tumeur cesse de s'accroître, tandis que pendant ce temps *l'organisation intérieure de la tumeur s'affirme davantage*, et que c'est avec celle-ci que coïncide le *développement des vaisseaux superficiels.*

Car on peut constater, dans le 6e cas, que, de même que les vaisseaux embryonnaires, ceux de la tumeur ont un contour peu net, et qu'ils ne forment que plus tard un réseau vasculaire régulier avec des contours précis. A un endroit, il semblait même que *des vaisseaux se formaient peu à peu dans une tache rouge qui ressemblait à un extravasat.* Par cet examen minutieux, facilité par le rapprochement de l'objectif de la partie postérieure du globe, on aurait pu constater que la séparation existant entre la rétine et la surface de la tumeur diminuait par la *marche progressive de la résorption du liquide*. Cependant je n'ai jamais pu observer ce fait. »

### 2° Diagnostic.

Il nous reste peu de choses à dire sur le diagnostic, en général, des sarcômes de la choroïde à la première période, ayant déjà fait celui de chacun des symptômes qu'on rencontre pendant ce premier stade de leur développement.

Notre opinion est que les faits démontrent aujourd'hui

(1) Deux des observations qui nous sont personnelles (les obs. 70 et 74) ont confirmé cette opinion de Becker.

qu'on peut, *dans un assez grand nombre de cas* (1), reconnaître la nature des tumeurs avant l'apparition des symptômes d'irritation du globe à forme glaucomateuse, et avant la formation de tumeurs extra-oculaires; c'est-à-dire que, grâce aux progrès de l'ophthalmologie, le médecin est souvent à même de ne pas se retrancher derrière l'expression d'amaurose, et d'affirmer, au contraire, la cause précise de l'amblyopie. Il peut donc éclairer le malade sur ce qui l'attend, ou du moins faire de grandes réserves et donner l'éveil, si le résultat de son exploration n'a fait naître dans son esprit que des présomptions et non une certitude absolue.

En un mot, dans une série de cas, l'ophthalmogiste sera en droit d'affirmer qu'il existe une tumeur de mauvaise nature dans l'œil et de conseiller l'opération, laquelle n'est réellement utile que dans les deux premières périodes de la maladie, comme nous le prouverons dans le chapitre suivant. Dans les autres cas, il pourra être presque aussi utile au malade, en lui indiquant la marche probable de l'affection qu'il vient d'observer. Si celui-ci voit les prévisions du médecin se réaliser, il se décidera, avec moins de difficulté, à l'énucléation dès le début de la période glaucomateuse ; ou, s'il la refuse, la responsabilité du médecin aura été complètement dégagée.

Il n'est pas sans importance de résumer ici cette grande question du diagnostic du sarcôme de la choroïde à sa première période, en se posant les deux questions suivantes :

Premièrement : Quels sont les signes indiquant, d'une façon positive, l'existence d'une tumeur choroïdienne? et quelle est la nature de cette tumeur ainsi diagnostiquée?

(1) Notre conviction est que le nombre de ces diagnostics à la 1re période augmentera si l'attention des observateurs est appelée de ce côté.

Secondement : Quels sont les signes rationnels ou probables de l'existence d'une tumeur de la choroïde?

1° La réponse à la première question sera courte. Il n'y a qu'un signe d'une valeur réelle, mais vraiment pathognomonique, de la présence d'une tumeur située derrière la rétine, c'est celui de *deux réseaux vasculaires* : dont l'un, le plus voisin de l'observateur, est celui formé par les gros vaisseaux de la rétine, et qui est aisément reconnu comme tel par les observateurs le moins exercés ; tandis que le second, situé derrière le premier et plus difficile à voir, formé par de fins ramuscules fréquemment anastomosés, diffère complètement des vasa vorticosa. Ce lacis vasculaire, tout à fait anormal, qui tapisse de petites élevures et qui n'appartient ni au réseau normal de la rétine ni à celui de la choroïde, est, sans contredit, de nouvelle formation. En admettant que l'on puisse avoir un moment de doute, celui-ci disparaîtra évidemment si, pendant un examen ultérieur, on reconnaît la *présence d'autres* ramuscules *développés depuis les premières explorations*. Pour être certain de ce dernier fait, et afin d'éviter toute confusion, il est bon d'établir un petit dessin schématique de chaque exploration du fond de l'œil. Ni un cysticerque, ni un choroïdite parenchymateuse, ni un décollement simple de la rétine ne peuvent donner lieu à cette production vraiment remarquable de petits vaisseaux irréguliers sous rétiniens.

Les cysticerques que l'on a observés entre la choroïde et la rétine s'y enveloppent d'une poche qui, s'organisant rapidement, ne prolifère pas comme la masse d'une tumeur maligne et ne donne pas lieu à la formation de nombreux vaisseaux derrière la rétine. Ils y sont l'occasion de douleurs intra-oculaires très-vives, tandis que celles-ci n'apparaissent, dans le cas de tumeur intra-oculaire, que longtemps après le début, au moment de la période glaucomateuse. Le cysticerque altère souvent et perfore même le tissu de la rétine ; parfois celui-ci se déchire et l'entozoaire tombe brusquement dans le corps vitré, où l'observateur a pu assez souvent le voir progresser dans différentes directions (1). Rien de semblable ne s'observe dans les sarcômes de la choroïde; ceux-ci peuvent bien contracter des adhérences avec la rétine, mais il est rare qu'ils la détruisent. Le plus souvent il ne font que la décoller et en la refoulant en avant ils lui donnent la forme d'un cône à sommet postérieur; ce n'est que longtemps après le début, et quand la tumeur est déjà très-développée que le tissu de la rétine est englobé au milieu du néoplasme et finit par disparaître.

Enfin le cysticerque présente, pendant les premiers temps de son séjour dans l'œil, une allure plus bruyante que les sarcômes dont la formation n'est assez souvent remarquée que par la diminution de la vue.

Nous en dirons autant de la choroïdite parenchymateuse qui, lorsqu'elle suppure, provoque une réaction très-vive et ne donne lieu à la formation d'une tumeur sous rétinienne qu'après les douleurs lancinantes qui accompagnent toujours la formation de pus dans un espace aussi bien fermé que l'œil. En admettant que cette suppuration s'établisse plus lentement et sans symptômes extérieurs manifestes, la poche de pus ne donnera jamais la même impression à l'ophthalmoscope que la présence d'un sarcôme de la choroïde. D'abord la teinte est jaune ou jaune blanchâtre dans le premier cas, tandis que dans le second, elle est *rosée;* de plus le réseau vasculaire de nouvelle formation ne se rencontre jamais dans une choroïdite suppurée, tandis qu'il est le meilleur symptôme d'une tumeur sarcomateuse.

Nous avons assez insisté sur le diagnostic différentiel du décollement de la rétine simple d'avec le décollement com-

(1) Ces différents phénomènes ont eu lieu dans un cas de cysticerque ladrique intra-oculaire observé en 1871 à la clinique de M. le Dr Sichel. Gazette hebd. de méd. et de chir., 11 janvier 1872.

pliqué pour que nous soyons dispensé d'en parler ici. On peut voir, plus haut, ce qui a été dit sur cette question.

2° Les signes rationnels du sarcôme de la choroïde sont plus nombreux que les premiers ; mais, par contre, ils sont loin d'avoir la même valeur.

Le meilleur de tous est, sans contredit, l'*œil de chat amaurotique de Beer* (voir page 143). Bien qu'il soit loin d'avoir une valeur absolue et qu'on puisse le retrouver dans une choroïdite profonde suppurée et dans un décollement de la rétine : bien qu'il se rencontre également dans le gliôme de la rétine, on peut dire que l'aspect chatoyant, dont il est question, est un bon signe de sarcôme de la choroïde. Dès qu'on l'a observé, l'attention doit être appelée sur la possibilité d'une tumeur maligne et il y a nécessité de procéder à un examen ophthalmoscopique très-minutieux, pour la recherche d'un réseau vasculaire de nouvelle formation ou des autres caractères du décollement de la rétine qui peuvent faire songer à une tumeur de la choroïde.

Pris de la sorte, le symptôme décrit par Beer conserve une assez grande valeur. La *tension* plutôt augmentée que diminuée, alors qu'on a constaté un décollement de la rétine et que l'œil devrait être plutôt ramolli que dur : l'existence d'un *scotôme* central ou périphérique qui augmente sans que l'état du corps vitré et des membranes antérieures puisse en donner l'explication : l'*absence des causes ordinaires du décollement* de la rétine (myopie, chute, etc.) et les *sensations lumineuses subjectives* : *tous ces symptômes* déjà décrits plus haut augmenteront les probabilités en faveur d'une tumeur de la choroïde. Mais isolément, ils perdent toute leur valeur, et, nous le répétons en terminant, les meilleurs signes d'une tumeur de la choroïde qui débute sont :

1° L'existence du *réseau vasculaire de nouvelle formation sous-rétinien.*

2° Les conditions extraordinaires du décollement de la rétine (siége *anormal* et *absence de flottement*) ;

3° L'œil de chat amaurotique ;

4° La tension conservée où légèrement exagérée du globe.

Après avoir reconnu l'existence d'une tumeur de la choroïde on doit naturellement se demander *quelle est sa nature*. Or on a vu (chapitre IV) qu'il y a deux grandes classes de tumeurs intra-oculaires :

1° Le gliôme de la rétine.

2° Le sarcôme de la choroïde.

Ces deux classes de tumeurs ont un signe différentiel d'une grande valeur et qui permet de reconnaître immédiatement si l'on est en présence d'un gliôme ou d'un sarcôme. Ce signe, nous le trouvons dans l'âge du malade. Le gliôme ne se rencontre pas après 15 ans ; le sarcôme, au contraire, est pour ainsi dire inconnu avant cet âge. En jetant un coup d'œil sur notre tableau statistique, on peut voir en effet que, si l'on fait abstraction des cas de sarcôme inflammatoire de Knapp et de Quaglino (obs. 16 et 56), tous les autres malades sont âgés en moyenne de 40 à 50 ans. Les plus jeunes avaient l'un 12 ans (obs. 58), l'autre 15 ans (obs. 36). On sait, d'un autre côté, que les gliômes de la rétine sont le terrible apanage de la première enfance. Le malade le plus âgé qui a présenté cette affection avait 7 ans (Hirschberg). Par conséquent si notre malade a dépassé 15 ou 20 ans, nous éliminerons l'hypothèse d'une tumeur primitive de la rétine et avec d'autant plus de certitude qu'il sera plus avancé en âge (1). Il ne nous

(1) On trouve dans la Gazette médicale du 14 janvier 1869, p. 36, la relation d'un *sarcôme à petites cellules* du globe oculaire *sur un enfant de 2 ans*. Il y eut énucléation, répullulation intra-orbitaire et mort un mois après l'opération. Cette observation publiée par M. Joffroy est évidemment un *gliôme de la rétine et non un sarcôme* ; l'examen histologique le démontre ainsi que la phrase suivante : « Le fond de l'œil était oc-

reste donc plus que les tumeurs de la choroïde. Or parmi celles-ci nous n'avons pas beaucoup de choix. On a vu à l'article *Anatomie pathologique*, que presque toutes les tumeurs de la choroïde sont des sarcômes tantôt purs, c'est-à-dire offrant le tissu du sarcôme proprement dit, tantôt mixtes, c'est-à-dire sarcôme et carcinôme ou sarcôme et gliôme. Mais dans ces dernières tumeurs encore, le tissu du sarcôme est toujours reconnu comme étant plus ancien que celui du carcinôme ou du gliôme. Par conséquent, quand nous aurons diagnostiqué une tumeur de la choroïde, nous pourrons ajouter tumeur sarcomateuse, sans toutefois en préciser la variété (1). Il y a des chances néanmoins, dès qu'on aura observé de nombreux petits points noirs à la surface du néoplasme de tomber juste en disant qu'on a devant soi un mélano-sarcôme, d'autant plus que cette variété est de beaucoup la plus fréquente. On inclinera plutôt pour une forme molle (leuco-sarcôme, myxo sarcôme, glio-sarcôme) si le malade est jeune, tandis que, devant un vieillard, on pensera de préférence au fibro-sarcôme ou au sarcôme ossifiant. Mais le diagnostic de la variété n'offre qu'un intérêt tout à fait secondaire. Le point important c'est de reconnaître la nature maligne d'une tumeur de la choroïde.

On a pu remarquer que nous ne venons de parler que des tumeurs de la choroïde et non de celles du corps ciliaire auquel

cupé par une tumeur en forme de champignon, semblant être l'expansion du nerf optique. »

(1) Dans les Annales d'oculistique de 1850, t. XXIV, p. 39, il est fait mention du cas suivant : Cancer de l'œil au début ; extirpation ; examen microscopique, encéphaloïde de la rétine (homme de 46 ans), la *choroïde étant intacte* (Dr Boëns, de Liége). Ce fait parait nous donner contradiction. C'est du reste le seul que nous ayons trouvé de ce genre ; nous maintenons donc notre opinion, que dans toutes nos recherches sur le cancer de l'œil, chez l'adulte et chez le vieillard, presque toutes les tumeurs intra-oculaires partent de la choroïde.

elles se propagent parfois. Ces dernières sont d'un diagnostic beaucoup moins difficile, car elles deviennent visibles à l'œil nu presque toujours assez rapidement, soit en se montrant directement dans le champ de la pupille soit en indiquant leur présence par des symptômes d'une grande valeur, tels que refoulement de l'iris en un point déterminé d'où résulte une abolition partielle de la chambre antérieure, ou arrachement partiel du grand cercle de l'iris par la tumeur qui s'est accolée à sa face postérieure. Les obs. 34, 35 et 46 de notre statistique et notamment la dernière (voir page 105 article *Myo-sarcôme*, donneront une bonne idée des symptômes cliniques des tumeurs du corps ciliaire, sur lesquels nous ne pouvons nous étendre sans sortir de notre sujet et sans dépasser les limites déjà trop grandes de ce travail (voir Pl. II, fig. 2 à 19).

### § 2. — *Symptômes et diagnostic du sarcôme de la choroïde à la seconde période.*

A mesure que la tumeur gagne du côté du corps vitré, l'iris et le cristallin sont peu à peu poussés en avant. Ce phénomène ne se produit que lentement. Pendant ce temps, le corps vitré se trouble de plus en plus. Le décollement de la rétine a augmenté, et si on a pu suivre le malade jusqu'au début de la seconde période, il est rare que l'examen ophthalmoscopique soit resté praticable jusqu'à la fin de la première.

On ne constate souvent, à ce dégré de la maladie, qu'un décollement de la rétine, en forme d'entonnoir et derrière lequel on n'aperçoit plus les vaisseaux du néoplasme, parce que le trouble du corps vitré s'interpose comme un écran entre eux et l'observateur.

Le *début* de la seconde période d'un sarcôme de la choroïde est marqué par un cortége de symptômes souvent des plus alarmants.

Nous commencerons la description par l'exposé des symptômes physiques qui frappent tout d'abord l'observateur, nous réservant de parler ensuite des symptômes fonctionnels lesquels ont, comme les premiers, une grande valeur.

**1° Symptômes de la seconde période.**

A. *Symptômes physiques ou objectifs.* — Ils peuvent se résumer en deux mots : l'œil malade prend à ce moment l'*habitus glaucomateux.* Ce syndrôme a été trouvé noté par nous dans tant de cas que nous pouvons dire qu'il est la règle. Analysons donc d'abord cet appareil symptomatique.

La *cornée,* souvent transparente, est parfois légèrement trouble, et si la période glaucomateuse est plus avancée, on peut observer à son centre une exfoliation de l'épithélium. Ce symptôme est l'indice d'un défaut de nutrition dû à la compression, de dedans en dehors, des vaisseaux et des filets nerveux entre la sclérotique qui se distend moins que la tumeur dont le volume augmente de plus en plus. On peut noter toutes les altérations de la sensibilité cornéenne, depuis l'anesthésie légère jusqu'à l'abolition complète de la sensation du contact. La quantité de *l'humeur aqueuse* est notablement diminuée; la chambre antérieure est rétrécie, l'iris étant fortement propulsé. La coloration de cette membrane est notablement modifiée. Le plus souvent l'iris prend la teinte fauve, jaune rougeâtre qu'il présente dans les cas d'iritis chroniques. Parfois on a noté la présence d'un léger hyphœma. Ce symptôme qui n'est pas fréquent ne doit pas nous surprendre, car pendant que l'iris est ainsi tiraillé d'arrière en avant, il peut se produire quelques ruptures vasculaires, dont le produit vient se collecter à la partie inférieure de la chambre de l'œil.

La *pupille* est presque toujours très dilatée, comme dans les cas de glaucome aigu. Quand il s'agit d'un glaucome symptomatique d'une tumeur, la dilatation pupillaire est même souvent plus prononcée et portée parfois au point qu'on n'aperçoit derrière le pourtour de la cornée qu'une zône foncée très-mince indiquant la présence de l'iris. Il est assez rare que les synéchies qui ont pu se produire pendant le premier stade du développement, résistent à l'effort de la pression intra-oculaire qui propulse l'iris en avant et ne se rompent pas pendant le commencement de la période glaucomateuse. Il n'est pas rare même, quand on examine alors à l'éclairage latéral un œil qui présente tous les symptômes extérieurs du glaucome aigu, de retrouver sur la cristalloïde antérieure de petits dépôts pointillés de pigment, dont la disposition circulaire indique que la pupille a été autrefois agglutinée avec la cristalloïde antérieure. Ces petits agrégats de pigment sont même souvent l'indication d'une phlegmasie chronique de l'iris. En recherchant avec l'ophthalmoscope la cause de celle-ci on sera ainsi amené à rejeter l'hypothèse d'un glaucome aigu franc, si l'on trouve au fond de l'œil les symptômes d'une tumeur choroïdienne. Ce dernier examen est toujours indispensable quand l'état des milieux de l'œil le rend possible.

Il est donc rare de constater une pupille irrégulière par la dilatation inégale des divers secteurs de l'iris, dont le jeu est entravé en certains endroits. Néanmoins cette irrégularité de la pupille a été notée dans quelques observations de sarcôme de la choroïde (voir obs. Ire).

Le *cristallin* présente la teinte glauque ordinaire au glaucome aigu; rarement il est le siége d'opacités périphériques sauf dans les cas où la tumeur ayant gagné les procès ciliaires en un point, a produit une subluxation de la lentille, ou une atteinte trop considérable à sa nutrition. La *conjonctive* bulbaire est très hyperémiée; ses vaisseaux distendus et variqueux recouvrent une injection plus fine de l'épisclère également très-prononcée. Celle-ci disparaît par place sous l'épaississement du tissu conjonctival qui devient le siége d'un chémósis séreux assez abondant.

Comme dans une attaque de glaucome aigu il survient ici un *larmoiement* considérable et c'est à peine si au milieu des larmes qui coulent sur les joues on voit quelques mucosités. A ces symptômes physiques dans lesquels le lecteur a pu reconnaître tous ceux du glaucome s'ajoute la notion de la *tension intra-oculaire* qui déjà vient en donner l'explication, car elle est *exagérée,* souvent d'une façon très-notable. Cette augmentation de la tension de l'œil est notée en termes explicites dans le quart environ des observations de notre statistiques :

T augmentée (obs. 5, 9, 13, 15, 16, 28, 40, 42, 43, 61, 69). T + 2 (obs. 29, 31, 63, 73). T + 3 (obs. 58, 70, 74). T très-augmentée (obs. 38).

Chez les trois malades que nous avons observés à la Clinique de M. le Dr Sichel cette exagération de la tension était on ne peut plus manifeste.

Dans quelques observations elle a été trouvée normale dans d'autres on a noté : œil ramolli. Cette différence trouve une explication plausible dans les remarques suivantes :

*A.* L'œil à la période glaucomateuse est plus dur quand la sclérotique résiste encore à l'excès de pression produito par la tumeur et tant que celle-ci n'a pas encore franchi l'enveloppe oculaire.

*B.* La tension de l'œil est normale quand l'équilibre s'établit entre la distension de la sclérotique et l'accroissement de la tumeur ; la membrane fibreuse cédant à la tumeur autant de place qu'exige sa croissance.

*C.* L'œil est trouvé ramolli à une époque avancée du status glaucomateux lorsque la pression intra-oculaire l'a emporté sur la résistance de la sclérotique. Les fibres de cette membrane s'étant dissociées, en un ou plusieurs points, il est naturel que la tumeur trouvant, devant elle, pour s'accroître, les parties molles de l'orbite, ne produise pas du côté du globe une sensation de grande rénitence.

Donc de l'état de la tension intra-oculaire on pourra faire au point de vue du pronostic, les déductions suivantes :

T + 1 à + 3 : les enveloppes de l'œil sont intactes. T normale : les enveloppes de l'œil sont près de se rompre ou déjà rompues. T — 1 à — 3 : les enveloppes de l'œil ne sont plus intactes ; la tumeur a gagné la loge de la capsule de Tenon ou l'orbite. On pourra se tromper quelquefois dans cette appréciation et après avoir constaté T = 1, T + 1, ou + 2, trouver que la tumeur a déjà franchi le globe, mais, en règle générale, l'état de la tension indique l'état des enveloppes de l'œil; en d'autres termes :

1° Si on intervient au moment où la tension intra-oculaire est exagérée, il y a de grandes chances pour que la tumeur soit encore tout entière à l'intérieur de l'œil.

2° Si on intervient au moment où la tension intra-oculaire est diminuée notablement, il est fort à craindre que les parties molles de l'orbite soient envahies par le néoplasme. Comme on le voit, l'état de la tension est un symptôme précieux dont il ne faut jamais négliger de s'enquérir.

Un dernier signe physique qui diffère essentiellement de ceux qu'on observe dans le glaucome aigu simple, c'est, derrière la pupille, le *reflet chatoyant* de l'œil de chat amaurotique de Beer, observé souvent dès la première période, mais qui devient de plus en plus prononcé à mesure que l'on se rapproche de la seconde. S'il ne prouve pas d'une façon absolue la présence d'une tumeur maligne, il a néanmoins de la valeur et il est bon d'en tenir compte.

B. *Symptômes fonctionnels ou subjectifs.* — Le plus important de tous, celui qui relie la première à la seconde période des tumeurs de la choroïde, et qui met, pour ainsi dire, sur la scène le facies glaucomateux, c'est sans contredit le symptôme *douleur*. D'exceptionnel qu'il était au début du sarcôme, il est devenu maintenant la règle et même la règle absolue. C'est-à-dire que la tumeur ne produit jamais la rupture de la sclérotique sans occasionner auparavant des douleurs extrêmement vives. Les observations 1, 2, 4, 5, 7, 9, 11, 12, 13, 15, 16, 17, 20, 21, 22, 23, 24, 25, 29, 30, 31, 33, 36, 38, 40, 42, 43, 44, 45, 47, 54, 55, 56, 57, 61, 63, 64, 65, 69, 70, 73, 74, parlent de l'intensité de ces douleurs, qui sont indiquées tantôt sous la dénomination de névrose ciliaire intense, tantôt sous celle de douleurs intra-oculaires, orbitaires, hémicrâniennes, etc. Plusieurs malades interrogés sur le début de leur affection oculaire l'attribuent à des migraines. Nous examinerons à l'article *Etiologie* si cette cause a quelque valeur. En ce moment nous nous bornons à faire connaître leur existence constante au moment de la période glaucomateuse et aussi leur nature. Ces douleurs sont fulgurantes ou lancinantes; parfois elles donnent au malade la sensation de tiraillement. Il croit que son œil est violemment chassé hors de l'orbite, et plusieurs racontent qu'il leur est arrivé de placer leur main sur l'œil pour le maintenir en place et l'empêcher de tomber à terre. Cette illusion est due vraisemblablement à la distension du globe, qui augmente réellement de volume et commence à écarter les paupières.

Les souffrances prennent souvent un caractère réellement effrayant. Continuelles ou rémittentes, elles laissent rarement un instant de repos au malade, et augmentent d'intensité aux approches de la nuit. Elles affectent même, assez souvent, le caractère nocturne des douleurs ostéocopes de la syphilis; ce qui peut être attribué à la fatigue de la journée ou, mieux encore, au décubitus horizontal.

La *névrose ciliaire* de la seconde période du développement des sarcômes de la choroïde peut être considérée comme un bienfait de la nature, qui nous avertit par elle des changements terribles qui vont se produire dans le globe oculaire. Le malade auquel on a conseillé l'énucléation depuis plusieurs mois s'est toujours dérobé à cette funeste perspective, mais il y revient de lui-même, quand il est intelligent, et il finit par consentir à ce qu'on le débarrasse d'un organe devenu inutile et qui le torture à ce point.

Les sensations lumineuses subjectives et les scotômes de la première période n'existent plus. La rétine est maintenant trop altérée, et généralement elle est totalement décollée; si une faible partie est encore appliquée sur la surface concave de la choroïde, elle perçoit difficilement à travers le trouble de l'humeur aqueuse et du cristallin. Aussi le champ visuel ne peut plus être tracé exactement et l'on n'a que la ressource de constater la perception quantitative de la lumière dans les principales directions. Dans les cas exceptionnels où le malade a encore conservé une acuité visuelle suffisante, on a la faculté de constater de nouveau la présence et l'agrandissement du scotôme ou de la restriction périphérique du champ visuel.

### 2° Diagnostic.

A cette période, le sarcôme de la choroïde ne peut être confondu qu'avec une attaque de glaucome aigu simple ou avec une choroïdite suppurée.

Tous les symptômes extérieurs, sauf l'aspect chatoyant de l'œil de chat amaurotique de Beer (lequel n'est même pas constant dans le cas de tumeur), simulent à s'y méprendre une attaque de glaucome, et si l'état des milieux de l'œil ne permet pas de trancher la question en constatant dans le premier cas la présence d'un décollement particulier de la rétine ou l'existence positive d'une tumeur, et dans le second l'excavation de la papille et la déviation des vaisseaux sur son côté externe; si ce moyen nous est ôté, la confusion entre une tumeur de la choroïde et un glaucome aigu est inévitable. Tous les symptômes se ressemblent ; aucun ne fait défaut (1). Aussi, dans plusieurs de nos observations, on voit que pareille méprise a été faite (notamment dans les obs. 9, 13, 21, 22, 29, 40 et 63).

Il suffit de savoir que Graefe, Jacobi, Hulke, Schiffer, Knapp, Hasket Derby, et d'autres observateurs scrupuleux y ont été pris pour se tenir sur ses gardes; car, même en se défiant, on pourra se tromper.

La conséquence inévitable de ces erreurs a été celle-ci : la tumeur méconnue avant l'iridectomie a continué de croître, et avec d'autant plus de vigueur qu'on lui a, pour ainsi dire, donné un coup de fouet, et en la diagnostiquant quelque temps après, on a cru plus sage de mettre la cause de son développement sur le compte de l'iridectomie (*post hoc, ergo propter hoc*). Ce qui a d'abord paru donner raison à cette erreur, c'est que l'iridectomie, même dans le cas de tumeur intra-oculaire, produit une légère rémission dans les douleurs et dans les autres symptômes, comme dans le glaucome simple. Mais si l'on est plus sévère observateur, on remarquera que la tension intra-oculaire revient généralement à l'état normal après l'iridectomie, dans le cas de glaucôme simple; tandis qu'elle reste élevée ou ne diminue que d'une façon insignifiante, si l'on a affaire à une tumeur intra-oculaire. De plus, si après un laps de temps indéterminé, parfois assez

(1) La présence assez fréquente de tumeurs dans des yeux qu'on avait crus atteints de glaucome simple a été signalée par plusieurs observateurs. Ainsi nous trouvons dans le compte-rendu du congrès ophthalmologique de Paris, en 1867 : « Critchett fait part à ses collègues que dans des cas de glaucome on rencontre *très-souvent* des tumeurs, et qu'en règle générale *il faut extirper* les yeux glaucomateux. Il prétend avoir trouvé dans un œil glaucomateux, après huit ans de cécité, une tumeur de la grosseur d'une cerise. »

court, on observe la *réapparition de la névrose ciliaire* (observ. 4, 9, 19, 25, 38, 61, 64), il ne sera plus permis de s'arrêter exclusivement à l'idée d'un glaucome, surtout si la tension reste toujours très-élevée, et l'on devra songer à la possibilité d'une tumeur intra-oculaire. En résumé, le diagnostic d'un sarcôme de la choroïde, à la période dite glaucomateuse, d'avec un glaucome aigu simple, est souvent des plus difficiles. Si l'on se base sur tous les symptômes objectifs et sur le seul symptôme subjectif *douleur*, on ne pourra guère éviter l'erreur quand l'examen ophthalmoscopique sera rendu impraticable par le trouble des milieux de l'œil, et si l'aspect chatoyant indiqué par Beer fait défaut.

Le seul moyen qui nous reste, c'est, dans les cas, où toute la rétine n'est pas encore décollée, de faire l'examen de la perception périphérique. Si elle ne fait défaut que dans une portion centrale bien limitée du champ visuel, il y a plus de chances pour que l'affection soit une tumeur; mais il faut convenir que ce dernier signe différentiel est très-douteux.

J'ai observé, dans les hôpitaux de Paris, deux cas de choroïdite suppurée, qui ont été pris pour des tumeurs malignes intra-oculaires. Il vaut mieux, à tout prendre, se tromper dans ce sens que de faire l'erreur inverse. En effet, comme un organe qui va être atteint de panophthalmite pourra parfois devenir un voisin dangereux pour l'autre œil, et que, d'ailleurs, il est définitivement perdu au point de vue de la vision, il n'est pas préjudiciable pour le malade qu'on en fasse l'ablation, dans la pensée d'une tumeur maligne. Tandis que si l'on prend une tumeur de mauvaise nature pour une choroïdite suppurée, on peut favoriser la généralisation de cette tumeur, en la laissant croître et perforer le globe. Il est vrai qu'on a préconisé comme méthode générale de traitement de favoriser l'atrophie des yeux atteints de tumeur maligne; mais, sans juger ici cette question qui sera examinée quand le momens en sera venu (voir le traitement), on peut dire de suite qu'elle est loin d'être acceptée par la majorité des oculistes.

Nous terminerons ce chapitre du diagnostic des tumeurs de la choroïde à la période glaucomateuse, en reproduisant l'opinion de Graefe sur les glaucomes compliqués (1).

« En terminant la description des glaucomes secondaires, nous appellerons l'attention sur ceux qui dépendent de tumeurs intra-oculaires. On a déjà parlé de cette forme de pathogénèse. Les gliômes qui se développent dans l'enfance peuvent produire une exagération de la pression et des symptômes glaucomateux ; cependant cela n'arrive que lorsque la néoplasie a atteint un volume assez grand pour qu'on ne puisse la confondre avec un glaucome. D'ailleurs, le glaucome consécutif au gliôme est beaucoup plus rare que celui qui vient après l'irido-choroïdite parenchymateuse, accompagné de phthisie transitoire du globe au moment de la régression de la tumeur. Au contraire, les sarcômes de la choroïde et du corps ciliaire, après leur période de début, occasionnent des glaucomes qui peuvent donner lieu à de réelles difficultés de diagnostic. Quand il y a décollement de la rétine, cela n'empêche pas de soupçonner le glaucome. Le *glaucome secondaire peut apparaître subitement* avec des symptômes inflammatoires, la pression n'ayant pas changé. Le plus souvent, dès que la tumeur commence à croître, il y a augmentation de la pression intra-oculaire. Si celle-ci devient exagérée, *elle simule le glaucome* aigu ou subaigu.

Observation XLVII (74e de la statistique).

M. ve R..., âgée de 56 ans, demeurant au Port-Marly, remarqua, pendant le mois de juillet 1872, que la vue de l'œil droit commençait à se troubler. Elle baissa graduellement, sans provoquer

(1) Von Graefe, Archiv für Ophth., B. XV, Abth. 3, p. 196.

la moindre souffrance. Le 13 janvier 1873 M. le Dr Sichel, consulté pour la première fois par cette malade, constata un décollement de la rétine. Mais le *peu de flottement* de cette lésion et la *teinte différente* qu'elle offrait à son centre et sur les bords, fit naître le soupçon d'une *tumeur sarcomateuse*. La malade fut prévenue des craintes que cet examen avait fait naître. Pendant les premiers mois de 1873, les soupçons se transformèrent peu à peu en certitude, après l'observation de phénomènes analogues à ceux de l'observation I, et l'énucléation fut conseillée.

Le 3 juin Mme R... *commença à souffrir* de son œil et celui-ci *devint rouge*. M. le Dr Sichel, consulté de nouveau le 9 juin, constata tous les symptômes de la période glaucomateuse des tumeurs de la choroïde et insista de nouveau sur la nécessité de l'ablation immédiate de l'organe. Cette opération eut lieu le 12 juin. Quatre jours après la malade retournait guérie chez elle.

*Examen anatomique.* — Les enveloppes de l'œil étaient près de se rompre, car un des sinus équatoriaux est rempli d'une matière noire. Néanmoins, il n'y a pas encore d'ectasie à ce niveau. Comme dans l'observation I, on constate, par transparence, la présence d'un corps opaque en un point de l'intérieur du globe; cette partie opaque correspondant précisément au niveau du sinus dont la lumière est obturée par du pigment. L'œil déposé dans la liqueur de Muller n'a été ouvert que quatre mois après l'opération. Nous avons représenté, pl. IV, fig. 14, l'aspect, à l'œil nu, de la tumeur intra-oculaire. Un premier examen histologique, fait par M. le Dr Sichel, a confirmé le diagnostic de sarcôme, porté six mois auparavant.

Avant de publier cette observation dans notre travail, nous avons constaté nous-même au microscope la présence des divers éléments sarcomateux.

Enfin, M. le Dr Poncet, professeur agrégé au Val-de-Grâce, auquel la pièce anatomique a été remise avec prière d'en faire un examen plus détaillé, nous a remis la note suivante :

« *La tumeur est entièrement constituée par un tissu mélanique fibro-sarcomateux*. Eléments ronds et fusiformes et abondance de mélanose. Il n'existe peut-être pas un seul élément qui ne soit envahi par des granulations pigmentaires. La mélanose est constituée soit par des éléments tout à fait noirs, soit par le dépôt de fines granulations noires dans une cellule. A part cette coloration, le tissu est du fibro-sarcôme bien net. La *choroïde*, loin de la tumeur, a subi la même dégénérescence et présente un tissu un peu plus épais, peu vasculaire, le sarcôme ayant fait disparaître une partie des vaisseaux. La *rétine* décollée et repliée est altérée, fibreuse, mais non mélanique. On ne retrouve plus les cellules sympathiques, ni les bâtonnets, mais il est possible avec un grossissement de 300 de reconnaître encore des cellules, des couches granuleuses. Le *nerf optique* ne portait plus de papille, puisque la rétine était repliée en parapluie; mais le nerf que nous avons examiné avec le plus grand soin nous a offert les altérations suivantes : Entre les deux gaînes on trouve une prolifération embryonnaire assez abondante pour rendre l'adhérence intime entre les deux enveloppes. Dans les portions du nerf qui avoisinent l'enveloppe interne, les loges nerveuses sont riches en cellules de névroglie. Il y a dans ces points une *névrite* très-prononcée portant sur la névroglie. Le résultat est l'atrophie des tubes nerveux devenus excessivement fins, sans myéline, et réduits à leur cylindre-axe. La dissociation avec les aiguilles démontre cette altération d'une manière nette. Au centre du nerf ces altérations existent à un degré bien moins prononcé. On retrouve les cellules de la névroglie peut-être un peu plus abondantes et des stries où elles sont rangées en séries anormales, mais là pas d'atrophie des tubes nerveux et surtout prolifération beaucoup moins active que sur les parois. Il y a donc eu ici *périnévrite* entre les deux enveloppes et *névrite* de la périphérie au centre, si on doit donner ce nom à un phénomène qui ne se passe point dans l'enveloppe de la fibre nerveuse (gaîne de Schwann), mais bien dans le tissu connectif particulier d'un nerf optique. »

La malade a été revue plusieurs fois depuis l'opération. Elle est actuellement (27 novembre) très-bien portante; mais le temps qui nous sépare de l'opération n'est pas encore assez considérable, et la nature mélanique de la tumeur doit nous engager à faire des réserves sur les suites de cette affection (voir Pl. IV, fig. 13 et 14).

### Observation XLVIII (77e de la statistique).

M. G..., marchand de vins en gros, demeurant rue des Carrières, à Charenton, consulta M. le Dr Sichel dans les premiers mois de

1871 pour un trouble de la vue de l'œil gauche, qui était apparu progressivement et sans cause connue. Le résultat de cet examen fut qu'il existait dans la partie inférieure de cet œil un décollement de la rétine. Le traitement fut dirigé dans ce sens pendant quelque temps. Mais, outre l'absence de toutes les causes ordinaires du décollement de la rétine, on remarqua que celui-ci augmentait légèrement et n'*offrait pas la fluctuation* ordinaire aux décollements simples de la rétine. Il était impossible de constater derrière la membrane décollée rien qui permît d'affirmer l'existence positive d'une tumeur. Le malade fut suivi néanmoins avec beaucoup de soin. Deux mois après les premiers examens, *apparition de phénomènes glaucomateux* des plus manifestes. Vu l'intensité de ces symptômes apparus brusquement, vu les particularités offertes par le décollement rétinien, on diagnostiqua un *sarcôme de la choroïde,* et l'on conseilla l'énucléation. Le malade, de plus en plus tourmenté par des douleurs extrêmement vives, finit par l'accepter. Elle eut lieu à son domicile le **20** juillet **1871**. Guérison huit jours après.

La tumeur est constituée par des *éléments fusiformes* mélangés de *cellules rondes.* Les premières forment un tissu assez dense contenant des vaisseaux nombreux, et au milieu de ces cellules incolores abondent des cellules pigmentaires fusiformes à prolongements anastomosés. Les corps noirs forment un réseau répandu dans le fibrôme. Celui-ci acquiert par places une densité telle, que la tumeur se présente alors sous l'aspect d'une plaque noire tout à fait opaque. Outre les éléments pigmentaires à prolongements, certaines cavités dans le tissu du fibrôme renferment des globes épithéliaux noirs qui paraissent provenir de l'épithélium choroïdien détaché. Çà et là les granules de pigment, isolés, colorent aussi les différentes cellules sarcomateuses.

En résumé :

1° Éléments sphériques, incolores et à noyau du sarcôme ;

2° Éléments *fusiformes* incolores anastomosés formant tissu ;

3° Éléments fusiformes noirs pigmentés, mélangés au tissu du fibrôme ;

4° Épithélium polygonal migrateur noir, pigmenté.

La *sclérotique* est saine. La *choroïde,* dans les environs de la tumeur, a subi la transformation fibreuse, et d'elle naissent directement des travées de fibro-sarcôme qui plongent dans le liquide nouveau sécrété et rejoignent la tumeur principale. Cet *exsudat* est dans des conditions qui doivent fixer l'attention. Il est peu organisé, ne contient pas de cellules muqueuses embryonnaires à prolongement, comme on en rencontre souvent dans ces circonstances, mais *aussi il ne renferme pas de cellules épithéliales* noires qui sont dans le fibro-sarcôme et paraissent avoir été absorbées par la tumeur. La *rétine* a subi la transformation fibreuse en totalité. La névroglie seule est visible, elle constitue un réseau à larges mailles et dans ces mailles existent des vésicules colloïdes. Nulle trace des couches ganglionnaires ni des bâtonnets. Le *nerf optique* est dans un état de dégénérescence granulo-graisseuse complète. Les espaces occupés par la substance nerveuse, réduite à de fines molécules graisseuses, occupent à peine la cinquième partie de la surface du nerf. Le reste est occupé par le tissu connectif interstitiel. Les environs de la lame criblée présentent seuls une prolifération abondante de petites cellules de la névroglie. Plus bas *cette névrite* n'existait pas (voir Pl. IV, fig. 9).

Ce malade s'est bien porté pendant l'année qui a suivi l'énucléation. Vers le milieu de 1872, il a commencé à s'affaiblir. Son médecin constata une affection hépatique qui fut bientôt reconnue pour un cancer. M. G... est mort peu de temps après, il a présenté tous les symptômes de la cachexie cancéreuse. Pas de récidive du côté de l'orbite.

## § 3. — *Symptômes et diagnostic du sarcôme de la choroïde à la troisième période.*

La troisième période des tumeurs sarcomateuses de la choroïde est constituée par l'extension de la tumeur aux parties avoisinantes du globe. Le status glaucomateux a pris fin au moment où les enveloppes de l'œil se sont perforées dans un point quelconque de la sclérotique ou de la cornée. Il s'est produit un amendement considérable dans tous les symptômes ; mais l'observateur ne doit pas s'y laisser tromper. Ce mieux indique que la masse du néoplasme gagne l'orbite et que le moment d'une intervention chirurgicale réellement efficace est passé.

Les symptômes qui se présentent alors varient suivant la

manière dont l'œil s'est perforé, et suivant l'endroit où cette perforation a eu lieu.

A. — *La rupture se produit dans l'hémisphère antérieur.*

1° Si les enveloppes ont offert un degré de résistance exceptionnelle sur les parties latérales et du côté du pôle postérieur, il arrive que, par suite de la compression des réseaux vasculaires et nerveux intra-oculaires, la nutrition de la cornée souffre au point que celle-ci finit par se nécroser à son centre ou dans la partie correspondant au côté du globe le plus malade, l'épithélium se détache, le tissu cornéen se ramollit, devient trouble, grisâtre, prend une couleur plus sombre et enfin tombe en putrilage. Les souffrances qui ont continué d'être très-vives pendant que ces phénomènes se produisaient, se calment alors complètement. La perte de substance est immédiatement comblée par le tissu de l'iris et par le cristallin, qui s'est opacifié. Il n'est pas rare d'observer à ce moment un léger temps d'arrêt, mais bientot le cristallin et l'iris sont eux-mêmes chassés du globe, et remplacés par un bourgeon jaune-rougeâtre, de vilain aspect, qui donne lieu souvent à une légère hémorrhagie et à l'écoulement d'un liquide sanieux, parfois assez abondant.

Quand la maladie est arrivée à ce degré, il serait difficile de se méprendre sur sa véritable nature. Les symptômes sont évidents et apparaissent aux yeux le moins exercés. Aussi, nous n'insisterons pas sur le diagnostic différentiel de ces tumeurs, car elles ne peuvent être confondues qu'avec les staphylômes scléro-cornéens. En admettant même une semblable méprise, les signes anamnestiques suffisent pour faire le diagnostic différentiel. Il est impossible de confondre les tumeurs extra-oculaires primitives, parce qu'en effet celles-ci ne s'accompagnent jamais d'affection intra-oculaire. Lorsqu'une de ces tumeurs extra-oculaires, en augmentant de volume, attaque le globe lui-même, elle apparaît presque toujours à un moment où l'œil lui-même et la vue sont encore intacts, tandis qu'au contraire, si la tumeur est d'origine intra-oculaire, celle-ci n'apparaît qu'alors que le malade a perdu plus ou moins complètement la vue de cet œil (1).

Avant l'ophtalmoscope, les chirurgiens ne diagnostiquaient la plupart des affections malignes de l'œil que lorsqu'elles étaient arrivées à la troisième période, et les décrivaient sous les noms de fongus hématode, de mélanose, d'encéphaloïde de l'œil; aussi quelques-unes des observations que nous citerons maintenant se rapportent à des faits de mélanose.

Nous savons que la plupart des cas de mélanose oculaire sont des mélano-sarcômes de la choroïde. Ces observations seront donc à la place qu'elles doivent occuper. Auraient-elles rapport à des carcinômes mélanés purs (variété de cancer très-rare dans l'œil), elles montreraient néanmoins les différentes manières dont la rupture du globe oculaire se produit dans les cas de sarcômes, car celles-ci ne diffèrent pas dans l'une ou l'autre de ces affections.

Observation XLIX. — Tumeur mélanotique de la cornée; extirpation.

Un homme de 30 ans entre le 20 septembre 1848 dans le service de M. Pétrequin, à Lyon, pour se faire opérer d'une tumeur située entre les lames de la cornée. Il y a trois ans il s'aperçut, pour la première fois, d'un changement survenu dans l'œil droit. Au moment de son entrée à l'hôpital une tumeur noire occupe *toute la surface de la cornée*, formant un relief d'un centimètre et demi; les *hémorrhagies y sont fréquentes. Absence de douleurs*. Le malade distingue le jour de la nuit. Pétrequin fait l'*amputation du segment antérieur* de l'œil. Cette masse noire offrait à peu près *le volume* et *la forme d'une mûre*. Ses élevures étaient d'une couleur noire et d'une

(1) Knapp, Die intraocularen Geschwülste. Carlsruhe, 1868, p. 183

mollesse extrême; au contraire, les dépressions blanchâtres étaient formées par un tissu compacte, à travers lequel une bouillie noire semblait faire hernie. Le tissu blanc était constitué par des *débris de la cornée perforée,* tiraillée, distendue, et considérablement modifiée dans sa couleur et sa consistance. Quant à la substance qui faisait hernie, elle ressemblait parfaitement à *la mélanose.* Fendait-on la tumeur, on la trouvait dure, résistante, infiltrée de matière mélanique et offrant une masse fibreuse qui s'étendait, d'une part, entre les lames antérieures de la cornée, éraillées, comme nous l'avons dit plus haut, et reposait, de l'autre, sur les lames postérieures.

Ces dernières lames étaient épaissies, blanchâtres, et s'étendaient en arrière jusqu'à l'iris. *D'après cet examen, on pouvait penser que la tumeur, s'étant développée de dedans en dehors, avait la choroïde pour point de départ.*

Dans ce cas, ce n'était pas le segment antérieur, mais l'organe entier qu'il fallait enlever. L'observation ne donne, du reste, pas d'autres renseignements sur le malade que sa guérison quelques jours après l'opération, ce qui n'empêche pas de supposer que les suites ont dû être mauvaises.

2° Au lieu de se perforer à son centre, la cornée peut céder à sa périphérie en plusieurs endroits à la fois, d'où résulte la formation de tumeurs multiples péri-cornéennes. Le cas suivant en est un exemple :

### Observation L.

Un malade, âgé de 44 ans, entre le 9 mars 1852 à la Charité pour une tumeur de l'œil qui lui cause des douleurs atroces. Début en janvier 1851. Larmoiement, photophobie. La vision diminue de plus en plus et s'éteint tout à fait. Six mois avant son entrée, de *petites tumeurs noirâtres ont apparu autour de la cornée, formant comme un chapelet de grains noirs avec un reflet bleuâtre.* Extirpation 15 mars 1852. Le malade sort guéri quelque temps après.

Les *petites tumeurs péricornéennes font saillie dans l'intérieur du globe oculaire,* en arrière de l'iris; elles renferment une matière demi-molle noire. *La choroïde est épaissie.* Lebert y trouve des *noyaux can-*

*céreux* mêlés à *de nombreux grains mélanotiques*. Velpeau pense que la mélanose est cancéreuse (1).

3° Il est plus fréquent d'observer une rupture unique au niveau du canal de Schlemm. Alors la masse extra-oculaire *forme une tumeur* plus ou moins volumineuse, située en un point quelconque de la périphérie de la cornée, le plus souvent en haut ou en bas. Comme exemple de rupture à la jonction de la sclérotique et de la cornée, on peut voir la Pl. III, fig. 3, représentant la coupe d'une semblable tumeur, provenant de la collection de M. le Dr Sichel.

OBSERVATION LI.

Une femme de 48 ans (2) avait eu des *douleurs névralgiques très-fortes* pendant sa jeunesse. Perte graduelle de la vue depuis 40 ans. *Douleurs lancinantes dans l'orbite* et le globe ; *puis une petite tumeur* noire, du volume d'un grain de millet, *se forma en dedans de la cornée*. Les douleurs augmentèrent, et à 47 ans, la tumeur, devenue volumineuse, s'était ouverte et avait donné issue à une grande quantité de sang.

Il s'élevait entre les paupières une tumeur du volume d'un œuf de poule au moment où elle vint à Prague. Cette tumeur, peu sensible au toucher, d'un aspect bleu rougeâtre, offrait à son milieu une cicatrice, et sur ses côtés *deux petites ouvertures par où s'échappait* de temps à autre *du sang;* sa surface était lisse, humide, et *recouverte par la conjonctive*. La partie inférieure offrait beaucoup de vaisseaux variqueux, était bridée par la paupière inférieure et laissait suinter un liquide jaunâtre, âcre et sans odeur. Mouvements du globe libres, *cornée transparente et ovale* regardant vers la glande lacrymale, cristallin tombé au devant de l'iris devenu brun foncé. On diagnostiqua une tumeur mélanotique et l'on pratiqua l'extirpation. Guérison rapide. La dissection de l'œil extirpé donna les

(1) Velpeau et Bauchet (Soct. anat,, 1852); Revue médico-chir. de Malgaigne, t. XIII, p. 306, 1853; Schmidt Jahrbücher, B. LXXXIII, p. 344, 1854.

(2) Lawrence, Annales d'oculis, t. I, p. 33, 1838 ; extrait des Tent. anat. pathol. de Melanosi, Aug. Reuss, Pragæ, 1833.

résultats suivants : la membrane extérieure, rouge et tissée de vaisseaux, était mince et transparente vers le haut, épaisse de 3 lignes à sa partie inférieure. Lorsqu'elle eut été enlevée, on vit la mélanose renfermée dans un sac mince et divisée en plusieurs cellules; la masse que celles-ci renfermaient ressemblait à de la bouillie, et offrait des fibres très-déliées, entre lesquelles se trouvait une matière d'un noir brun. La tumeur traversait la sclérotique. Le volume du globe n'était pas augmenté; il contenait à sa partie antérieure et interne *une masse mélanotique qui paraissait provenir de la choroïde*. La sclérotique épaissie semblait, en divers endroits, *divisée en deux feuillets entre lesquels se trouvait une masse mélanotique.*

4° Les vaisseaux ciliaires antérieurs qui traversent le globe au niveau des insertions des muscles droits sont également une des voies par lesquelles les néoplasmes intraoculaires ont de la tendance à gagner l'extérieur du globe. Parfois, en effet on a observé que l'une de ces insertions musculaires était rompue ou très-distendue par le développement d'une tumeur sous-jacente. Néanmoins, cette voie de progression des sarcômes n'est pas la plus ordinaire. Dans les différents modes de rupture que nous venons d'observer, l'*exophthalmie* n'est considérable que lorsque la tumeur a déjà pris un grand volume et dilaté le globe oculaire. Nous la verrons être beaucoup plus prononcée chez les malades dont la tumeur choroïdienne s'est dirigée vers les parties molles de l'orbite, au lieu de faire saillie entre les paupières.

Lorsque les fibres de la sclérotique ont été résorbées ou dissociées par suite de la pression, et que la substance mélanique est venue se loger sous la conjonctive en un point quelconque de l'hémisphère antérieur du globe, on pourrait parfois confondre la tumeur ainsi formée avec un staphylôme de la choroïde, car elle s'en distingue à peine par une consistance plus dure et une couleur plus foncée. Lorsque la tumeur apparaît à l'extérieur, elle est encore recouverte, çà et là, de certaines parties des membranes externes de l'œil, surtout de la conjonctive, qui s'enflamme, s'ulcère et pousse des bourgeons charnus. On sait que la conjonctive ulcérée, lorsque l'œil est désorganisé, produit rapidement des bourgeons qui dégénèrent. Bientôt tous les tissus se confondent. Le contact de l'air accélère la marche de l'ulcération et de la dégénérescence. C'est dans cette période que la matière mélanique, lorsqu'elle n'a pu se développer rapidement au dehors en traversant la cornée ou la sclérotique, remplit peu à peu tout l'espace entre la choroïde et la rétine, en refoulant cette dernière en avant, et en finissant même par l'arracher de la papille optique, comme dans les épanchements sous-choroïdiens, notamment dans ceux de consistance ferme (1).

B. — *La rupture se produit au niveau de l'équateur* (Voir fig. 6, pl. IV). Dans la description de la choroïde, il a été question du rôle que jouent souvent les veines émissaires dans la propagation des tumeurs intra-oculaires aux parties molles de l'orbite. Elles sont effectivement, dans un grand nombre de cas, le trait d'union entre les tumeurs internes et externes. Les pièces anatomiques de la collection de M. le Dr Sichel, se rapportant aux observations 73 et 74 de la Statistique, sont très-démonstratives sur ce point (voir fig. 12, pl. IV). On y voit au niveau de l'un des *vasa vorticosa une traînée noire manifeste*, et le microscope montre dans la lumière du vaisseau de nombreux granules de pigment. A un degré plus avancé de l'affection, celui-ci est dilaté de plus en plus par les produits sarcomateux, s'insinuant dans ces points, où ils trouvent moins de résistance, et, à un moment donné, les fibres de la sclérotique se dissocient, et la perforation de l'enveloppe oculaire est désormais achevée. La fig. 12, pl.

(1) J. Sichel, l. c., Iconogr. Ophthal., et Gazette hebd. de méd. et de chir., 22 mai 1857.

IV (1) montre l'état d'une des veines émissaires quelque temps après la rupture. On y retrouve le tissu scléral très-bien conservé, bien qu'il ait été en contact depuis longtemps avec les deux tumeurs.

L'observation suivante, que nous prenons dans notre Statistique sur les mélanoses, montre une de ces perforations de la sclérotique bien limitée et située au niveau de sa partie équatoriale.

Observation LII (8e de la statistique de la Mélanose).

Un homme de 57 ans éprouva, à l'âge de 55 ans, un larmoiement et des douleurs de tête du côté gauche. On crut à une ophthalmie. Dix-huit mois après (janvier 1841) le malade présentait, entre les paupières, une tumeur saillante de 2 centimètres, dont la surface noirâtre et fongueuse laissait suinter du sang. Elle avait apparu après des douleurs vives et plus intenses la nuit. Diagnostic : tumeur mélanique de l'œil. Énucléation et extirpation de toutes les parties molles de l'orbite, qui contenaient plusieurs petites tumeurs noires (2).

La tumeur s'était fait jour au dehors par la sclérotique, dont le tiers supérieur avait disparu *comme coupé par un emporte-pièce*. Il ne restait point de trace des membranes internes de l'œil. Le foyer mélanique adhérait si fortement à la sclérotique, qu'il fallait gratter fortement pour l'en détacher. Le cristallin accolé à la cornée et transparent est rapetissé. A la place du nerf optique on trouve une masse mélanique.

Huit jours après le malade va très-bien, et rien ne peut encore faire présager de récidive.

En 1843 (3) rentre à l'hôpital et meurt après avoir présenté pendant les derniers jours de sa vie les symptômes de la généralisation de la mélanose. On trouva des mélanômes dans le foie, le mésentère, etc.

(1) Cette figure est empruntée à l'ouvrage de Stellwag de Carion, Traité des maladies des yeux, p. 626. Vienne, 1870.

(2) Malgaigne et Roussel, Gazette des hôpitaux, 1841, t. III, no 55, p. 219.

(3) Revue médico-chirurgicale de Malgaigne, t. XII, p. 371, 1852.

C. *La rupture se fait au niveau du pôle postérieur.*— Il n'est pas rare d'observer, vers les parties postérieures du globe oculaire, des néoplasmes orbitaires communiquant directetement avec une tumeur choroïdienne. Différentes observations, citées dans le chapitre de l'Anatomie pathologique, offraient cette particularité, laquelle s'explique : 1° par la richesse en vaisseaux de cette région, les ciliaires postérieures perforant la sclérotique auprès du nerf optique et formant une vingtaine de petits pertuis qui diminuent évidemment la résistance de la membrane qu'elles traversent ; 2° l'enveloppe de l'œil est, en outre, moins solide au niveau de la papille, puisque les fibres de la sclérotique s'y divisent pour former, les plus externes, une gaîne au nerf optique, et les faisceaux internes une lame criblée et un tissu de soutien pour les tubes nerveux. Aussi, dans les cas où des tumeurs ont été vues en voie de formation en cet endroit, elles siégeaient dans la gaîne même du nerf optique, où elles s'étendaient parfois assez loin. Un assez grand nombre d'opérateurs ont noté des *îlôts noirâtres dans la section du nerf optique,* et ont été contraints, dans ces cas, d'enlever une nouvelle partie du nerf, afin de rencontrer un tissu paraissant dans les conditions normales.

En augmentant davantage de volume, la tumeur finit par perforer la gaîne du nerf optique, et il devient difficile, à un degré plus avancé de la maladie, de reconnaître l'endroit précis qui lui a donné issue.

Observation LIII (78e de la statistique).

M. S..., âgé de 49 ans, demeurant au Falgaux (Cantal), se présente à la clinique de M. le Dr Sichel, le 16 janvier 1869, offrant à première vue tous les symptômes d'une attaque de glaucôme aigu à l'œil droit ; mais en examinant à l'éclairage latéral, on reconnaît derrière la pupille la présence d'une tumeur jaunâtre, bien manifeste. Diagnostic : Sarcôme de la choroïde. Énucléation le 19 janvier 1869. Examen histologique par M. le Dr Poncet : « L'œil entier est envahi par la dégénérescence. *La choroïde*, décuplée d'épaisseur, a perdu toute structure normale pour devenir tissu de *fibro-sarcôme mélanique*, à éléments fusiformes, denses, constituant un tissu serré, peu vasculaire, *chargé de pigment* (Voir l'aspect à l'œil nu, pl. IV, fig. 10). Le *liquide* placé entre la membrane nerveuse séparée et la choroïde devenue sarcomateuse *est organisé*, fibreux, rempli de cellules mélaniques ou de grains pigmentaires. Il a aussi subi la dégénérescence sarcomateuse et fibreuse, comme la choroïde. La *rétine* décollée, suivant les règles habituelles, est seulement privée des éléments nerveux dans la majorité des points examinés, mais elle n'est pas sarcomateuse. Au niveau de la papille, au-dessus de la lame criblée, la transformation du nerf optique en tissu fibreux est complète. Au-dessus de la lame criblée, on constate une dégénérescence graisseuse du nerf dans de nombreuses loges et une prolifération active de la névroglie, d'où une atrophie par compression des tubes nerveux. *En dehors de la sclérotique* et du globe oculaire par conséquent, nous trouvons *trois ou quatre petites tumeurs* de 2 à 3 millimètres d'épaisseur ; elles sont formées par du *tissu sarcomateux* et non fibreux, n'offrant pas néanmoins la structure alvéolaire du carcinôme. *Deux de ces petites formations sarcomateuses* existent encore dans la gaîne du nerf optique, *entre la gaîne vaginale et la tunique propre du nerf*. Il y a donc généralisation extra-oculaire de ce sarcôme. Il est à noter que les productions en dehors du globe n'étaient pas mélaniques, comme le tissu morbide de l'œil lui-même.

Tous les éléments des parties internes sont en voie de dégénérescence granulo-graisseuse, ce qui rend leur isolement difficile et leurs contours moins nets.

*Diagnostic : Fibro-sarcôme mélanique de la choroïde en voie de régression graisseuse*. Généralisation sarcomateuse en dehors de la sclérotique. » Quatre ans après, santé bonne.

### Observation LIV (10e de la statistique des Sarcômes).

Un homme de 50 ans, admis dans le King's College Hospital, service de Bowmann, dit qu'il y a vingt ans l'œil droit a été atteint d'une inflammation aiguë, à la suite de laquelle la vue fut perdue.

(1) Hulke, Ophthalmic hosp. reports, 1861, p. 279.

Depuis ce temps, *plusieurs poussées inflammatoires*. Récemment, ce moignon a augmenté, et on a vu paraître *comme deux grains de cassis* au niveau de la cornée. *Mouvements du globe limités*. Pas de cachexie apparente. Extirpation. La tumeur avait envahi *d'abord l'œil*, puis l'orbite *si loin en arrière* qu'on ne put tout enlever. Guérison rapide. *Six mois après, mort*. *Tumeurs mélanotiques* et encéphaloïdes *du foie* très-hypertrophié.

L'intérieur de l'œil était rempli par une masse cancéreuse. Noyaux libres et *grandes cellules fusiformes et sphériques*, cellules multipolaires. Dans les portions noires seulement, ces éléments étaient chargés de pigment. La sclérotique est *presque intacte*, mais *auprès du nerf optique elle était détruite*. Au *niveau de l'insertion du muscle droit interne*, couches mélanotiques dans la sclérotique. On pourrait reconnaître une mince couche de choroïde. Pas de trace de la rétine. Le nerf optique était infiltré de cellules du néoplasme.

La sclérotique peut encore se dissocier dans d'autres endroits intermédiaires à ceux dont il vient d'être question. Ces perforations de la membrane fibreuse n'ont donc rien d'absolument fixe. Mais, en résumé, il est plus fréquent de les rencontrer au niveau : 1° du canal de Schlemm; 2° des sinus équatoriaux; 3° du nerf optique. Le point où elles se produisent dépend : 1° du siége du sarcôme; 2° de sa croissance plus ou moins rapide; 3° de la position des vaisseaux émissaires par rapport à la tumeur.

Nous avons déjà dit quelques mots des symptômes offerts par les sarcômes de la choroïde arrivés à la troisième période, et qui se sont fait jour au dehors dans un point quelconque de l'hémisphère antérieur. Dans ces cas, les parties contenues dans le globe s'échappent au dehors en soulevant la conjonctive. Les parois fibreuses se ratatinent, et la tumeur s'étend vers l'orbite en repoussant le globe en avant, et généralement de côté; de sorte qu'il faut souvent le chercher sous les paupières. Ces dernières finissent par être fortement tendues, rouges et gonflées, et la tumeur qui fait saillie par leur ouverture présente une surface bosselée, rugueuse, rougeâtre et bleuâtre, tachetée de noir, et dont l'aspect varie avec la proportion des éléments incolores ou pigmentés que renferme la tumeur (1). Bientôt le néoplasme envahit l'orbite et les parties voisines, et il en résulte les désordres les plus variés et les plus épouvantables des organes environnants.

Voici quelques observations qui montrent l'affection sarcomateuse arrivée à un pareil degré.

Observation LV (69e de la statistique du Sarcôme).

Une femme de 51 ans avait perdu la vue de l'œil droit. Elle prétendait avoir éprouvé au début *des sensations lumineuses jaunes*.

Depuis six mois la tumeur était sortie de l'œil. La malade avait perdu toutes ses forces à la suite des douleurs. *Émaciation, pouls rapide, vomissements continuels*. La *tumeur extra-oculaire a le volume d'une pomme*. Elle offre des *points mous*, d'autres *plus fermes*; elle est mobile, saigne facilement et est lisse à sa surface. Pendant quinze jours, régime tonique. Extirpation. Le périoste était sain. Au microscope la tumeur offrait *un tissu fibreux pigmenté çà et là*, contenant un suc cancéreux. Le nerf optique était sain; la *sclérotique seule était reconnaissable*. Après l'opération, les vomissements cessèrent, l'appétit revint et la fièvre disparut après dix jours. Guérison en trois semaines. Un ganglion se trouvant à l'angle de la mâchoire disparut, et l'orbite se remplit de bourgeons de bonne nature. (2)

Observation LVI (60e de la statistique du Sarcôme).

Une femme, âgée de 60 ans (3) entre à l'hôpital des Cliniques, le 28 août 1862, avec une *énorme tumeur* faisant issue entre les paupières écartées de l'O G. Aucun antécédent diathésique. *Début*, 17 *ans*,

(1) Knapp, L. c. Die intraocularen Geschwülste. Carlsruhe, 1868, p. 183.

(2) Sitz. Ber. d. Ver. d. Aerzte in Steiermack, VII. p. 37, 1869-1870. Analyse dans Schmidt Jahrbücher, B. CL, p. 77, 1871.

(3) Gillette. Tumeurs fibro-plastiques de l'œil et de l'orbite. Gaz. des hôp., 14, 17 et 19 sept. 1872.

signalé par des *papillons lumineux* et par une abolition complète de la vue; *douleurs vives peu après*. *Exophthalmie*. Il y a quinze mois, *formation d'une tumeur extra-oculaire et diminution des douleurs*.

Hémorrhagies assez abondantes. Large tumeur en forme de croissant, formées de *bosselures nombreuses* séparées par des sillons *Plaques d'un noir foncé*.

Diagnostic: *tumeur sarcomateuse de l'œil* et de l'orbite. Extirpation de toute la masse. Un mois après, exeat; guérison. La tumeur est formée par une multitude de noyaux embryo-plastiques remplis de granulations très-serrées. Grand nombre de *petits corps fibro-plastiques*. Le segment de la tumeur représente les divers éléments de *l'œil considérablement atrophié*. Beaucoup de corps fibro-plastiques, quelques noyaux embryo-plastiques et un peu de tissu fibreux. On ne trouve plus les belles cellules polygonales régulières et pigmentaires de la lame interne de la choroïde; on n'y voit que les éléments de la lame interne ou *lamina fusca*, et quelques cellules arrondies.

Observation LVII (67e de la statistique du Sarcôme) (1).

S..., âgé de 32 ans. Début dix-huit mois après un traumatisme. *Douleurs* puis *exophthalmie*. Au moment où le malade se présente, les membranes de l'œil sont rompues. Tumeur extra-oculaire formée de *bosselures de couleur violacée*. Extirpation. Guérison un mois après. La tumeur est formée par une matière pulpeuse d'*un brun violet* ou rougeâtre, renfermant des *noyaux embryo-plastiques* et des granulations hématiques. L'une des bosselures, d'aspect *mélanique*, ne contient que du sang, des noyaux *embryo-plastiques* et quelques *corps fusiformes*. La *choroïde est détachée*, on ne retrouve que la lamina fusca.

Nous avons cherché, mais sans résultat, à savoir ce qu'étaient devenus ces deux malades opérés, l'un en 1862, l'autre en 1863. Tout porte à croire que leur guérison *immédiate* n'a pas été de longue durée; car, dans ces cas, la généralisation rapide du sarcôme est la règle.

(1) Gillette, Gaz. des hôp., 14, 17, 19 sept. 1872.

### § 4. *Symptômes et diagnostic du sarcôme de la choroïde à la quatrième période.*

La *quatrième période* du sarcôme de la choroïde, c'est-à-dire celle de la généralisation et des métastases, peut empiéter sur la troisième période et se produire même au moment du status glaucomateux. Elle se manifeste presque toujours sur le foie (1); il n'est pas difficile alors de reconnaître sous la paroi abdominale les nodosités plus ou moins volumineuses dont cet organe est le siége. Bientôt ces métastases se généralisent, et le malade ne tarde pas à succomber, après avoir présenté les symptômes de la cachexie cancéreuse.

Si, comme il vient d'être dit, cette terminaison du sarcôme, dont rien n'a pu entraver l'évolution complète, est la règle générale, il paraîtrait démontré néanmoins par plusieurs observations que la troisième période, c'est-à-dire celle de rupture du globe, peut se terminer par l'atrophie de l'organe et l'arrêt momentané ou définitif de la maladie. Ce mode de terminaison est des plus intéressants, car, s'il venait à être confirmé par de nouvelles observations, il établirait une différence bien faible, il est vrai, mais réelle, entre la malignité du sarcôme et celle du véritable carcinôme. Malheureusement les faits de sarcôme déterminant l'atrophie du globe sont aujourd'hui extrêmement rares, en comparaison de ceux que l'on voit se terminer par la mort du malade. Dans tous les ouvrages que nous avons consultés, il n'en est fait mention que dans les termes suivants :

*Œil phthisique avec sarcôme de la choroïde, en partie mou, en*

(1) De toutes les métastases qui surviennent après des extirpations même prématurées de sarcôme de la choroïde, les métastases du foie sont relativement les plus fréquentes. Graefe, Archiv für ophth. B. XII, Abth. 2, p. 287.

*partie ossifié* (1). — L'observation clinique que *le sarcôme de la choroïde conduit à la phthisie du globe* n'a été établie d'une façon positive que par un petit nombre d'examens anatomiques; aussi, la description d'un œil atteint de cette affection présente pour moi le plus vif intérêt, d'autant plus qu'il s'agit en outre de l'ossification d'un sarcôme.

Tandis que l'évolution générale ordinaire du sarcôme de la choroïde est le suivant, c'est-à-dire que la tension du globe augmente avec la croissance de la tumeur, et qu'il survient un état glaucomateux, il arrive exceptionnellement que la tumeur, encore d'un volume très-restreint, *occasionne des inflammations plastiques* à l'intérieur, lesquelles ont pour *résultat une phthisie temporaire* du globe. Ces phénomènes peuvent conduire à des erreurs de diagnostic. Pareille méprise eut lieu dans le cas d'un homme qui vint me demander des soulagements pour une douleur insupportable, siégeant dans l'œil gauche, diminué de volume (2).

Les antécédents ne fournirent d'autre renseignement que celui d'une inflammation, survenue après un trouble de la vue datant de plusieurs mois. L'état inflammatoire durait depuis six mois. — L'œil était aplati, douloureux à la pression. Cataracte aride siliqueuse. Je ne pouvais diagnostiquer qu'une choroïdite consécutive à un décollement de la rétine ou à un cysticerque. Pendant l'énucléation, je fus surpris de voir une *tumeur longue de plusieurs lignes*, qui était *accolée au nerf optique*. En ouvrant l'œil, on trouva un *sarcôme mélanotique de la choroïde*, qui remplissait à peu près la moitié du globe, et des produits régressifs, restes d'une ancienne choroïdite.

Dans l'Iconographie ophthalmologique (3) on lit également l'observation d'une mélanose commençante de l'intérieur de l'œil qui s'est terminée par l'atrophie de l'organe, après un traitement dérivatif et antiphlogistique énergique?? Il

(1) Extrait de l'obs. XXIII (45e de la statistique). H. Berthold, Klinische Monatsblätter für Augenheilkunde, B. VIII, p. 19, 1870 (Voir cette observation au chap. IV).

(2) Graefe, Archiv für Ophth., B. XII, abth. 2, Analyse par Biervliet dans les Annales d'oculis. de 1868.

(3) J. Sichel, Iconographie ophthalmologique.

faut, selon nous, accepter cette observation *avec d'autant plus de réserve* que le diagnostic fait en 1835, à l'œil nu, manquait des données précises qui permettent de diagnostiquer une mélanose intra-oculaire. Nous examinerons, au chapitre *Traitement* ce qu'il faut penser de ces atrophies provoquées dans la mélanose au début.

*En résumé*, on voit que la terminaison du sarcôme par l'atrophie de l'œil *est un fait très-rare*. Il peut se produire évidemment une atrophie momentanée, lorsque le globe s'ouvre en arrière, mais celle-ci est de courte durée. Si le segment postérieur est déjà rempli par la tumeur, alors l'œil s'aplatit seulement, sans diminuer dans les mêmes proportions dans ses diamètres transverses : l'impression des muscles droits est plus visible; plus tard l'œil est quelquefois porté en avant par des tumeurs rétro-bulbaires (1). La propulsion est peu marquée; mais, en tenant bien compte de l'aplatissement de l'œil, du changement du point de rotation, on peut la reconnaître et par suite prévoir l'existence d'*une tumeur dans un œil phthisique*. Il est beaucoup plus fréquent, en un mot, d'observer des tumeurs sarcomateuses développées *dans des yeux atrophiés* que de voir des tumeurs sarcomateuses *déterminer l'atrophie de l'œil*. Dans les choroïdites suppurées de nature purement inflammatoire, celle-ci se produit, mais dans ces cas il ne s'agit plus de sarcôme.

### § 5. *Marche, durée et terminaisons du sarcôme de la choroïde.*

Les sarcômes de la choroïde se développent plus ou moins rapidement, suivant que leur tissu est plus ou moins riche en cellules rondes et en vaisseaux, ou en cellules fusiformes et en substance intercellulaire. Il existe une règle générale dans

(1) Graefe, l. c., Archiv. für Ophth., B. XIV, Abth. 2, p. 103, Analyse par Schobbens, Annales d'oculistique, 1869.

la pathologie des tumeurs, c'est que celles à structure molle, contenant beaucoup de sucs, ont une croissance plus prompte que les néoplasmes à tissu dense et serré, sans liquide intercellulaire. Comme les sarcômes les plus mous sont précisément les sarcômes presque uniquement constitués par des cellules rondes et petites et par des vaisseaux, leuco-sarcômes, sarcômes-caverneux, glio-sarcômes et myxo-sarcômes, nous devrons nous attendre à voir ces variétés offrir une évolution plus rapide que les fibro-sarcômes, dont la trame est très-ferme. L'observation clinique confirme-t-elle ces données générales?

Si nous consultons notre statistique à ce point de vue et à celui de la durée relative de chaque période de la maladie, nous voyons d'abord que la marche des sarcômes de la choroïde, pris en général, sans distinction de variété, est très-variable. C'est surtout sur la première et sur la quatrième période que portent les différences. La deuxième et la troisième période sont, en effet, de courte durée dans la plupart des cas, et l'attention des observateurs se porte surtout sur le temps qui s'est écoulé depuis le début jusqu'au moment où l'intervention chirurgicale a été jugée nécessaire, et sur celui qui sépare l'opération de la récidive. Dans un grand nombre de cas les observations ont été publiées peu de temps après l'opération; par conséquent, le dernier renseignement nous fait souvent défaut, lacune que nous avons déjà eu l'occasion de regretter, et qui sera encore plus préjudiciable quand nous traiterons du pronostic. Cette manière d'apprécier la durée des sarcômes en deux périodes séparées par la date de l'intervention chirurgicale a pour résultat que, dans une série de faits, le temps marqué s'applique à la première période seule, et que, dans les autres, il correspond à la première et à la seconde période, parfois même à la troisième, suivant que l'opération a été faite dès le début du status glaucomateux

(2e période), ou après la production de tumeurs extra-oculaires (3e période). Comme ces deux étapes des sarcômes sont généralement courtes, et que l'opération a lieu presque toujours, soit au début, soit à la fin de la période glaucomateuse, on peut néanmoins obtenir de la sorte un renseignement suffisant sur le temps nécessaire au développement de la tumeur.

**Résumé des observations de sarcôme de la choroïde envisagées au point de vue de leur durée.**

1° *Durée depuis le début jusqu'à l'opération* (1).

A. — Le sarcôme a débuté *six semaines* avant l'opération. *Trois cas.* Obs. 41. — H., 30 ans. Sarcôme blanc et téléangiectasique. Sept mois après l'opération, cachexie, mort. — Obs. 46. — F., 73 ans. Mélano-sarcôme. Rien sur les suites de l'opération. — — Obs. 51. — F., âge mûr. Sarcôme. Rien sur les suites de l'opération.

B. — Début *deux mois* avant l'opération. *Deux cas.* — Obs. 1. H., 48 ans. Rien sur les suites de l'opération. — Obs. 10. — H., 50 ans. Mélano-sarcôme oculaire et orbitaire; *six mois* après, généralisation, mort. — Obs. 31. — F., 62 ans. Mélano-sarcôme. Trois ans après, pas de récidive.

C. — Début *quatre mois* avant l'opération. *Deux cas.* — Obs. 7. — H., 58 ans. Mélano-sarcôme. Rien sur les suites de l'opération. — Obs. 36, — H., 15 ans. Mélano-sarcôme. Un mois après, santé très-mauvaise.

D. — Début *cinq mois* avant l'opération. *Deux cas.* Obs. 32. — H., 73 ans. Mélano-sarcôme. Mort six mois après. — Obs. 69. — H., 35 ans. Mélano-sarcôme. Rien sur les suites de l'opération.

E. — Début *six mois* avant l'opération. *Deux cas.* Obs. 28. — H., 41 ans. Myo-sarcôme. Deux ans après, santé bonne. — Obs. 73. — H., 40 ans. Mélano-sarcôme. Trois mois après, santé bonne.

F. — Début *neuf mois* avant l'opération. *Deux cas.* Obs. 43. — H., 49 ans. Mélano-sarcôme parvi-cellulaire. Cinq ans après, pas de récidive.— Obs. 70. — H., 57 ans. Vingt et un mois après, santé bonne.

(1) Les lettres H et F indiquent le sexe, H : homme, F : femme.

G. — Début *un an* avant l'opération. *Six cas*. Obs. 13. — H., 50 ans. Mélano-sarcôme. Rien sur les suites. — Obs. 22. — H., 24 ans. Sarcôme. Généralisation. — Obs. 35. — H., 35 ans. Sarcôme. Rien sur les suites. — Obs. 58. — F., 12 ans. Sarcôme blanc. Quatre mois après, pas de récidive. — Obs. 61. — H., 46 ans. Mélano-sarcôme. Rien sur les suites de l'opération. — Obs. 74. — F., 56 ans. Mélano-sarcôme. Un an après, santé bonne.

H. — Début. *Un an et demi* avant l'opération. *Quatre cas*. — Obs. 30. — H., 65 ans. Mélano-sarcôme. Mort neuf mois après. Généralisation. — Obs. 63. — 48 ans. Mélano-sarcôme-carcinomateux. Mort dix-huit mois après, récidive. — Obs. 67. — H., 32 ans. Fibro-sarcôme. Rien sur les suites de l'opération. — Obs. 76. — H., 45 ans. Mélano-sarcôme. Rien sur les suites de l'opération.

I. Début. *Deux ans* avant l'opération. *Six cas*. Obs. 5. — F., 28 ans. Sarcôme. Rien sur les suites de l'opération. — Obs. 17. — H., 59 ans. Mélano-sarcôme parvi cellulaire. Neuf mois après, mort. — Obs. 23. — F., 56 ans. Sarcôme. Rien sur les suites de l'opération. — Obs. 49. F., 40 ans. Mélano-sarcôme. Mort peu de temps après l'opération. Métastases. — Obs. 57. — F., âge moyen. Mélano-sarcôme-carcinomateux. Rien sur les suites de l'opération. — Obs. 65. — F., 20 ans. Mélano-sarcôme. Rien sur les suites.

J. — Début *trois ans* avant l'opération. *Six cas*. — Obs. 2. — F., 50 ans. Mélano-sarcôme. Rien sur les suites de l'opération. — Obs. 19. — H., 46 ans. Mélano-sarcôme et carcinôme. Cinq mois après, récidive. — Obs. 33. — H., 63 ans. Glio-sarcôme. Guérison immédiate, rapide. Récidive locale et abdominale peu après. — Obs. 40. — H., 52 ans. Sarcôme blanc. Deux ans et demi après, santé bonne. — Obs. 52 — H., âge moyen. Sarcôme peu pigmenté à grandes cellules. Récidives trois mois après. — Obs. 54. — H., 28 ans. Sarcôme. Rien sur les suites.

K. — Début *quatre ans* avant l'opération. *Deux cas*. — Obs. 42. — Malade d'un âge mûr. Sarcôme caverneux. Rien sur les suites. — Obs. 43. — F., 39 ans. Mélano-sarcôme. Neuf mois après, santé bonne.

L. — Début *cinq ans* avant l'opération. *Quatre cas*. — Obs. 4. H., 40 ans. Mélano-sarcôme. Rien sur les suites. — Obs. 6. — F., 40 ans. Mélano-sarcôme. Six mois après, généralisation. —

Obs. 38. — H., 61 ans. Fibro-sarcôme. Rien sur les suites de l'opération. — Obs. 59. — F., 33 ans. Mélano-sarcôme. Rien sur les suites de l'opération.

M. — Début *sept ans* avant l'opération. *Deux cas.* — Obs. 11. — F., 44 ans. Sarcôme fasciculé. Rien sur les suites. — Obs. 29. — H., 44 ans. Mélano-sarcôme. Rien sur les suites.

N. — Début *huit ans* avant l'opération. *Un cas.* — Obs. 27. — H., 42 ans. Mélano-sarcôme. Un an après, récidive.

O. — Début *neuf ans* avant l'opération. *Un cas.* — Obs. 21. — H., 50 ans. Mélano-sarcôme. Mort trois ans après, généralisation.

P. — Début *dix ans* avant l'opération. *Deux cas.* — Obs. 25. — H., 68 ans. Mélano-sarcôme et carcinôme. Rien sur les suites. — Obs. 26. — F., 20 ans. Mélano-sarcôme. Un an et demi après, santé bonne.

Q. — Début. *Douze ans* avant l'opération. *Un cas.* — Obs. 15. — H., 45 ans. Mélano-sarcôme-carcinomateux. Six mois après, récidive.

R. — Début *quinze ans* avant l'opération. *Un cas.* — Obs. 8. — F., 50 ans. Sarcôme. Rien sur les suites.

S. — Début *dix-sept ans* avant l'opération. *Un cas.* — Obs. 68. — F., 60 ans. Fibro-sarcôme. Rien sur les suites.

T. — Dans *vingt et un cas*, la date du début avant l'opération est inconnue. 13 hommes, 5 femmes, 3 dont le sexe n'est pas noté. Dans dix-huit cas, les suites de l'opération ne sont pas indiquées. Dans *deux cas*, récidive deux ans après. Dans un cas, santé bonne deux après.

Ces 50 cas offrent un total de 171 ans, soit donc en moyenne une durée de 41 mois 16 pour chaque cas, ou de 3 ans 43 pour chaque cas.

43 cas sur 50 se sont développés dans une période de 1 à 7 ans. Si nous faisons abstraction des 7 autres dans lesquels le souvenir des malades peut avoir été moins précis, vu la longue durée de l'affection, ou dans lesquels la cause peut avoir été attribuée à un accident ou à une affection légère de la vue tout à fait indépendante, on obtient, pour ces 43 cas, une durée totale de 1086 mois depuis le début jusqu'à l'opé-

ration, soit une durée moyenne de 25 mois 25 ou 2 ans 1 pour chaque cas. En reprenant les deux moyennes qui viennent d'être établies, on peut dire que la durée des sarcômes de la choroïde, considérés en masse, sans distinction de variété, depuis le début jusqu'à l'opération, a oscillé entre deux et trois ans pour les 50 observations dans lesquelles cette durée est indiquée.

Si maintenant on désire savoir quelle a été la durée de cette même période suivant telle ou telle variété de sarcôme, voici le résultat qu'on obtient pour les principales de ces variétés, pour les mélano-sarcômes, pour les fibro-sarcômes et pour les leuco-sarcômes.

1° Pour 32 cas indiqués comme mélano-sarcômes, nous avons trouvé une durée moyenne, avant l'opération, de 4 ans 75 pour chacun d'eux.

2° Pour 5 cas indiqués comme fibro-sarcômes, nous avons trouvé une durée moyenne, avant l'opération, de 6 ans, 17 pour chacun d'eux.

3° Pour 3 cas indiqués comme leuco-sarcômes, nous avons trouvé une durée moyenne, avant l'opération, de 1 an 36.

Il est urgent de faire remarquer de suite combien ces chiffres sont approximatifs et qu'ils pourraient fort bien nous conduire à une erreur, car il suffit d'un ou de deux cas de leuco-sarcômes indiqués à tort par les observateurs comme fibro-sarcômes, et comptés par conséquent avec les fibro-sarcômes, tandis qu'en réalité ils devraient être ajoutés aux leuco-sarcômes ou réciproquement, pour que le chiffre de la durée moyenne de la période qui précède l'opération soit totalement changé. Néanmoins, et en faisant ces réserves, *nos chiffres paraissent donner raison à cette observation clinique que les leuco-sarcômes croissent plus vite que les mélano-sarcômes, et ces derniers, plus rapidement que les fibro-sarcômes, dont la marche est le plus lente.*

D'un autre côté, notre statistique de 56 cas désignés dans les auteurs sous les noms de mélanose, de cancer mélané intra-oculaire, etc., donne un total de 24 cas dans lesquels la durée, avant l'opération, n'est pas indiquée, et 31 cas où il est fait mention de celle-ci. Or ces 31 cas montrent une durée moyenne de 5 ans, 38, depuis les premiers symptômes jusqu'au moment de l'opération. Or, si l'on rapproche ce chiffre des 32 cas de mélano-sarcôme dont il a été parlé plus haut, on trouve :

1re Statistique : sarcôme de la choroïde, 32 cas mélano-sarcôme ont eu une durée moyenne de. . . . . . . . . . . . . . . . . 4 ans 75

2e Statistique : mélanose intra-oculaire, 31 cas ont eu une durée moyenne de. . . . 5 ans 38

Puisque nous savons qu'un grand nombre de ces derniers étaient des mélano-sarcômes, nous obtenons, en les réunissant aux premiers *une durée moyenne de 4 ans et demi à 5 ans*, depuis le début jusqu'au moment de l'opération pour 63 cas de mélano-sarcôme et de mélanose intra-oculaire.

### 2° *Durée depuis l'opération jusqu'à la mort des malades ou jusqu'au moment de la publication des observations.*

La durée de cette seconde période offrirait un grand intérêt si nous pouvions donner un chiffre assez élevé de résultats, pris à une époque éloignée de l'opération et les comparer aux faits dans lesquels l'affection suit son cours sans être modifiée, soit hâtée, soit retardée par une opération (ce sera précisément une des grandes questions du traitement).

Le total de ces résultats n'aura qu'une valeur tout à fait relative, vu le grand nombre d'observations dans lesquelles les derniers renseignements sur le malade font absolument défaut. D'un autre côté, pour juger la question que nous venons de laisser pressentir, c'est-à-dire y a-t-il avantage ou danger d'énucléer les yeux atteints de sarcômes? Ou, en d'autres termes, est-il préférable d'abandonner l'affection à elle-même? il faudrait posséder un nombre assez élevé de cas non opérés; savoir comment ils se sont terminés et les mettre en parallèle à côté des cas dans lesquels on a opéré. Or il existe dans la science autant de ceux-ci que peu de ceux-là; parce que les malades qui ne se laissent pas opérer, sont suivis de moins près et offrent moins d'intérêt immédiat pour le chirurgien. Voyons néanmoins s'il est possible d'élucider cette question en étudiant : 1° les cas dans lesquels on a opéré; 2° ceux qu'on a abandonnés à eux-mêmes.

A. ***On a opéré.***

*Durée des sarcômes depuis l'opération jusqu'à la mort des malades ou jusqu'à la publication des observations.*

1° Dans une première série de faits, la statistique des sarcômes donne les résultats suivants :

(Obs. 1, 2, 3, 4, 5, 7, 8, 9, 11, 12, 13, 14, 16, 23, 24, 25, 29, 34, 35, 37, 42, 44, 45, 46, 51, 53, 54, 55, 56, 57, 59, 60, 61, 62, 64, 65, 66, 67, 68, 69, 71, 72, 76, 78, 79, 81, 82), les malades ont guéri de l'opération. Ce qui n'a pas lieu d'étonner puisque c'est la règle. Cette guérison s'est produite, tantôt en quelques jours, tantôt en trois semaines ou un mois, suivant que le malade a été plus ou moins bien soigné ou qu'il a subi l'énucléation ou l'extirpation du globe et de tumeurs extra-oculaires répandues dans l'orbite. Mais les suites de l'opération ne sont pas indiquées. Voilà donc un *total* effrayant de 47 *cas* sur 82 dans lesquels il est impossible d'indiquer la marche ultérieure du sarcôme. Ce manque de résultats n'est pas toujours imputable aux observateurs; rien n'est plus difficile que de suivre un malade pendant longtemps. De plus, une partie de ces faits a été publiée par des micrographes qui n'avaient que peu de détails sur les malades et ne pouvaient savoir ce qu'ils étaient devenus, ou par des personnes qui n'avaient pas pris elles-mêmes les observations. Dans ces 47 cas sur lesquels on ne possède pas les derniers détails, l'opération, énucléation ou extirpation, avait été faite 42 ou 43 fois.

Il est important de noter parmi ces 37 cas les obs. 2, 3, 25, 37, 45, 62, 67, 68 et 76 (soit 9 obs.) dans lesquelles l'opération a été pratiquée pendant la troisième période, c'est-à-dire après la rupture du globe, alors qu'il y avait des tumeurs extra-oculaires et que l'orbite était envahi ; comme dans ces cas, il est de règle que la généralisation se produise tôt ou tard, mais souvent assez rapidement, nous pouvons dire que le résultat de ces neuf observations est entrevu et que nous ne sommes totalement dépourvu de renseignements que pour 38 observations.

2° Dans les 35 cas qui nous restent, il va sans dire que l'opération a toujours été pratiquée, puisque nous possédons l'examen histologique des tumeurs intra-oculaires. Les résultats obtenus ont été les suivants :

1re CATÉGORIE. *Faits dans lesquels on a mentionné des récidives ou la mort après généralisation du sarcôme.*

*a.* — La date de la récidive ou de la mort est indiquée.

*Un mois* après l'opération, état général très-mauvais. — Obs. 36. —H., 15 ans. *Mélano-sarcôme.*—*Trois mois* après l'opération, *récidive* et *mort.* — Obs. 52. — H., âge mûr. *Sarcôme peu pigmenté* et à grandes cellules. — *Cinq mois* après l'opération, *récidive* et *cachexie.* — Obs. 19 et 20. — H., 46 ans. *Mélano-sarcôme* et carcinôme, *récidive sur l'autre œil.*

*Six mois* après l'opération. — Obs. 6. — F., 40 ans. Mélano-sarcôme. *Généralisation.* — Obs. 10. — H., 50 ans. *Mélano sarcôme de l'œil et de l'orbite. Généralisation.* — Obs. 15. — H., 40 à 50 ans.

*Nota.* H et F indiquent, comme précédemment, homme ou femme.

*Mélano-fibro-sarcòme-carcinomateux. Récidive.* — Obs. 32. — H., 73 ans. Mélano-sarcôme. Mort. — Métastases très-probables.

*Sept mois* après l'opération. — Obs. 41. — H., 30 ans. *Sarcôme blanc* et téléangiectasique. Cachexie. Mort, sans récidive apparente.

*Neuf mois* après l'opération. — Obs. 17 et 18. —H., 59 ans. *Mélano-sarcòme* à petites cellules des deux yeux. Mort. — Obs. 30. — H., 65 ans. *Mélano-sarcôme*. Généralisation.

*Un an* après l'opération. — Obs. 27. — H,, 42 ans. Récidive *un an et demi* après l'opération.

Obs. 63. — H., 48 ans. *Mélano sarcôme* et *carcinôme*. Métastases au foie. Mort. Obs. 77. — H., 60 ans. *Mélano-sarcôme*. Métastases au foie. Mort.

*Deux ans* après l'opération. — Obs. 48. — F., 45 ans. *Mélano-sarcôme*. Généralisation. Mort. — Obs. 50. — H., âge mûr. *Sarcôme à cellules rondes et petites*. Récidive.

*Trois ans* après l'opération. — Obs. 21. H., 50 ans. *Mélano-sarcòme*. Récidive. Foie cancéreux.

En résumé, la récidive la plus prompte a été celle *d'un mois après l'opération* sur un jeune homme de 15 ans, atteint de mélano-sarcôme (cette récidive n'était que probable néanmoins), et celle de *trois mois* après l'opération (obs. 52). Celle qui a été la plus lente à se produire est apparue *trois ans après l'opération* (obs. 21).

*b.* La date de la récidive ou de la mort n'est pas indiquée.

Obs. 22. — H., 24 ans. Sarcôme de l'orbite. Généralisation. (Ce malade n'a pas été opéré.)

Obs. 49. — F., 40 ans. *Mélano-sarcôme*. Mort peu de temps après l'opération, avec généralisation.

Obs. 33. — H., 63 ans. *Mélano-glio-sarcòme*. Récidive locale et dans le ventre.

Obs. 38 et 39. — H., 61 ans. *Sarcôme fasciculé* et à grandes cellules. — *Soupçon de tumeur de même nature dans l'autre œil.*

De ces faits il y a lieu de défalquer l'observation 22 (Sarcôme de la base du crâne ayant fusé dans l'orbite) dans laquelle le malade n'a pas subi et ne pouvait pas subir d'opération, et l'observation 38-39 où la récidive n'est indiquée que par le soupçon de tumeur de même nature dans O. G. En conservant l'observation 36, dans laquelle la récidive probable n'est indiquée que par un état général très-mauvais, il reste 18 cas de récidives après énucléation à la première, à la deuxième et à la troisième période du sarcôme de la choroïde sur un total de 32 cas, dans lesquels les suites de l'opération sont indiquées c'est-à-dire 53,24 pour 0/0 de récidive. Sur ces 18 cas, on avait affaire : 13 fois à des mélano-sarcômes, 2 fois à des sarcômes peu pigmentés et à grandes cellules, 1 fois à un sarcôme blanc, 1 fois à un sarcôme à cellules rondes et petites. Bien que ce soit empiéter, en ce moment, sur le chapitre *Pronostic*, on doit noter le chiffre élevé des mélano-sarcômes parmi les récidives. Mais, remarque capitale, dans les deux tiers de ces cas le résultat devait être prévu d'avance, car il y avait des tumeurs extra-oculaires ou un sarcôme des deux yeux au moment de l'opération (Voir les obs. 6, 10, 17, 18, 19, 20, 27, 32, 33, 36, 48, 49, 50, 52 de la statistique). Dans les obs. 15, 21, 30, 41, 63 et 77, il n'est pas fait mention de tumeur extra-oculaire au moment de l'opération. Nous devons dire que sur 34 cas dans lesquels les suites de l'opération sont notées et qui ont fourni un total de 18 récidives, il y a 12 de ces récidives qui ne doivent pas étonner et 6 seulement qui nous prouvent que *même en opérant de bonne heure, on n'est pas à l'abri* de voir les malades offrir des récidives ou une généralisation. Somme toute, 35,29 0/0 de récidive sur les cas opérés à la troisième période et 17,91 0/0 de récidive sur le cas opérés à la première ou à la seconde période.

2e CATÉGORIE. *Faits dans lesquels on n'a pas mentionné de récidives.*

Il nous reste 12 observations dans lesquelles on a suivi les malades après l'opération, sans observer de récidives.

*Deux mois* après l'opération, le malade se porte bien. — Obs 73. — H., 40 ans. *Mélano-sarcôme.*

*Quatre mois* après l'opération, pas de récidive. — Obs. 58. — F., 12 ans. *Sarcôme blanc.*

*Cinq mois* après l'opération, santé bonne. — Obs. 74. — F., 56 ans. *Mélano-sarcôme.*

*Neuf mois* après l'opération, pas de récidive. — Obs. 43. — F., 39 ans. Mélano-sarcôme.

*Un an* après l'opération. — Obs. 75. — H., 57 ans. *Mélano-sarcôme.* Santé bonne.

*Un an et demi* après l'opération.—Obs. 26.—F., 20 ans. Mélano-sarcôme (tumeur extra-oculaire). Santé bonne.

*Deux ans* après l'opération. — Obs. 28, — H., 41 ans. *Myo-sarcôme.* Santé excellente. — Obs. 70. — H., 57 ans. Mélano-sarcôme. Santé bonne.

*Deux ans et demi* après l'opération. — Obs. 40. — H., 52 ans. Sarcôme *blanc.* Santé excellente.

*Trois ans* après l'opération. — Obs. 31. — F., 62 ans. *Mélano-sarcôme.* Santé bonne.

*Cinq ans* après l'opération. — Obs. 47. — H., 49 ans. *Mélano-sarcôme-parvi-cellulaire.* Santé bonne.

*Six ans* après l'opération. — Obs. 80. — H., âge mûr. *Mélano-sarcôme.* Santé bonne.

En résumé, dans dix cas, l'absence de récidive est notée dans un laps de temps qui varie de deux mois à trois ans.

Dans les deux autres, la santé était excellente cinq à six ans après l'opération et, particularité intéressante, ces deux cas étaient l'un un sarcôme mélané parvi-cellulaire, l'autre un sarcôme blanc, c'est-à-dire deux des variétés les plus malignes.

Il est certain qu'il y a lieu de faire des réserves surtout pour les quatre premiers de ces 12 malades. L'absence de récidives dans une période de quelques mois à une année ne prouve pas que celles-ci n'aient pu se produire par la suite. On en a vu apparaître 2, 3, 5 ou même 9 ans après l'opération. Mais il faut également se demander ce qu'il serait advenu de ces mêmes malades si le chirurgien n'était pas intervenu. Or la réponse est ici plus facile. On les a tous opérés au moment de la période glaucomateuse. Après celle-ci vient à bref délai, la rupture du globe, l'envahissement de l'orbite, puis la cachexie et les métastases. Notre recueil d'observations de mélanoses est très-instructif sur ce point. En effet, consultons maintenant la *statistique de la mélanose* intra-oculaire qui se compose de 56 cas. Dans 20 observations, les suites de l'opération ne sont pas indiquées; mais il y avait chez 14 de ces 20 malades des tumeurs extra-oculaires au moment de l'opération. On peut donc dire que, sur ces 20 malades, il y en avait plus des deux tiers de voués à une mort presque certaine.

Il nous reste 36 autres faits. Dans 32 de ces observations, il y a eu opération (énucléation ou extirpation) mais 22 fois à la troisième période, c'est-à-dire avec la présence de tumeurs extra-oculaires. Aussi trouve-t-on vingt-deux récidives la plupart avec généralisation sur le foie, dont 17 se produisent dans l'espace de 10 jours à quelques mois ou une année et 5 seulement entre 18 mois et 9 ans.

Huit fois la santé est marquée bonne, mais, dans 4 cas, de un à six mois seulement après l'opération. Dans les 4 autres cas, les malades se portaient bien 10 mois, 1 ou 3 ans et 5 ans après l'opération. Total 8 cas où la récidive *s'est fait attendre*, nous disons s'est fait attendre, parce que 6 de ces malades présentaient des tumeurs extra-oculaires au moment de l'opération et ont dû succomber dans un délai assez court. La malade de Pamard, d'Avignon (obs. 26) 1853, présentait notamment, outre une mélanose intra-oculaire, des tumeurs de même nature dans la glande lacrymale et dans le tissu cellulaire de l'orbite.

Ce qui explique pourquoi cette statistique de la mélanose oculaire est si mauvaise, c'est que 42 fois, sur 52 cas qui ont été opérés, l'opération a eu lieu pendant la troisième période de la mélanose.

B. ***On n'a pas opéré.***

Nous possédons 4 observations de mélanoses dans lesquelles le malade n'a pas voulu se laisser opérer ou le chirurgien n'a pas cru devoir intervenir.

Obs. 19. — H..., 62 ans. On note en décembre 1830 une tumeur intra-oculaire à la partie inférieure de la chambre antérieure. En avril 1833, névrose ciliaire intense, rupture du globe, tum. extra-oculaire. Un an et cinq mois après, mort après des douleurs longues et prolongées produites par la propagation de la mélanose à l'encéphale.

Obs. 31. — Quatre mois après le début des accidents oculaires, exophthalmie, injection du globe. Tumeurs abdominales, œdème des extrémités inférieures, mort rapide dans le coma; mélanose dans presque tous les viscères abdominaux.

Obs. 40. — H., âge mur. Il s'agit du professeur Guilbert, nous avons peu de détails sur ce malade. Son foie mélanique est dessiné dans l'atlas de Cruveilhier (pl. I, 22e livraison).

Obs. 48. — H., 42 ans. Masse cancéreuse sortant de l'orbite et cancer énorme du foie, lequel présenta à l'autopsie de nombreuses masses mélanotiques.

Telle a été dans quatre cas la marche naturelle de la mélanose intra-oculaire, marche terrible et plus rapide que dans les cas où l'on a opéré.

Il n'est pas sans intérêt de connaître maintenant la durée moyenne du temps qui a séparé l'opération de la mort : 1° dans les cas mélanose intra-oculaire qui ont été opérés à la 3me période; 2° dans les cas de sarcôme opérés à la première ou à la seconde période. Mais il est difficile d'établir un parallèle exact par une statistique en chiffres. La raison en est toute naturelle. En faisant ces deux relevés, on reconnaît une fois de plus que la plupart des cas de sarcômes dans lesquels la terminaison fatale est notée sont ceux où il y avait tumeur extra-oculaire au moment de l'opération, de même pour les cas de mélanose; tandis que dans les faits de sarcômes opérés de bonne heure nous trouvons fréquemment la mention : rien sur les suites de l'opération (donc ces faits sont à mettre de côté), ou bien le malade se porte bien quelques mois, un an, deux ans, cinq ans après l'opération. Les observations 15, 21, 30, 48, 63, 41, 71, de sarcômes opérés à la première ou à la seconde période font mention de récidives, trois fois dans l'espace de dix-huit mois à deux ans, une fois après trois ans. Soit une moyenne de dix-sept mois pour chacun de ces sept cas.

L'autre terme du problème est inconnu, car la date précise de la mort n'est pas notée dans tous les cas. Ainsi nous trouvons dans plusieurs observations : *métastase rapide* : le malade est mort quelque temps après, offrant tous les symptômes de la généralisation de la mélanose. Il est clair que si on avait noté à la place de cette notion vague l'époque précise du décès, nous pourrions établir la durée de la dernière période des cas de mélanose intra-oculaire opérés alors qu'il y avait des tumeurs extra-oculaires. Cette cause énorme d'erreur étant indiquée on trouve pour dix-sept cas de mélanose opérés à la troisième période une durée moyenne de quatorze mois pour chaque cas. Ce chiffre est donc presque aussi élevé que celui des sarcômes opérés de bonne heure. Mais, si nous rétablissons les faits en ajoutant à ces dix-sept cas de mélanose ceux où la récidive est indiquée comme rapide (4 cas) la différence augmente et elle augmente en faveur des sarcômes opérés de bonne heure, c'est-à-dire qu'au lieu de 14 mois pour les cas de mélanose opérés à la troisième période, on ne trouverait plus que 10 mois à un an. Mais nous ferons remarquer de nouveau que les chiffres de 47 cas de sarcômes (dont 42 ou 43 ont été opérés soit à la première et à la deuxième période soit à la troisième) et de 19 cas de mélanose (presque tous opérés à la troisième période) donc en totalité 62 cas dans lesquels les suites de l'opération ne sont pas indiquées : ces chiffres, disons-nous, empêchent d'ajouter quelque valeur à la dernière moyenne qui vient d'être établie, puisque les cas dans lesquels les suites de l'opération ont été notés ne s'élèvent qu'à 58 cas (34 de sarcôme, 24 de mélanose.)

Conclusions. De l'examen de nos statistiques nous pouvons tirer les conclusions suivantes :

1° La durée moyenne de la période qui a précédé l'opération a été, pour les sarcômes de 3 à 4 ans, et pour les mélanoses intra-oculaires de 4 ans 5 ans.

2° Les sarcômes blancs et les sarcômes mixtes (carcinomateux, glieux et myxomateux), en un mot toutes les formes molles, croissent plus vite que les mélano-sarcômes dont le stroma est plus ferme.

3° La durée de la seconde période des sarcômes ne peut être aussi bien appréciée, puisque, dans les cas où le malade est indiqué comme se portant bien quelques mois ou quelques années après l'opération, ce renseignement prouve que la seconde période se prolonge et que l'inconnu est au delà, c'est-à-dire qu'elle peut encore durer longtemps ou se terminer peu après par une récidive. On arrive à un résultat analogue quand on cherche à préciser la dernière période des mélanoses.

4° Mais de l'étude des statistiques il ressort ce fait important c'est que *dans les 2/3 des cas de sarcômes, où la récidive est notée, il y avait tumeur extra-oculaire au moment de l'opération*. Dans 7 cas de sarcômes opérés à la première ou à la seconde période, et qui ont récidivé, la durée moyenne de la dernière période a été de 17 mois.

En déduisant l'observation 22 et en comptant les 3 cas de sarcôme double (obs. 17, 18, 19, 20, 38, 39) comme 3 cas simples, il nous reste un chiffre total de 78 observations, qui nous a donné 18 cas de récidive après l'opération, soit 23,07 0/0. Mais, sur ces 18 cas, il y en avait 12 qui avaient été opérés à la troisième période ; il reste donc 7,69 0/0 de récidives *indiquées* pour les cas opérés à la deuxième période.

Le tableau des mélanoses *dans lequel 42 malades sur 52 ont été opérés à la troisième période* (tumeurs extra-oculaires) nous fournit un chiffre de récidives beaucoup plus effrayant :

4 cas non opérés, 4 généralisations dans un délai assez court.

Sur les 52 cas opérés, 24 récidives, soit........ 46,17 0/0.
Ainsi statistique des sarcômes, récidives ...... 22,07 0/0.
Statistique des mélanoses ...... idem. ...... 46,17 0/0.

Les suites de l'opération n'étant pas connues : dans 44 cas de sarcômes, soit dans 56,41 0/0 des cas, ni dans 19 cas de mélanoses soit dans 36,53 0/0 des cas. — La statistique des mélanoses renferme moins d'inconnues que celle des sarcômes. mais aussi que de récidives : 46,17 0/0 au lieu de 23,07 0/0 !

5° Si l'on observe plus de récidives rapides dans la statistique des mélanoses que dans celle des sarcômes, c'est que dans la première on a opéré beaucoup plus souvent à la troisième période qu'à la première et à la seconde, le diagnostic ne se faisant autrefois qu'après la présence des tumeurs extra-oculaires.

6° Si, en considérant que les trois quarts des sarcômes sont des mélano-sarcômes, on réunit les deux statistiques, on arrive au résultat suivant. (les trois cas de sarcôme binoculaire étant comptés comme trois cas simples et le cas de sarcôme secondaire de l'orbite (obs. 22) étant mis de côté).

| | | | | |
|---|---|---|---|---|
| Sarcômes. 30 | résultats | indiqués sur. . . . | | 78 cas |
| Mélanoses 32 | — | — | sur. . . . | 52 |
| 62 | — | — | . . . | 130 cas |

Soit 47,69 0/0 de récidives sans distinction de la période dans laquelle on a opéré.

# CHAPITRE VI

## ÉTIOLOGIE, PRONOSTIC ET TRAITEMENT DU SARCÔME DE LA CHOROÏDE.

### § 1. — *Étiologie.*

On a remarqué, avec justesse, que la connexion de l'ophthalmologie avec la médecine générale est surtout marquée dans le département des tumeurs intra-oculaires, parce que c'est dans l'œil qu'on peut étudier avec le plus d'avantages la croissance d'une tumeur et en saisir les moindres progrès (1). Ces rapports de la pathologie oculaire avec la pathologie générale, en ce qui concerne la question des tumeurs, ont déjà été exposés dans le chapitre IV, consacré à l'étude anatomique des sarcômes de la choroïde; mais ils apparaîtront de nouveau dans ce paragraphe, car l'étiologie des tumeurs que nous étudions se rapproche considérablement de celle du cancer en général. Celle-ci peut être divisée en causes prédisposantes et causes occasionnelles.

A. *Causes prédisposantes.* — Sous cette désignation, nous comprendrons les diverses considérations relatives à l'âge, au sexe et à la constitution des malades, aux antécédents diathésiques et à la structure particulière de l'organe dans lequel se développent les sarcômes :

1° L'*âge* est un excellent criterium pour différencier la nature des tumeurs intra-oculaires. Nous pouvons poser en principe que, depuis la naissance jusqu'à 10 ou 12 ans, on est exposé au gliôme de la rétine, et jamais au sarcôme de la choroïde; et 2° à partir de 10 ou 12 ans jusqu'à la fin de la

(1) Hasket Derby, Boston Medical and surgical journal, 1872, n° 6, p. 85.

vie, on est exposé au sarcôme de la choroïde, et jamais au gliôme de la rétine.

On paraît souvent téméraire quand on emploie le mot *jamais* en médecine; car il n'y a rien de vraiment absolu dans cette science; demain on peut, en effet, nous opposer un ou plusieurs faits, lesquels ne sont pas arrivés à notre connaissance et qui viendront contredire notre assertion. Voici, néanmoins, sur quelles données nous nous basons pour dire que l'enfant, exposé au gliôme, ne l'est pas au sarcôme, et que l'adulte et le vieillard, exposés au sarcôme, ne le sont pas au gliôme.

Dans toutes nos recherches, nous n'avons pas rencontré un seul cas de gliôme primitif de la rétine chez des adultes ou chez des personnes plus âgées. Chez ces derniers, la rétine peut certainement subir la dégénérescence gliomateuse (voir le § Glio-sarcôme), consécutivement à un sarcôme de la choroïde; mais elle ne se prend pas primitivement (1); chaque fois, au contraire, que nous avons vu des cas de gliôme, les malades étaient toujours âgés de quelques mois à quelques années. Aussi, plus nous avancions dans nos recherches, plus nous arrivions à cette conviction que le cancer de l'œil apparaît, chez l'enfant, dans la rétine, tandis que, chez l'adulte, il affecte de préférence la choroïde. Cette remarque confirmait, du reste, l'observation que plusieurs auteurs avaient déjà faite, mais en se basant sur un nombre beaucoup moins élevé de cas (2).

(1) Nous avons cité un fait ou il est dit que, sur un homme de 45 ans, la rétine seule avait subi la dégénérescence encéphaloïde, la choroïde étant restée intacte; mais dans cette observation on n'a fait que l'examen macroscopique d'un œil dont toutes les membranes étaient déjà désorganisées. Il n'y a pas eu d'examen histologique; et nous ne croyons pas qu'il doive infirmer le principe qui a été posé plus haut.

(2) « Les tumeurs de la choroïde ne se voient pas dans l'enfance, moins encore les sarcômes de l'orbite. On peut regarder comme une rareté un cas au-dessous de 15 ans. » (Graefe).

Voici les résultats que donnent nos statistiques, examinées au point de vue de l'âge des malades. En faisant abstraction des observations 16 et 56 de Knapp et de Quaglino, qui sont relatives à des cas de sarcômes purement inflammatoires dus à un traumatisme, chez des enfants de 6 à 8 ans, et qui ne sont pas, à proprement parler, des tumeurs sarcomateuses (1) l'âge des malades est noté, d'une façon précise, dans 64 cas :

1° Malades âgés de 12 à 15 ans, *trois*. — Obs. 58, 64 et 36.

2° Malades âgés de 15 à 20 ans, *trois*. — Obs. 26, 34 et 65.

3° Malades âgés de 20 à 30 ans, *cinq*. — Obs. 4, 22, 41, 54 et 60.

4° Malades âgés de 30 à 40 ans, *treize*. — Obs. 5, 6, 11, 15, 27, 29, 37, 43, 49, 59, 67, 69 et 73.

5° Malades âgés de 40 à 50 ans, *vingt*. — Obs. 1, 2, 3, 8, 10, 13, 19, 20, 21, 28, 35, 44, 45, 47, 48, 61, 63, 76, 78 et 79.

6° Malades âgés de 50 à 60 ans, *treize*. — Obs. 7, 17, 18, 23, 40, 55, 62, 66, 68, 70, 74, 75 et 77.

7° Malades âgés de 60 à 70 ans, *six*. — Obs. 21, 30, 31, 33, 38 et 39.

8° Malades âgés de 70 à 80 ans, *deux*. — Obs. 32 et 46.

*Statistique du Sarcôme :*

| de 12 à 20 ans. | de 20 à 30 ans. | de 30 à 40 ans. | de 40 à 50 ans. | âge mur | de 50 à 60 ans. | de 60 à 70 ans. | de 70 à 80 ans. |
|---|---|---|---|---|---|---|---|
| 6 | 5 | 13 | 20 | 10 | 13 | 6 | 2 |

*Statistique de la Mélanose :*

| | | | | | | | |
|---|---|---|---|---|---|---|---|
| 1 | 3 | 7 | 15 | » | 18 | 6 | » |
| 7 | 8 | 20 | 35 | 10 | 31 | 12 | 2 |

C'est-à-dire que, sur 125 cas, on en trouve 76,80 0/0 entre 30 et 60 ans, et 96,80 0/0 après la puberté. Il y a lieu même d'augmenter un peu cette proportion ; car il est plus que probable que l'obs. 64, H., 13 ans, citée plus haut, était un sarcôme de nature inflammatoire. Les sarcômes qui attaquent les jeunes gens sont surtout les formes molles. Ainsi, l'obs. 58,

(1) Voir § Sarcôme inflammatoire, chap. IV.

F., 12 ans, était un sarcôme blanc, et l'obs. 65, F., 20 ans, était un mélano-sarcôme à petites cellules rondes.

La prédisposition différente des individus à contracter tel ou tel cancer, suivant leur âge, est donc évidente en ce qui concerne les cancers de l'œil. Assez fréquents chez l'enfant, ceux-ci affectent une structure très-peu élevée en organisation (gliôme); ils diminuent de fréquence vers la puberté, où ils se montrent encore avec une structure le plus souvent embryonnaire; mais, à mesure qu'on avance en âge, leur structure devient plus élevée, et ils augmentent rapidement de fréquence dès que l'organisme est arrivé à son complet développement.

L'âge qui fournit le plus de sarcômes de la choroïde est celui de 40 à 60 ans.

2° *Sexe.*— Sur 78 cas de sarcôme, dans lesquels il est fait mention du sexe, on compte 24 femmes, c'est-à-dire 30,76 0/0, et 54 hommes, c'est-à-dire 69,24 0/0.

Dans 54 observations de mélanose, où l'on parle du sexe des malades, on compte 26 femmes, c'est-à-dire 48,14 0/0, et 28 hommes, c'est-à-dire 51,86 0/0.

En réunissant les deux statistiques, la proportion est donc de 82 hommes sur 132 cas de sarcôme et de mélanose, soit 63 0/0, et de 50 femmes sur 132 cas, soit 37 0/0. Les hommes paraîtraient donc plus prédisposés que les femmes aux tumeurs choroïdiennes. Dans l'âge de 30 à 60 ans, même proportions, 51 hommes sur 85 cas, soit 60 0/0, et 34 femmes, soit 40 0/0. Ainsi, ces dernières, qui sont plus sujettes que les hommes au cancer des autres régions (1), paraissent, au contraire, moins exposées qu'eux au cancer de l'œil. La cause de

(1) Les cancers du sein et de l'utérus, qui sont de beacoup les plus fréquents chez la femme, l'emportent en nombre sur les cancers du foie et de l'estomac qui sont les affections organiques qu'on rencontre le plus souvent chez l'homme.

cette différence est peut-être celle-ci : que la femme présente deux organes essentiellement exposés aux affections organiniques, à cause des congestions répétées dont ils sont le siége, le sein et l'utérus, et que les germes diathésiques ont plus de tendance à se porter sur ces régions que dans l'œil, tandis que l'homme ne possède pas d'organe plus particulièrement prédisposé au développement du cancer; chez lui, les affections organiques peuvent donc se porter indistinctement sur l'œil comme sur d'autres organes.

3° Mais pourquoi les sarcômes affectent-ils la choroïde de préférence à la sclérotique ou à la rétine. Nous pensons qu'on peut en trouver la raison dans la structure de ces membranes. L'une est essentiellement vasculaire et spongieuse, l'autre, au contraire, très-pauvre en vaisseaux et constituée par un tissu dense. Or sur quels organes les cancers se développent-ils surtout dans l'organisme ? Les voit-on souvent dans les ligaments, dans les tendons, dans les aponévroses, dans les tissus en un mot formés par des éléments fibreux ? Il suffit d'avoir soulevé cette question pour savoir qu'on doit y répondre par la négative. Quelle est, au contraire, la terre promise des cancers, leur lieu d'élection, sinon les viscères et les organes le plus abondamment pourvus de vaisseaux ? Nous avons cité le sein, l'utérus, le foie, l'estomac, la vessie, les méninges, le poumon, etc. Or, n'est-il pas naturel que l'élément morbide, désigné en pathologie sous le nom de cancer, choisisse, en se développant dans l'organe de la vue, le terrain qu'il préfère dans le reste de l'organisme, c'est-à-dire celui qui est le plus vasculaire ? Il naîtra donc dans la choroïde, dans le tractus uvéal, et non dans la sclérotique. L'observation confirme du reste ces vues théoriques sur la genèse et sur le développement des cancers de l'œil. Car aussi nombreux sont ceux de la choroïde, aussi rares sont ceux de la sclérotique. De plus, les sarcômes de la choroïde se développent de préférence près du pôle postérieur et dans le corps ciliaire, c'est-à-dire dans les régions choroïdiennes les plus vasculaires.

Si l'une seulement de ces membranes renfermait des fibres de tissu conjonctif on pourrait y voir un motif pour le développement du sarcôme, mais toutes les deux en contiennent, bien que différemment disposées.

4° Le tempérament et la constitution n'ont aucune action connue sur le développement des sarcômes de la choroïde.

5°. Nous avions pensé trouver dans les observations des traces d'*hérédité*; mais, détail assez singulier, aucune n'en fait mention. Dans plusieurs, il est dit que le malade est né de parents sains, dans aucune on ne parle d'antécédents diathésiques héréditaires.

6° Sur un total de 138 cas, les sarcômes et les mélanoses ont porté 50 fois sur O G et 49 fois sur O D ; le côté atteint n'est pas indiqué dans 39 cas.

*Causes occasionnelles.* — On désigne sous ce nom celles qui ont pour résultat de développer et de localiser la diathèse qui est près d'éclater en un point quelconque de l'organisme, mais qui sont incapables à elles seules de produire un cancer.

1° Nous devons citer en premier lieu les violences extérieures. Les yeux sont par leur situation beaucoup plus exposés aux traumatismes directs que la plupart des autres organes de l'économie. Aussi trouve-t-on dans plusieurs observations que la cause des sarcômes est rapportée par les malades à des coups qui ont porté sur l'œil ou sur les parois de l'orbite. Bien que cette étiologie soit illusoire et banale dans un assez grand nombre de cancers, on doit lui accorder quelque valeur en ce qui concerne l'œil. Dans les obs. 12, 16, 19, 24, 27, 64, 73, elle est notée d'une façon assez précise. Les traumatismes peuvent avoir sur l'œil deux effets : soit de produire la rupture puis la phthisie du globe, soit de provoquer une inflammation aiguë ou chronique dans ses milieux. Dans le premier cas l'œil atrophié peut, après un temps plus ou mois long, augmenter de volume et devenir sarcomateux ; dans l'autre une choroïdite ou une panophthalmite peuvent également dégénérer et donner lieu à une production cellulaire qui, au lieu de s'arrêter et de s'organiser comme dans les tissus inflammatoires, continue à proliférer et devient une véritable tumeur de mauvaise nature, du type sarcôme. On en a vu un exemple dans l'obs. XXXI (19 et 20 de la statistique). Mélano-sarcôme et carcinôme des deux yeux, dont l'étiologie est ainsi résumée :

Pour ce qui concerne le développement de la tumeur, nous *avons une forme maligne consécutive à un traumatisme ;* elle mérite d'être rappelée à ceux qui combattent pour l'origine dyscrasique des tumeurs; les causes traumatiques ne sont pas aussi rares qu'ils le croient. Sans vouloir décider si l'amblyopie préexistante au traumatisme a été pour quelque chose dans la marche de cette affection, je crois pouvoir rejeter l'avis qu'il s'agissait, dans ce cas, d'un processus malin intra-oculaire ancien, simplement activé par une excitation violente. Les assertions du malade et les récidives nous ont montré suffisamment que la vue n'avait pas diminué à l'œil droit avant d'avoir reçu le coup fatal, et que la diminution progressive de la vue n'a commencé qu'avec des douleurs, lesquelles trouvent leur explication dans les symptômes cliniques et anatomiques de la pression intra-oculaire. Une durée de quarante-cinq ans et enfin la constitution anatomique de la tumeur seraient contraires à l'hypothèse d'une tumeur antérieure au traumatisme, car on ne peut pas trouver des points de repère pour un processus ancien, ni dans la partie sarcomateuse, ni dans la partie carcinomateuse. L'état de la rétine et celui de la partie libre de la choroïde ne permettent pas non plus de le supposer (1).

2° Glaucome. Au congrès ophthalmologique de Heidelberg (2) Critchett communiqua à ses collègues le cas d'un œil glaucomateux dans lequel il avait trouvé, quelque temps après, une

(1) Landsberg, Archiv für Ophth., B. XI, Abth. 1, p. 58 (Voir Observation XXXI; chap. 4).

(2) En 1868.

tumeur. Y voyant une relation de cause à effet, il crut que la tumeur était consécutive au glaucome. Mais Graefe s'opposa avec raison à cette manière de voir, en se basant sur les cas assez fréquents dans lesquels on observe d'abord une tumeur, puis des phénomènes glaucomateux et sur la difficulté de faire le diagnostic dans quelques cas de tumeurs qui ne donnent pendant longtemps d'autres symptômes que le glaucome. Arlt, de son côté, avait également observé des tumeurs dans des yeux qui avaient été le siége de phénomènes glaucomateux; mais il pensait avec Graefe qu'elles étaient préexistantes au glaucome. Ce que nous avons dit de la fréquence du glaucome aigu dans les cas de sarcôme de la choroïde suffit pour démontrer que, si l'on observe une tumeur dans un œil qu'on a soigné d'abord pour un glaucome, on peut, en règle générale, confesser son erreur et avouer qu'on a pris un glaucome aigu compliqué de tumeur intra-oculaire pour un glaucome aigu simple.

3° L'iridectomie a été également incriminée et considérée comme la cause de tumeurs intra-oculaires parce que après l'avoir pratiquée dans des cas de glaucome aigu, on a vu parfois une tumeur apparaître dans l'œil et franchir ses enveloppes par la plaie résultant de l'opération. Ce qui vient d'être dit du glaucome aigu comme cause de tumeur choroïdienne doit être également appliqué à l'iridectomie. La tumeur existait dans l'œil glaucomateux, et l'opération n'a été qu'un sujet d'irritation pour l'œil. Après une rémission momentanée, le néoplasme s'est développé avec d'autant plus de facilité que la résistance du globe était moins grande. C'est ainsi qu'il faut interpréter les deux observations de Hasner, publiées en 1865 (1) et qui ont paru très-curieuses parce que la marche

(1) Hasner, The Ophthalmic Review, n° 7, octobre 1865; Schmidt Jahrbücher, B. CXXVI, p. 326, 1865; et Annales d'oculist., t. LV, p. 78, 1866.

des tumeurs intra-oculaires n'était pas encore assez bien connue.

4° Les choroïdites parenchymateuses peuvent être une cause déterminante de sarcôme de la choroïde en produisant une hypergénèse des éléments du tissu cellulaire et une augmentation de la membrane (de Wecker) (1), qui au lieu de se détruire rapidement et d'être éliminés sous forme de pus, restent à une des phases de leur évolution et donnent lieu à une tumeur consistante et durable, laquelle, sous l'influence de causes qui nous échappent, devient un véritable sarcôme.

5° Les migraines et les ophthalmies catarrhales signalées tout à fait au début de plusieurs sarcômes choroïdiens, peuvent en être une cause déterminante, en produisant des congestions dans le réseau vasculaire de la choroïde.

En résumé, les causes prédisposantes des sarcômes de la choroïde sont : *l'âge* : ces tumeurs ne se rencontrant que chez les adultes, dans l'âge mûr et chez les vieillards; le *sexe masculin* et la *structure éminemment vasculaire de la choroïde.* Ils peuvent naître également sous l'influence de causes déterminantes, telles qu'un traumatisme, des phénomènes inflammatoires dans un œil atrophié, ou une choroïdite parenchymateuse.

### § 2. — *Pronostic du sarcôme de la choroïde.*

Le pronostic des tumeurs sarcomateuses de la choroïde est toujours grave ; mais leur gravité a quelques degrés, suivant qu'on les observe à leur début ou à une période plus avancée de leur développement, et aussi suivant la variété du tissu qui les compose. Les statistiques qui ont été faites au paragraphe *Durée des sarcômes* ont déjà laissé entrevoir ce que l'on doit penser de leur nature bénigne ou maligne. Il n'est pas inutile de rappeler ici quelques-uns des résultats auxquels nous sommes arrivé :

(1) De Wecker, Maladies des yeux, t. I, p. 550, 1867.

1° *Dans la plupart des cas de sarcôme où l'opération a été suivie de récidive, il y avait une tumeur extra-oculaire au moment de l'opération.*

2° *Néanmoins, une intervention prompte à la première ou à la seconde période d'un sarcôme de la choroïde n'exclut pas la possibilité d'une récidive.* Nos statistiques sont probantes sur ce point :

Dans le relevé des sarcômes, *deux tiers de plus de récidives quand on a opéré à la troisième période* que dans les cas où l'on a fait l'ablation de l'organe à la première ou à la deuxième période. Dans celui des mélanoses, chiffre effrayant de récidives, parce qu'on a presque toujours opéré à la troisième période.

L'analyse de quatre observations, dans lesquelles on n'a pas opéré, montre de plus que le sarcôme, abandonné à lui-même, entraîne la mort assez rapidement. Il n'existe pas un cas de guérison spontanée; aussi est-on fondé à ranger le sarcôme de la choroïde parmi les tumeurs malignes. Cependant les sarcômes, vu leur nature homœoplastique, paraissent avoir un caractère de malignité moindre que les vrais carcinômes (Knapp) (2). Il y a également des différences dans cette malignité, suivant la structure de la tumeur plus ou moins ferme, plus ou moins riche en cellules rondes et en vaisseaux. Tous ces points ont déjà été étudiés au chapitre *Anatomie pathologique* et à propos de la marche et de la durée des sarcômes. Il suffira de rappeler ici que plus les cellules sont petites, et plus il y a de cellules rondes, plus le pronostic de la tumeur doit être fâcheux. De même les formes mixtes, sarcômes carcinomateux, glio-sarcômes et myxo-sarcômes, ont un degré de malignité supérieur aux formes simples.

En un mot, quand on aura observé dans un œil énucléé un

(1) Les suites de l'opération n'étant pas indiquées dans 47 cas de sarcôme et dans 20 cas de mélanose.

(2) Knapp, Die intraocularen Geschwülste, p. 205.

leuco-sarcôme, un sarcôme téléangiectasique et l'une des trois formes mixtes, on devra porter un pronostic des plus funestes.

La coloration des tumeurs est également un bon signe pour établir l'opinion qu'on doit se faire sur le degré de leur gravité. En règle générale, les mélano-sarcômes sont de toutes les formes, molles ou fermes, l'une des plus malignes. *Sur nos 18 cas de récidive* de sarcôme, nous avons compté 14 *mélano-sarcômes.*

De même, la statistique des *mélanoses* donne un chiffre plus élevé de récidives que celle des sarcômes. Graefe dit formellement dans un de ses ouvrages qu'il n'a jamais vu un fait de ce genre qui n'ait été suivi de mort. On cite pourtant des cas dans lesquels, vingt ans après l'énucléation d'un œil sarcomateux, le sujet était encore bien portant (Knapp) (1). Mais ces faits sont exceptionnels; souvent l'opération est impuissante à sauver le malade.

L'opinion des auteurs sur la malignité de la mélanose oculaire est, pour ainsi dire, unanime. Velpeau déclarait que *le pire des cancers* était le cancer mélané.

« Il suffit, disait Nélaton en parlant d'un néoplasme intra-oculaire, de nommer la tumeur pour faire comprendre, d'un seul mot, son *affreuse gravité* : c'est une tumeur mélanique; or, les cancers mélaniques sont, peut-être, de toutes les productions hétéromorphes celles qui ont la tendance la plus opiniâtre à la récidive, celles qui tendent le plus à déterminer une infection générale, caractérisée par des tumeurs dans tous les points de l'économie » (2). Mais, sous le nom de cancer mélané, ces auteurs confondaient ce que l'on décrit aujourd'hui sous les noms de mélano-sarcômes et de mélano-

(1) 1° Dans un cas (de Dor) opéré à la période glaucomateuse, pas de récidive neuf ans après.

2° Le prof. Weber a rapporté deux cas de mélanose de la choroïde dont la guérison se maintenait 13 et 20 ans après l'opération. Notre statistique mentionne des guérisons de 2, 5 et 6 ans.

carcinôme; leur opinion ne s'appliquerait donc pas au pronostic des tumeurs sarcomateuses, si l'on ne savait que les derniers sont en très-petit nombre, et que les premiers constituent l'immense majorité des tumeurs mélanées (1).

A ces appréciations, que nous pourrions multiplier, sur la gravité exceptionnelle des mélano-sarcômes, il est consolant d'avoir à opposer quelques avis moins pessimistes; car, en partant de ce principe que les mélano-sarcômes sont, sans contredit, la variété la plus fréquente des sarcômes de la choroïde, on serait tenté d'abandonner les malades à la marche naturelle de leur affection, si l'opération doit être toujours inutile. Sichel père et Pamard furent les premiers qui établirent une distinction dans les observations de mélanose oculaire, en distinguant une mélanose bénigne et une mélanose

(1) Prof. V. Graefe, Archiv für Ophthalmologie, 1864, B. X, Abth. 1, p. 176.

Il n'y a qu'une opinion sur les tumeurs mélanotiques qui arrivent dans l'œil ou autour de l'œil; moi-même quand je passe en revue les faits que j'ai eu l'occasion de voir, je ne me rappelle aucun cas dans lequel, après une extirpation complète d'une tumeur de ce genre, il y ait eu plus de quatre mois de guérison apparente. Dans la plupart des cas, les récidives se montrent à l'endroit primitif ou bien dans d'autres organes, déjà au bout de trois mois, six mois, un an.

En règle générale je puis affirmer que *la malignité des cas est bien inégale*, parce que, dans l'extirpation de tumeurs très-petites, la récidive est relativement rapide, et que, dans d'autres cas d'extirpation de tumeurs plus volumineuses, la récidive se fait attendre plus longtemps.

Évidemment il s'agit de savoir si ces marches différentes de la maladie tiennent à la différence anatomique de la tumeur ou à la manière d'être individuelle des tissus environnants. Nous sommes conduits par là à saisir les différences les plus délicates de ces tumeurs, afin de gagner plus d'assurance pour le pronostic, dans les cas qui peuvent se présenter. Cet effort est d'autant plus nécessaire que de fait la mélanose appartient *à différents groupes de tumeurs*. En nous soumettant à l'autorité de Virchow, nous admettrons *qu'elle a la structure du sarcôme et exceptionnellement la forme alvéolaire du carcinôme*. Cette règle est confirmée par les examens faits par Virchow et par Recklinghausen de tumeurs que j'avais eu l'occasion d'extirper.

maligne (1). Nous avons déjà donné quelques explications sur la mélanose bénigne. Elle est beaucoup plus rare que le croyaient ces auteurs. L'observation n° 26 de Pamard, les faits de Dor et du professeur Weber, l'absence de récidive dans un espace de temps assez long après l'opération, établissent que la mélanose oculaire n'est pas absolument maligne dans tous les cas, qu'on peut parfois, mais rarement, espérer d'enrayer sa marche par une prompte intervention chirurgicale. Il ne faut donc pas désespérer de ces malades et refuser une opération qui est leur seule planche de salut.

A côté des faits qui paraissent établir qu'on peut retarder considérablement ou guérir la mélanose intra-oculaire, nous devons citer les faits de sarcôme de la choroïde, relatés comme s'étant terminés temporairement ou d'une façon définitive par l'atrophie du globe (voir notamment les cas de E. Berthold) (2), publiés il y a deux ans dans les *Archives* de feu le professeur Graefe.

Nous serions heureux de partager l'opinion suivante de cet auteur : « Ces cas de sarcômes mélanés qui se sont terminés par l'atrophie me paraissent présenter beaucoup d'intérêt, au point de vue du pronostic des sarcômes de la choroïde, car ils diminuent la gravité de ce pronostic. Les *deux enfants* opérés par moi sont actuellement (plusieurs années après l'opération) bien portants. » Mais nous n'acceptons pas ces cas comme de vrais sarcômes de la choroïde. Tous les détails de

(1) Iconogr. ophth. de J. Sichel, obs. 197, p. 557. Paris, 1857.

(2) H. Meisner (Schmidt Jahrbücher, B. CXXVI, p. 90, 1865) cherche à expliquer ces cas de mélanose simple en disant qu'on a considéré à tort comme des cas de mélanose la formation de masses de pigment qui partent de la partie concave de la choroïde et qui n'abolissent la vue que mécaniquement par compression et destruction de la rétine. Il désigne ces faits sous le nom de *stéatose de la couche pigmentée* avec hyperplasie (nom que lui donne l'Atlas d'histologie oculaire de Weld), réservant celui de mélanose pour les faits de cancer pigmenté.

E. Berthold, Archiv für Ophthal., B. XVII, Abth. 1, p. 185, 1871.

l'observation indiquent qu'il faut les ranger à côté des sarcômes inflammatoires de Knapp et de Quaglino. L'œil d'une de ces malades, âgée de 20 ans au moment de l'opération, était atrophié et phthisique depuis son enfance. Le sarcôme de l'autre malade aurait débuté *in utero*. Or, jamais on n'a observé de sarcôme dans ces conditions. Il y a donc lieu, selon nous, de faire de grandes réserves sur l'authenticité de ces deux faits.

L'observation d'un cancer de l'œil, arrivé à sa dernière période, et qui s'est terminé par l'atrophie du globe, publiée par Demme, en 1861 (1), dans laquelle il s'agit d'un homme de 66 ans, nous laisse également quelque doute. Bien que l'auteur dise qu'à ce degré de la maladie un diagnostic faux ne soit pas possible, il nous paraît difficile d'admettre ce mode de terminaison d'un cancer.

Le cas de mélanose oculaire sur une femme de 34 ans, rapporté par Sichel père (*Iconog.-Ophthal.*, obs. 194, p. 539) et terminé par l'atrophie, est également loin de nous convaincre, et nous ne croyons pas qu'on puisse espérer de faire terminer les sarcômes par l'atrophie.

En résumé, le sarcôme de la choroïde est une des affections les plus graves que l'on puisse observer, et en présence d'un cas bien constaté, on doit porter un pronostic très-fâcheux, surtout si le malade est jeune, ce qui est une présomption pour qu'on ait affaire à une forme molle et si la tumeur se montre à l'ophthalmoscope très-riche en pigment.

L'atrophie d'yeux dans lesquels on a reconnu la présence d'un sarcôme n'est souvent qu'illusoire et de courte durée. Si celle-ci se prolonge, il est plus que probable qu'on a eu affaire à des cas de choroïdite parenchymateuse inflammatoire sans présence d'éléments réellement sarcomateux.

H. Demme in Bern. (Memorab., VI, 5; mai 1861), et Schmid 's Jahrbücher, B. CXIV, p. 76, 1862.

Une énucléation pratiquée de bonne heure (première et deuxième périodes), permet d'*espérer* que le mal ne récidivera pas; mais, même dans ces cas, il est prudent de faire de grandes réserves. Plusieurs observations citées, dans le courant de ce travail, autorisent à être pessimiste, même dans ces circonstances. Néanmoins, notre statistique mentionne des faits dans lesquels la guérison de sarcômes énucléés à une période se rapprochant de leur début, s'est maintenue pendant longtemps. Suivant le dire de E. Berthold (1), Forster *n'a jamais constaté* de récidive après l'extirpation d'yeux atteints de sarcômes de la choroïde; le frère du même auteur, H. Berthold, a constaté huit de ces cas sans récidives. En ôtant à ces observations ce qu'elles peuvent présenter de trop brillant, *il y a lieu* néanmoins d'en tenir compte. On paraît donc autorisé à dire que le pronostic des sarcômes, le plus souvent très-mauvais, ne l'est pas d'une *façon absolue dans tous les cas*.

### § 3. — *Traitement du sarcôme de la choroïde.*

Etant donné un malade atteint de sarcôme de la choroïde, diagnostiqué par les symptômes énoncés au chapitre V, à la première ou à la seconde période, quelle conduite doit-on tenir? Si le malade ne se présente qu'après la rupture du globe, y a-t-il encore indication d'agir? Telle est la double et grave question qu'il importe de résoudre.

Nous avons résumé dans les deux mots latins, *principiis obsta*, inscrits en tête de ce travail, l'indication générale que nous jugeons la meilleure dans tous les cas de sarcômes observés et reconnus avant ou pendant la période glaucomateuse.

*S'opposer aux débuts du mal*, et chercher à en faire disparaître tous les germes alors qu'il y a lieu de supposer qu'ils sont encore circonscrits et isolés du reste de l'organisme

(1) E. Berthold, Archiv für Ophthal., 1871, B. XVII, Abth. 1, p. 185 et suivantes, l. c.

par les enveloppes de l'œil, telle est la conclusion thérapeutique à laquelle nous sommes arrivé après avoir dépouillé et analysé toutes les observations que nous avons pu rencontrer dans les ouvrages français et étrangers. Si cette indication générale est jugée un peu trop radicale, on peut se reporter à nos statistiques et aux déductions qui en ont été tirées dans le paragraphe Ier de ce chapitre, on se convaincra de nouveau des funestes résultats auxquels on arrivait autrefois lorsqu'on ne faisait le diagnostic de la mélanose intra-oculaire qu'à la troisième période de son évolution, auxquels on arrivera encore fatalement si, sans profiter des enseignements que nous donne assez souvent l'opththalmosope, ou ceux fournis par la période glaucomateuse des tumeurs, on laisse ces affections malignes perforer l'enveloppe oculaire, et se répandre dans l'orbite. Mais, pour donner un conseil aussi terrible que l'ablation d'un œil, surtout quand il n'est pas le siége de symptômes extérieurs alarmants, il est important de s'entourer de l'assentiment des hommes le plus accrédités qui ont écrit sur les cancers de l'organe de la vue; aussi croyons-nous utile de rappeler ici l'opinion de quelques auteurs sur le traitement de la mélanose et des sarcômes de la choroïde.

Lawrence (1) (voir *Historique*, p. 24), est le premier qui, en 1838, ait bien précisé les indications du traitement de la mélanose. « Il y a d'autant plus de chances de succès, que l'on procède plus tôt à l'opération. Mais lorsque l'ulcération s'est déjà manifestée, il est à craindre que le mal ait déjà envahi le nerf optique et le cerveau. Toujours dans ces cas le pronostic est douteux; le plus souvent, le malade meurt après l'opération des suites d'une maladie secondaire du foie. »

« Il n'y a pas d'autre moyen curatif, disait Malgaigne en

(1) Annales d'oculistique, 1838, t. I, p. 33, l. c.

1841 (1) que l'extirpation et l'extirpation totale, et l'on a vu par combien de doutes et d'incertitudes il faut passer pour arriver au point où elle est bien indiquée, sans que la maladie ait fait trop de progrès et que l'économie tout entière soit atteinte. »

Ces paroles d'un des professeurs le plus érudits de l'Ecole de Paris, et celles qu'on va lire sont d'autant plus instructives qu'elles indiquent le désespoir dans lequel étaient les anciens chirurgiens de ne pouvoir reconnaître la mélanose qu'au moment ou l'intervention est à peu près inutile.

En 1843 (2) : « Les cancers de l'œil, lorsqu'ils ont été enlevés, repoussent avec une violence et une opiniâtreté dont on n'a pas idée; aussi beaucoup de chirurgiens se demandent si on doit opérer? Velpeau répond par l'affirmative, et il allègue pour raisons que *l'on compte quelques exemples de guérison* et que l'on ne risque rien à opérer puisque la maladie ne fait jamais grâce et qu'elle tue tôt au tard. »

En 1853 Stœber, professeur à Strasbourg (3) : « Je ne ferais donc plus en 1853 ce que j'ai fait en 1830, je ne resterais pas spectateur des progrès d'une affection que je considère comme maligne. Dans un cas pareil, je pratiquerais sans hésitation l'extirpation du globe de l'œil. *Melius anceps remedium quam nullum.* »

De Wecker. (4) « Le traitement de ces tumeurs consiste à les enlever le plus tôt possible. Dès le moment où la présence d'une tumeur est reconnue et l'œil affecté perdu pour la vue, tout retard dans l'intervention chirurgicale devient funeste. »

(1) Malgaigne, l. c. De la mélanose oculaire, Gazette des hôp., 1841, t. III, p. 220.

(2) Journal des connaissances médico-chirurgicales, t. X, 1843, p. 179 (Velpeau, Clinique de l'hôp. de la Charité).

(3) *Conclusion* de son Mémoire sur la mélanose intra-oculaire. Strasbourg, 1853, Gazette de médecine de Paris, n° 3, 20 janvier 1853, et Annales d'oculist., t. XXX, p. 264. 1853.

(4) De Wecker, Traité des maladies des yeux, t. I, p. 555. Paris, 1867.

Hasner de Prague et Giraud-Teulon (1) : « Il importe peu que l'on ait telle ou telle opinion sur la cure radicale du cancer par l'opération. Il n'est pas encore parfaitement établi que tout cancer récidive. Souvent ils ne se reproduisent qu'après un grand nombre d'années. Mais ne pût-on espérer qu'une année de répit, l'opération serait encore indiquée. » Giraud-Teulon qui reproduit les paroles de Hasner en faisant l'analyse de la statistique publiée par cet auteur sur les cancers de l'œil, est du même avis.

Knapp en 1868 (2) : « Le traitement peut se résumer en quelques mots ; si le diagnostic est certain, on ne doit pas tarder de faire l'énucléation pour profiter du moment où la maladie est encore intra-bulbaire... Quand il existe des foyers secondaires dans l'orbite ou une récidive locale, l'extirpation totale du contenu orbitaire est indiquée. »

En 1869, le professeur Graefe (3) se prononce de nouveau en faveur de l'opération dans un mémoire sur les tumeurs intra-oculaires (gliôme et sarcôme) et l'année suivante il énonce encore ce précepte thérapeutique en termes très-explicites : « L'énucléation du globe est le seul moyen qui guérit (4). »

Hasket Derby (5), en 1872 : « Il est certainement douloureux pour le médecin de conseiller l'ablation d'un œil, même quand l'aspect de cet œil paraît normal, et que le malade y voit pour lire et pour écrire. Mais la certitude qu'il a acquise sur la nature d'une tumeur qui peut atteindre le foie et d'autres organes et se terminer fatalement, *peut le rendre fier envers*

(1) Annales d'oculistique, t. LV, p. 78, 1866, l. c., the Ophtalmic Review, n° 7, octobre 1865, et Schmidt Jahrbücher, B. CXXVI, p. 326, 1865.

(2) Die intra-oculairen Geschwülste Carlsruhe, 1868, p. 210.

(3) Archiv für Ophthal., B. XIV, Abth. 2, p. 103 à 144, et Annales d'oculistique, t. LXI, p. 75, 1869.

(4) L. c. Graefe, Archiv für Ophthal., B. XV, Abth. 197.

(5) Hasket Derby, l. c. Boston medical du Surgical journal, n° 6, p. 85, 1872, et Union médicale, même année.

*la science qui a mis entre ses mains le moyen de sauver un malade.* »

Soelberg Wells (1) : « Le traitement à adopter pour ces tumeurs est l'extirpation de l'œil, aussitôt que le diagnostic est établi avec certitude. »

En 1873, Simon Duplay (2) : « Le seul traitement consiste à faire aussi rapidement que possible l'énucléation du globe de l'œil, quand la tumeur est intra-oculaire. »

Il était nécessaire de faire connaître textuellement l'opinion de quelques auteurs sur le traitement des tumeurs intra-oculaires. On pourrait multiplier ces citations, mais nous croyons qu'il suffit de dire que la majorité des auteurs s'est prononcée en faveur de l'opération hâtive; nos statistiques le démontrent. Elles peuvent même paraître *effrayantes* aux yeux des personnes qui conservent quelques doutes sur la *possibilité d'un diagnostic précis* à la première ou à la seconde période. Du reste, si le chirurgien a le moindre doute, il peut tenir le malade en expectation, et la marche des accidents glaucomateux confirmant des symptômes physiques antérieurs (décollement anormal, double réseau vasculaire sur ce décollement, œil de chat amaurotique de Beer, etc. etc., il peut, s'il a conscience de son savoir, agir en toute sécurité. C'est alors que le devoir de la profession médicale s'impose réellement. Le chirurgien ne doit pas considérer si l'opération a plus ou moins de chances de réussir ou d'être suivie d'une récidive locale ou d'une généralisation, accidents qui ne manqueront pas d'être mis sur le compte de l'intervention, il s'agit de sauver une existence. Il peut compromettre sa réputation aux yeux des parents et de l'entourage du malade, dont le décès lui est imputé; mais il a

(1) Traité des maladies des yeux, trad. de l'anglais. Paris, 1873; p. 476, l. c.

(2) S. Duplay. Traité de Pathologie externe, par E. Follin et S. Duplay. T. IV, p. 367.

fait ce que sa conscience lui indiquait de faire. « Fais ce que dois, advienne que pourra. » Nous ferions injure à nos lecteurs en insistant sur ce côté de nos devoirs professionnels; si nous l'avons rappelé, c'est qu'il ne trouve nulle part une application plus saisissante que dans la question des tumeurs intra-oculaires.

A côté des partisans de l'opération hâtive, érigée en méthode dans les cas de sarcômes de la choroïde, et de l'opération à toutes les périodes, se placent ceux qui en sont partisans pendant les deux premiers degrés de l'affection et qui la repoussent si l'on observe la maladie dans les deux derniers degrés de son évolution. De ce nombre est Macnamara (1). « Dans la première période de la maladie nous avons raison de faire l'ablation de l'œil; mais, plus tard, je doute beaucoup que l'extirpation soit bien indiquée. Dans un ou deux cas que j'ai observés dans ma pratique, j'ai refusé l'opération et je n'ai pas eu à le regretter. Dans un cas, le malade est mort peu de temps après m'avoir consulté, et, sans doute, si j'avais fait l'opération, on aurait dit qu'elle était cause de la mort. » Nous aimons à croire que le malade dont il est ici question offrait des signes de généralisation, de métastases sur le foie par exemple; sans quoi, si rien ne faisait supposer la formation de tumeurs analogues à celles de l'œil dans d'autres organes; si l'état général, en un mot, était bon, aucune considération intéressée et personnelle ne devait empêcher d'intervenir.

En un mot, si l'examen minutieux de toutes les fonctions des différents viscères abdominaux et thoraciques, etc., n'autorise pas à admettre une cachexie ou un état diathésique, l'œil fût-il rompu depuis longtemps et aurait-on trois chances contre quatre d'insuccès, on devrait opérer, selon nous, si

(1) Macnamara, l. c , p. 366.

par le secours de l'art le chirurgien donne au malade une chance sur cent de guérir, alors qu'il en avait cent sur cent de mourir à bref délai.

Meyer (1) est également partisan de l'ablation, dans le plus bref délai, des tumeurs sarcomateuses de la choroïde. Il ajoute « que ce précepte a surtout sa valeur, lorsque la tumeur est encore restreinte sur l'œil et que l'individu ne montre aucun symptôme de diathèse générale. En cas contraire, l'opération est bientôt suivie de récidive ou de l'apparition de tumeurs analogues dans d'autres parties du corps, et l'intervention chirurgicale paraît alors accélérer la marche générale de la maladie: »

Nous sommes de l'avis de cet auteur et nous conseillerons l'abstention chaque fois qu'on observe des signes évidents et *palpables* de métastases ; mais, sauf cette exception, si le chirurgien n'a que des doutes sur l'état général de son patient, si surtout celui-ci réclame l'ablation d'une tumeur qui est un sujet d'épuisement par les hémorrhagies dont elle est le siége, ou par le dégoût qu'elle inspire, il est de son devoir d'agir et de faire abstraction de toute autre idée qui le porterait à s'abstenir.

Quelques chirurgiens, mais en petit nombre, érigent en principe cette abstention; nous citerons J. Fritschi (2), qui, en 1846, repoussait toute opération avant la fin de la deuxième période, mais seulement, disait-il, « parce que le diagnostic n'est pas encore tout à fait sûr. » Cette réserve de Fritschi est légitimée par l'époque où elle a été émise et par la difficulté du diagnostic avant l'ophthalmoscope. On ne peut donc l'incriminer ; mais elle n'est plus admissible maintenant.

(1) Meyer, Manuel des maladies des yeux. Paris, 1873, p. 255, l. c.

(2) Des tumeurs spongieuses malignes de l'œil, § 65, analysé dans Schmidt Jahrbücher, B. L, p. 251, 1846.

Les auteurs qui admettaient la bénignité de certaines mélanoses intra-oculaires pensaient conséquemment qu'il était possible d'arriver à les guérir par un traitement médical. Nous trouvons cette opinion émise pour la première fois (1) dans un travail sur la mélanose, par un médecin anglais, W. Norris. Pensant qu'elle se formait par excès de carbone dans le sang, il recommandait le sel marin et l'arsenic comme moyen curatif de la mélanose. C'est cette idée qui a été reprise par Foltz, de Lyon, en 1849 (2). Tout en conseillant l'opération appropriée, cet auteur préconisait les altérants, les dépuratifs, les fondants et les purgatifs.

« Dans la première période de la mélanose, disait J. Sichel, on peut espérer de faire atrophier le globe, et avec lui la production morbide, en employant le traitement antiphlogistique, dérivatif et résolutif, les émissions sanguines locales et générales, les purgatifs, les antiplastiques. A ces moyens il faut associer tous ceux qui peuvent améliorer la constitution et faire cesser les complications et l'action des causes générales. Parmi ces dernières se trouvent très-fréquemment la pléthore abdominale, la dysménorrhée et la disposition hémorrhoïdale, auxquelles il convient d'opposer, outre les moyens déjà mentionnés, les emménagogues (gommes, féculacées, sabine), les préparations de soufre et les aloétiques (3) ».

« L'atrophie du globe (4) peut être provoquée quelquefois par la thérapeutique, comme moyen curatif de l'encéphaloïde et de la mélanose oculaire interne, lorsqu'on arrive à temps, c'est-à-dire lors de la première période ; dans la seconde, il est presque toujours trop tard. »

En rendant hommage au but que se proposait l'auteur de l'*Ico-*

(1) Schmid's Jahrbücher, B. XXI, p. 383, 1847, et B. XCIII, p. 24.
(2) Gazette médicale de Milan, n° 10, 1849.
(3) Iconogr. ophthalmologique, § 663, p. 548. Paris, 1852-1859.
(4) Iconogr. ophthalmologique, § 683, p. 573.

*nographie ophthalmologique*, et qui serait certainement le meilleur moyen, s'il était efficace, nous devons nous inscrire contre tout traitement médical dirigé contre les mélanoses et contre les sarcômes de la choroïde, parce qu'il fait perdre un temps précieux et qu'il permet à l'affection d'arriver à la période où il n'est plus temps d'agir. La terminaison des sarcômes par une atrophie *durable* et *définitive* du globe est trop rare, si tant est qu'on en ait constaté des exemples bien authentiques, pour qu'il soit permis de la tenter. Quelle serait notre responsabilité, si après avoir eu quelques chances de sauver un malade, on reconnaissait son erreur en le voyant devenir cachectique et mourir victime de notre illusion !

Avant de terminer, nous devons parler d'un moyen préconisé par Graefe (1) pour reconnaître la présence d'une tumeur intra-oculaire sur laquelle l'observateur n'a que des soupçons; il consiste à instiller de l'atropine dans l'œil malade. Plusieurs fois on a réussi par là à confirmer un diagnostic, en transformant l'absence d'état inflammatoire en accès de glaucome. Quel que soit le mode d'action de l'atropine sur le développement des accidents glaucomateux dans le cas de tumeur intra-oculaire, elle a été vérifiée plusieurs fois, et il sera bon de l'employer lorsqu'on aura des raisons plus ou moins sérieuses de croire à un sarcôme. Car on sera maître de s'opposer immédiatement à l'affection qu'on aura ainsi démasquée.

Lorsque le malade se présente pendant la période glaucomateuse et qu'on ne peut franchir les milieux de l'œil (même avec une lumière intense telle que la lumière Drummont), pour arriver à découvrir des signes positifs de tumeur que certains symptômes anamnestiques permettent de soupçonner (scotôme central, restriction localisée du champ visuel, marche et développement de la maladie, etc.), on peut, sans

(1) Archiv für Ophthal., B. XIV, Abth. 2, p. 103 à 144, et B. XV, Abth. 3, p. 196.

crainte, pratiquer l'iridectomie, comme s'il s'agissait d'un cas de glaucome simple. Il peut se faire, par exemple, que la présence d'un décollement de la rétine, reconnu précédemment et venant à se compliquer d'exagération de la pression intra-oculaire et de névrose ciliaire, donne des soupçons sur une tumeur; si, dans ce cas, le trouble de la pupille et du corps vitré est tel que l'on ne puisse examiner le fond de l'œil, on sera autorisé à pratiquer l'iridectomie; de même, si l'on hésite entre un glaucome simple ou entre un glaucome consécutif à une tumeur, puisque l'on sait que l'unique moyen à opposer au glaucome est l'opération de l'iridectomie. Si donc on pratique cette dernière, elle pourra souvent produire une diminution du trouble des milienx, lequel permettra de voir le fond de l'œil et d'établir définitivemcnt le diagnostic (1).

Mais il est évident que, dans le cas de tumeur, l'iridectomie ne sera d'aucun effet, ou ne produira qu'une amélioration passagère et de courte durée, telle que diminution de la tension et des douleurs. La paracentèse aura les mêmes effets. L'affection reprend bientôt son cours, et la réapparition rapide des phénomènes glaucomateux fait voir à ceux qui peuvent encore douter qu'il ne s'agit plus d'un glaucome simple, comme on le supposait, mais d'un glaucome secondaire.

Nous n'insisterons pas sur le mode opératoire de l'énucléation. Il est suffisamment connu de tous les chirurgiens qui s'occupent d'ophthalmiatrie; la méthode indiquée par Bonnet est d'une exécution facile et la plus employée. Il n'est jamais utile, à notre avis, de diviser la commissure palpébrale externe sur une étendue de 1 centimètre, sous prétexte de rendre l'opération plus facile. C'est compliquer bien inutilement un procédé opératoire excellent. Ce débridement n'est indiqué que dans le cas où la tumeur a envahi l'orbite, et s'il faut en

(1) Graefe, Archiv für Ophthal., Bd. IV, p. 208, et Knapp, Die intra ocularen Ges., p. 186.

nettoyer ou en ruginer les parois. Une énucléation par la méthode de Bonnet doit guérir en deux ou trois jours, si elle a été bien faite. L'habitude qu'ont plusieurs chirurgiens de bourrer le vide laissé par l'ablation du globe avec des tampons de charpie plus ou moins imbibés d'alcool ou de solution de perchlorure de fer est on ne peut plus blâmable. Agir ainsi c'est vouloir que le malade ne guérisse qu'en trois semaines au lieu de guérir en trois jours. L'hémorrhagie, après l'énucléation, d'après la méthode de Bonnet, n'est jamais à craindre. Des coussinets de charpie appliqués bien régulièrement par-dessus les paupières, surtout du côté interne, et une compression régulière et assez énergiqne suffisent dans tous les cas à arrêter le sang. Le bandage est levé vingt-quatre heures après et renouvelé de la même façon. Deux ou trois jours après l'opération, on peut se borner aux lotions de propreté dans la cavité palpébrale. Au lieu de cela, si l'on tamponne cette cavité, on la fait suppurer bien inutilement, quand la tumeur est intra-oculaire. Mais si l'on craint l'envahissement de l'orbite, si, sur l'œil enlevé, on a constaté de petites tumeurs extra-oculaires, il est bon, il est indiqué, dans ces cas, de faire suppurer les parties molles péribulbaires.

Quand on a affaire à une tumeur orbitaire volumineuse, l'application du fer rouge, ou, mieux, des caustiques plus ou moins fluides, chlorure de zinc, etc., est indisponsable. Si le périoste est atteint, il faut l'enlever avec une rugine. On doit, en un mot, avoir pour but unique de faire disparaître toutes les traces de sarcôme.

En faisant l'énucléation, il est une indication capitale, et sur laquelle nous insistons en terminant, c'est de sectionner le nerf optique le plus loin possible, à 5 ou 6 millimètres au moins du globe, et de vérifier de suite sa section *par un examen au microscope*, afin d'en couper un nouveau tronçon, si celle-ci n'est pas saine.

Parmi les observations inédites de sarcôme de la choroïde que j'ai recueillies à la clinique de M. le Dr Sichel, ou qui m'ont été communiquées, plusieurs ont trouvé leur place dans le courant de ce travail (obs, 70, 71, 72, 74, 77 et 78). Les autres sont également intéressantes et m'ont servi de guides dans l'étude que je viens de faire ; aussi je crois qu'il n'est pas inutile de les donner ici en résumé. Elles figureront à titre de pièces à conviction des indications principales, mais très-sommaires, contenues dans les statistiques :

Obs. (73e de la statistique). — L..., âgé de 40 ans, employé au chemin de fer de l'Est ; santé antérieure excellente. Depuis quatre ans cependant, il est sujet à des migraines qui reviennent tous les mois. Elles l'obligent parfois à garder le lit. Son père est mort il y a quelque temps, mais il ne sait pas de quelle maladie. Sa mère se porte bien.

*Antécédents.* — Le 6 mai 1873, l'œil gauche devint rouge et douloureux ; on prit cette affection pour une ophthalmie catarrhale. Le malade souffrait alors de sa migraine. Application de 10 sangsues à la tempe. La rougeur et la douleur disparurent peu à peu, mais en même temps l'œil devint aveugle du jour au lendemain ; si bien qu'il ne pouvait plus distinguer le jour de la nuit.

M. le Dr Cusco, consulté, diagnostiqua un décollement de la rétine. La migraine reparut tous les mois, comme par le passé, mais il y a huit jours elle a atteint une intensité très-grande, et au lieu de ne durer que pendant vingt-quatre heures, elle a continué jusqu'au moment où nous observons le malade.

*Etat actuel,* 13 septembre 1873. — Aspect glaucomateux de l'œil gauche. Injection conjonctivale vive, léger chémosis, sensibilité cornéenne diminuée. Pupille très-dilatée. (Depuis huit jours, son médecin lui fait mettre de l'atropine.) Teinte glauque du cristallin. A la lumière solaire on voit dans la moitié interne du fond de l'œil un reflet gris jaunâtre qui donne de suite le soupçon d'une tumeur intra-oculaire. Œil dur, T + 2. Impossibilité de voir le fond de l'œil avec l'ophthalmoscope. La teinte rouge ordinaire des membranes profondes est remplacée en dedans par une surface jaune à reflet métallique, bosselée et en dehors par une teinte grise plus uniforme.

*Diagnostic* : Sarcôme de la choroïde à la période glaucomateuse. Enucléation le 16 septembre. Trois jours après le malade était guéri. La présence d'une tumeur intra-oculaire fut vérifiée après l'opération en examinant l'œil par transparence dans une chambre noire, comme il a été expliqué chap. III, obs. 1.

Le 17 novembre, l'œil qui avait été mis dans la liqueur de Muller, fut sectionné suivant un de ses méridiens, de manière à couper la tumeur en son milieu. La fig. 15, pl. IV, représente l'aspect de cette coupe.

*Examen histologique.* — Fibro-sarcôme mélanique de la choroïde avec développement d'une très-grande quantité de vaisseaux et dégénérescence graisseuse des éléments cellulaires. La rétine et le nerf optique n'ont pas subi la dégénérescence maligne (Dr Poncet).

Le 15 décembre. Le malade est bien portant, mais il offre un teint jaune très-prononcé qui doit donner lieu à quelques réserves quant au pronostic.

Obs. (75e de la statistique). — Le nommé G..., emballeur, âgé de 57 ans, marié, père d'un enfant, n'a pas eu d'autre maladie qu'une blennorrhagie vers l'âge de 23 ans. Il y a un an environ, il a remarqué que son œil droit était plus terne que l'autre œil et que, petit à petit, il se couvrait dans la moitié interne du champ visuel. Cette lésion est restée huit mois stationnaire, mais il y a deux mois le rétrécissement du champ visuel est devenu de plus en plus marqué et enfin la perte de la vision de ce côté est devenue complète. Il y a huit jours, aux troubles fonctionnels se sont joints des douleurs poignantes et de l'insomnie qui engagèrent le malade à consulter M. le Dr Sichel.

*Etat actuel.* — 10 novembre 1871. L'œil et les parties avoisinantes présentent les signes d'une gêne notable dans leur circulation ; les paupières sont œdématiées et recouvrent en partie le globe sur lequel on voit du chémosis. La coloration de l'iris est changée. Cette membrane est propulsée en avant, bosselée et presque en contact avec la cornée. La pupille est terne, assez semblable à l'œil de chat amaurotique. A l'ophthalmoscope, en se servant d'un verre $+\frac{1}{3}$ qui corrige l'hypermétropie du malade et en se rapprochant tout près de son œil, on constate une tumeur volumineuse dont la surace est parcourue par des vaisseaux.

Le lendemain l'œdème des paupières et le chémosis avaient augmenté outre mesure.

*Enucléation.* — Quelques jours après, le malade était guéri. La fig. 8, pl. V, représente l'aspect de la tumeur qui existait dans l'œil. Diagnostic histologique : sarcôme peu pigmenté de la choroïde.

Un an après, le malade se porte très-bien. Il a travaillé deux jours après l'énucléation. Depuis il n'a rien éprouvé de fâcheux.

Obs. 76e de la *statistique.* — Le 13 mars 1873, j'assistais à la clinique de M. le professeur Richet, à l'Hôtel-Dieu. Parmi les malades qui furent présentés aux élèves, se trouvait un homme de 45 ans, qui offrait une exophthalmie de l'œil gauche et une tumeur extra-oculaire.

*Antécédents.* — Dix-huit mois auparavant, douleurs subites et très-vives dans l'œil gauche; elles durèrent huit jours. Deux mois après, apparaissait sur le côté conjonctival de la paupière inférieure une petite grosseur ; celle-ci augmenta graduellement en refoulant le globe en haut et en dehors. La vue a disparu complètement dans cet œil depuis sept mois.

*Etat actuel.* — Etat général satisfaisant. Entre les paupières de l'œil fait saillie une tumeur rouge de la grosseur d'une noix, etc. En présence de ces symptômes, je fis le diagnostic d'un sarcôme intra-oculaire qui avait perforé le globe. M. le professeur Richet conclut à une tumeur fibro-plastique, et en plaça l'origine dans la sclérotique.

*Extirpation.* — La tumeur incisée montre un magnifique mélano-sarcôme qui avait rempli tout le globe, et l'avait perforé au niveau du canal de Schlemm. Il y avait communication évidente entre les tumeurs intra et extra-oculaires.

Obs. 79e de la *statistique.* — M. C..., âgé de 47 ans, a été observé par M. le Dr Sichel, en 1868. Il présenta quelque temps les symptômes ordinaires d'un décollement de la rétine. Des accidents glaucomateux déterminèrent ensuite à énucléer cet œil aveugle et qui pouvait compromettre la vue de l'autre œil. On n'avait pas assisté au début de l'affection, de sorte qu'on n'avait pas de raisons pour croire à l'existence d'une tumeur intra-oculaire. Cet œil, ouvert quelque temps après, offrait néanmoins une tumeur (voir pl. II. fig. 16). — Celle-ci a été reconnue pour un sarcôme à jeunes éléments très-denses et presque sans trame fibreuse. Tumeur née dans la choroïde, formée de cellules mesurant de un 150e à un 200e de millim., à nucléoles très-réfringents excessivement serrés. Au milieu de la tumeur, espaces occupés par du tissu muqueux embryonnaire en voie d'organisation, et par des travées fibreuses et des vaisseaux. Peu de granulations pigmentaires. La rétine décollée recouvre la tumeur de chaque côté (voir pl. IV, fig. 16), particularité qui ne se rencontre pas d'ordinaire.

Cette membrane est entièrement fibreuse, et la partie attenante à la tumeur a subi la métamorphose en petites cellules. La choroïde, à quelques millimètres de la tumeur même, est saine, sauf l'épithélium-polygonal disparu par places. (Poncet.)

Obs. 80 à 83e de la *statistique*. — Je ne possède pas de renseignements cliniques sur ces trois malades. Les trois pièces anatomiques sont sous mes yeux. L'examen histologique y a fait reconnaître la présence de sarcômes de la choroïde.

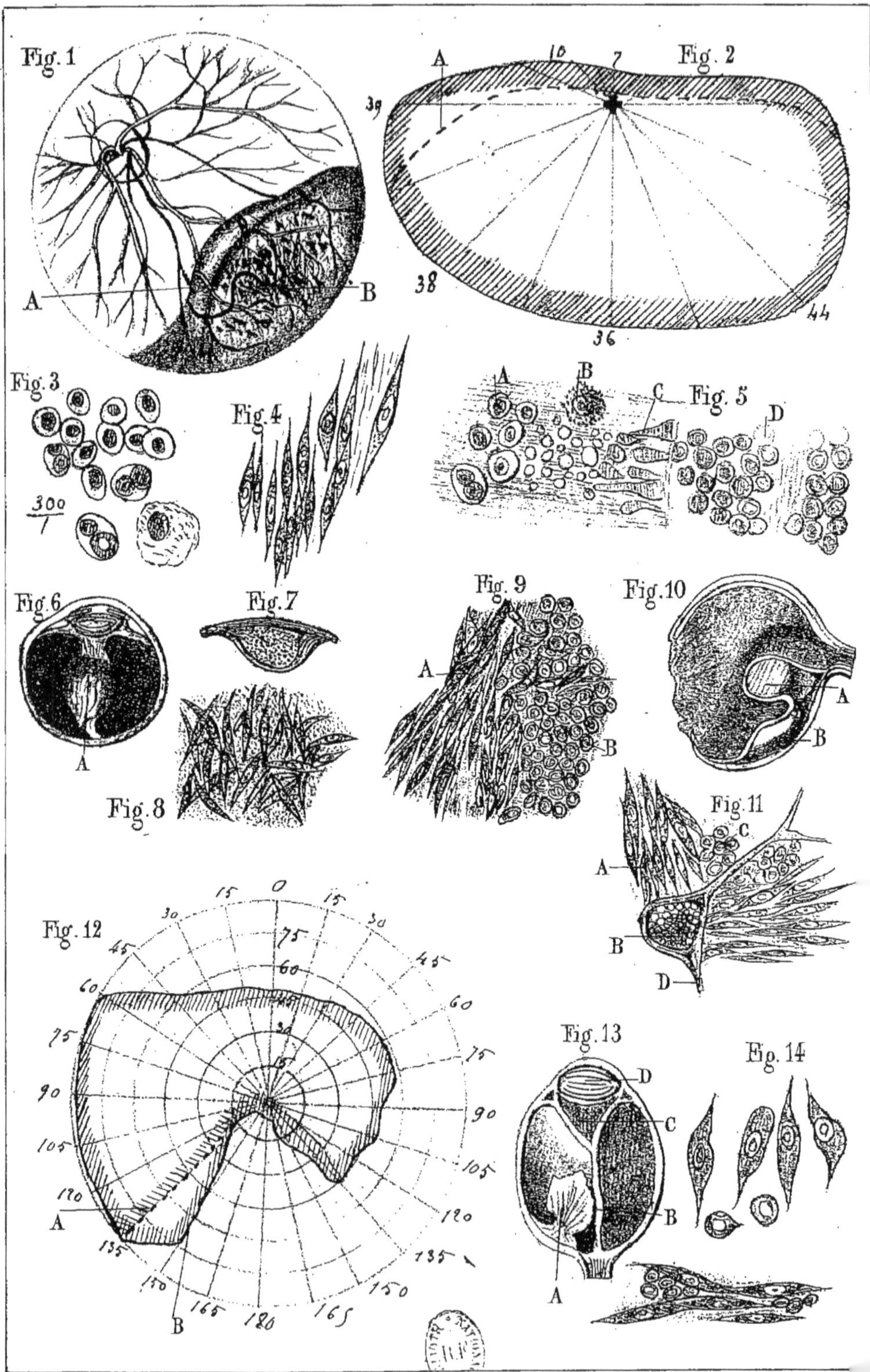


Léon Brière lith. Imp. Lemercier & Cie, Par[is]

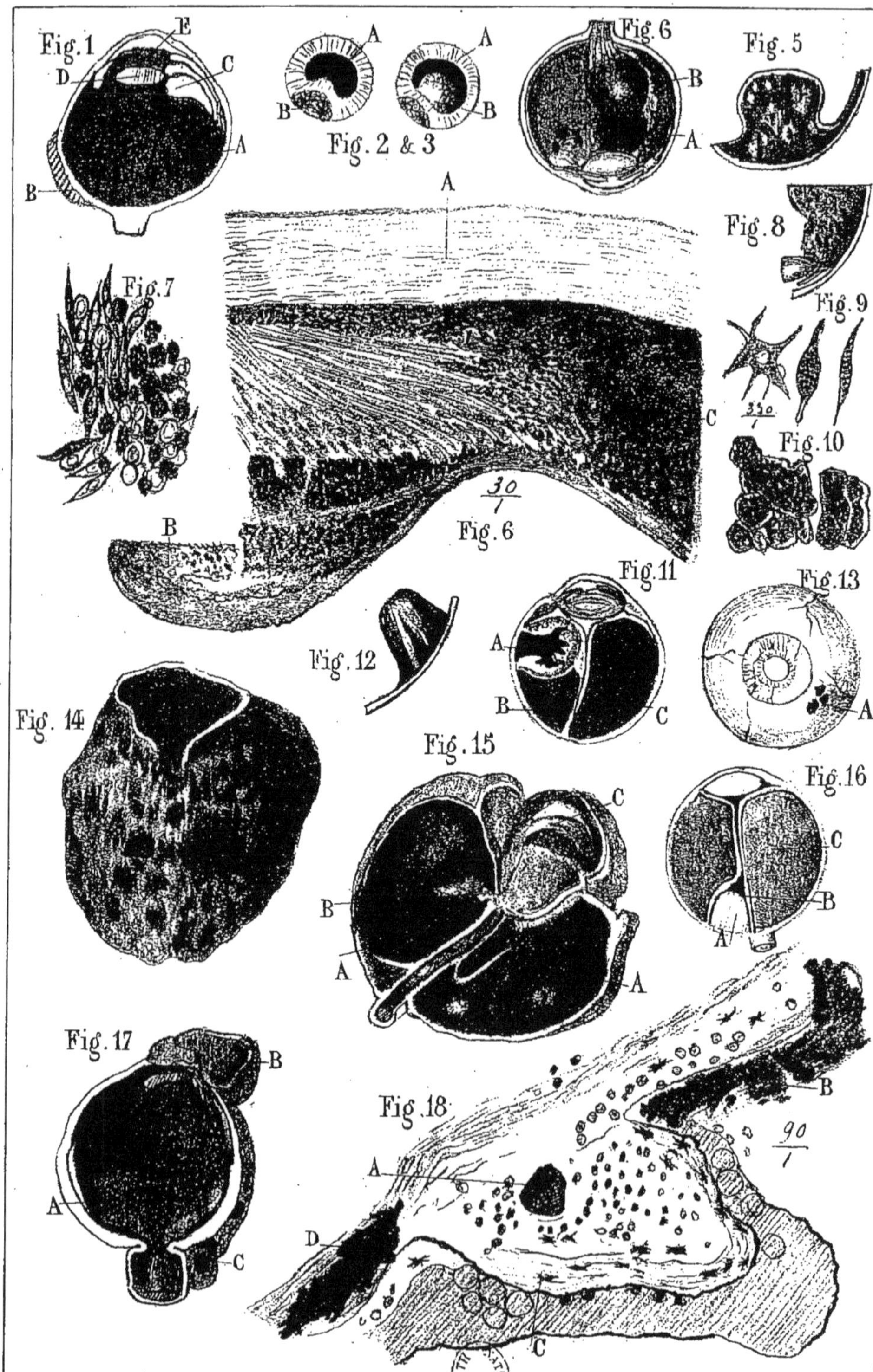


Léon Brière lith.

Imp. Lemercier & C^ie, Paris

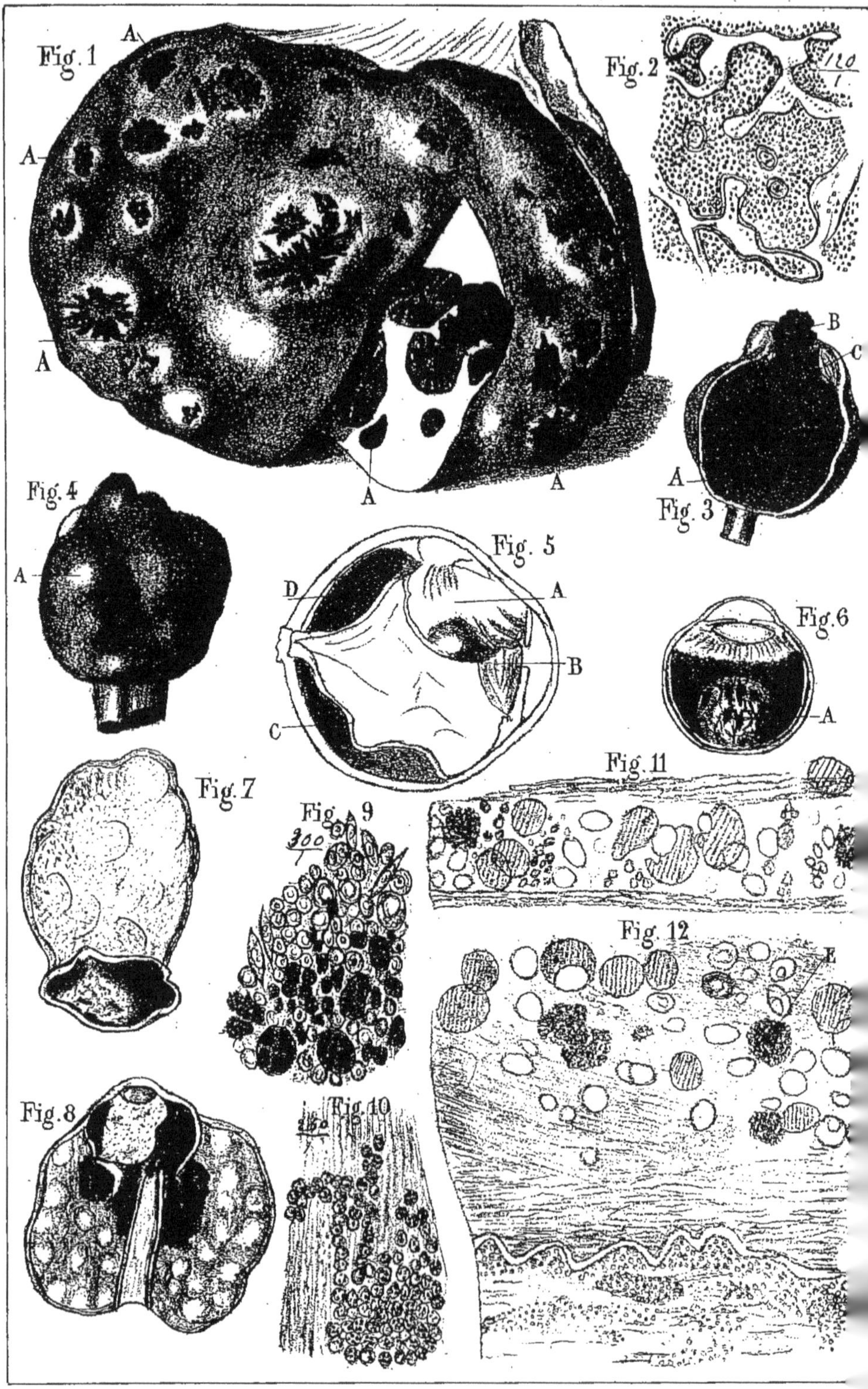


Léon Brière lith. Imp. Lemercier & C^ie, Pa

Sarcôme de la Choroïde Pl

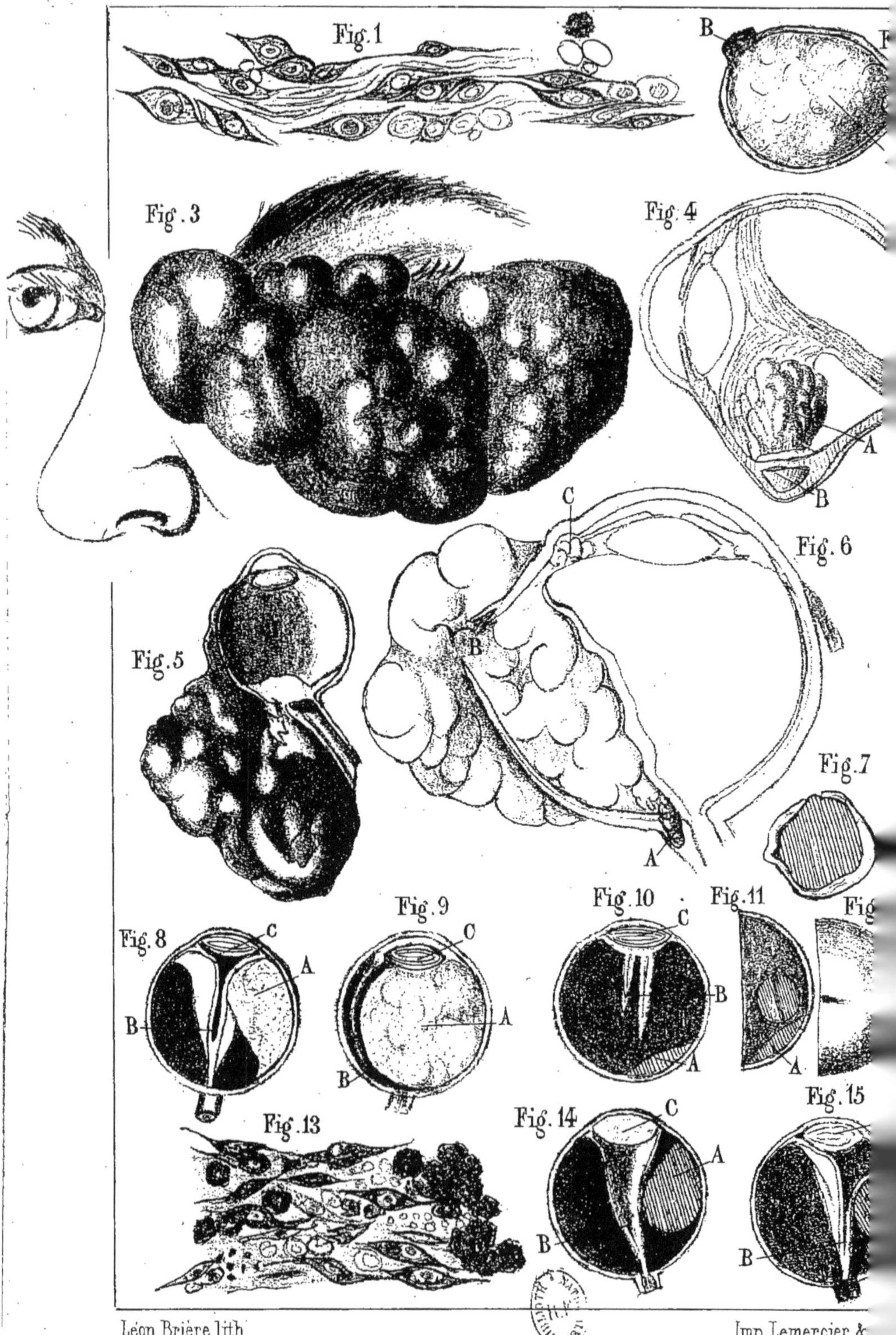


Léon Brière lith. Imp. Lemercier &

# EXPLICATION DES PLANCHES.



### EXPLICATION DE LA PLANCHE I.

FIGURES 1 à 5. — Fibro-mélano-sarcôme (obs. I, 70e de la statistique).

FIG. 1. — Aspect du sarcôme vu à sa première période avec l'ophthalmoscope. A, zone de 2 à 4. millimètres qui offre les caractères du décollement simple de la rétine; B, tumeur. Elle avait une couleur rosée et jaunâtre. De nombreux agrégats de pigment et des taches blanches s'observaient à sa surface. Un réseau vasculaire irrégulier et de nouvelle formation, situé derrière les vaisseaux rétiniens, recouvrait la tumeur.

FIG. 2. — Champ visuel rétréci en haut et en dedans. La partie située au-dessus de la ligne ponctuée indique la zone dans laquelle l'œil voyait encore, bien que d'une façon très-défectueuse.

FIG. 3.— Eléments nouveaux dans le liquide du décollement (sarcôme). Grossissement 300.

FIG. 4. — Eléments fusiformes constituant en *totalité* la tumeur née dans la choroïde. Fibro-sarcôme.

FIG. 5. — A, cellules de sarcôme embryonnaire; B, globule de pigment entouré de vésicules graisseuses; C, couche des bâtonnets devenus colloïdes; D, couches de la rétine n'offrant pas d'altération.

FIGURES 6 à 9. — Leuco-sarcôme (Knapp, obs. II, 40e de la statistique).

FIG. 6. — A, sarcôme blanc, à cellules fusiformes; coupe suivant un méridien. La partie grise située de chaque côté de la tumeur représente la rétine qui la recouvre.

FIG. 7. — Coupe de la tumeur. La rétine lui est accolée. On

observe une légère couche de pigment (reste de la choroïde) entre la sclérotique et la tumeur.

FIG. 8. — Cellules fusiformes irrégulièrement situées et séparées par une grande quantité de substance intercellulaire. Grossissement : 300

FIG. 9. — B, cellules rondes de sarcôme se transformant en cellules fusiformes. A, grossissement : 300.

FIG. 10 à 12. — Fibro-sarcôme (Hasket Derby, obs. V, 66e de la statistique.

FIG. 10. — Coupe de l'œil montrant la situation de la tumeur formée de deux lobes A et B. La rétine la recouvre directement.

FIG. 11. — A, cellules fusiformes formant la tumeur. B, coupe d'un vaisseau de la tumeur; il est rempli de globules sanguins. C, cellules fusiformes coupées perpendiculairement à leur axe. D, travées fibreuses.

FIG. 12. — Champ visuel. A, premier examen du champ visuel. B, second examen. En quelques jours le malade avait perdu la zone comprise entre 135 et 150.

FIG. 13 à 14. — Fibro-sarcôme (Landesberg, obs. VI, 38e de la statistique).

FIG. 13. — Coupe de l'œil montrant la disposition de la tumeur A. B, rétine. C, reste du corps vitré. D, cristallin.

FIG. 14. — Cellules rondes et fusiformes formant la structure de cette tumeur.

FIG. 15. — Coupe équatoriale de l'œil. Obs. I, ch. III. (J'ai omis de faire ce dessin, peu important du reste.)

## EXPLICATION DE LA PLANCHE II.

FIG. 1. — Mélano-sarcôme (Poland, obs. IX, 4e de la statistique). A, tumeur secondaire extra-oculaire. C, reste du corps vitré séparé de la sclérotique par la rétine. D, cristallin resté transparent. E, lymphe plastique.

FIG. 2 à 10. — Mélano-sarcôme (Knapp, obs. XIV, 30e de la statistique).

FIG. 2. — A, pupille réniforme. B, tumeur faisant saillie dans la chambre antérieure et refoulant l'iris vers l'axe du globe

Fig. 3. — A, pupille envahie par la tumeur. B, tumeur de la grosseur d'un noyau de cerise et grisâtre.

Fig. 4. — Coupe de l'œil suivant un méridien. A, tumeur dont il a été parlé fig. 2 et 3. B, autre mélano-sarcôme de la grosseur et de l'aspect d'une petite cerise noire. Dans la moitié opposée du globe, on voit trois petites taches noires, début d'autres mélanômes.

Fig. 5. — Coupe équatoriale montrant que la tumeur part de la choroïde. La rétine recouvre la tumeur. Sclérotique saine.

Fig. 6. — Coupe du muscle ciliaire. Grossissement : 30. C, cellules pigmentaires s'insinuant entre les fibres du muscle ciliaire. A, la sclérotique est saine.

Fig 7. — Transformation des cellules rondes en ovales et fusiformes.

Fig. 8. — Coupe suivant un méridien et montrant l'étendue de la tumeur jusqu'au cristallin.

Fig. 9. — Cellules fusiformes et multipolaires avec pigment.

Fig. 10. — Masses de pigment limitées par un anneau transparent.

Fig. 11 à 13. — Mélano-sarcôme (obs. XVI, 31e de la statistique. Knapp).

Fig. 11. — Coupe suivant un méridien. A, noyau sarcomateux avec masses noires. B, rétine décollée en entonnoir. C. exsudat choroïdien.

Fig. 12. — Coupe équatoriale à travers la tumeur, montrant l'adhérence intime de celle-ci avec la sclérotique et la disposition striée de la masse noire.

Fig. 13. — Petites masses mélanotiques sarcomateuses épisclérales.

Fig. 14. — Mélano-sarcôme avec perforation de la sclérotique. Le dessin représente la masse noire extra-oculaire (obs. XXIII, 29e de la statistique. Knapp).

Fig. 15. — Mélano-sarcôme de l'œil et de l'orbite s'avançant jusqu'au voisinage du trou optique. Dans l'œil il fait saillie jusqu'à la pupille. L'œil, un peu comprimé, est perforé en arrière (B) auprès du nerf optique. C, cornée. A, masse extra-oculaire. Le nerf optique est entouré d'une couche de mélanose placée entre le cordon nerveux propre et le névrilème. (Virchow. Path. des tum. Trad. par Aronssohn, t. II. 274.

FIG. 16. — Obs. 79ᵉ de la statistique. Coupe suivant un méridien. Sarcôme à jeunes éléments très-denses et presque sans trame fibreuse. Cette tumeur A, née auprès du nerf optique, est située entre les deux replis de la rétine. B, complètement décollée. C, exsudat choroïdien.

FIG. 17. — Mélano-sarcôme de la choroïde. La tumeur originaire A remplit presque tout le globe et a repoussé jusque tout près de la cornée le cristallin qui est très-aplati. B, tumeur mélanotique extra-oculaire qui est sortie par une perforation entre la cornée et la sclérotique. C, en arrière se trouvent plusieurs petites tumeurs entourées d'un tissu connectif très-dur, et sans connexion directe avec la tumeur intra-bulbaire. (A. v. Graefe et Virchow. Virchow, Path des tum., trad. par Aronssohn, t. II, p. 276.)

FIG. 18. — Ossification dans un exsudat choroïdien entourant le pédicule de la rétine et touchant à un sarcôme de la choroïde. A, vaisseau de Havers. B D, sarcôme. C, ostéoplastes. Grossissement : 90 (obs. XXV, 71ᵉ de la statistique).

## EXPLICATION DE LA PLANCHE III.

FIG. 1. — La pl. I de la 22ᵉ livraison de l'Atlas d'anatomie pathologique de Cruveilhier représente un foie mélanotique. On compte environ 150 tumeurs mélanées sur ce dessin qui représente le foie du professeur Guilbert. « Je fus curieux dit Cruveilhier, d'ouvrir l'œil pour lequel le malade m'avait demandé conseil plusieurs années avant sa maladie, et qui était le siége d'élancements douloureux, et je vis qu'au fond de l'œil, il y avait deux tumeurs mélaniques striées de blanc et de noir. Ces tumeurs, du volume d'un gros pois m'ont paru développées aux dépens de la choroïde. » La planche de l'Atlas de Cruveilhier a beaucoup d'analogies avec la fig. 1, de notre pl. III. Celle-ci représente un sarcôme radié mélanotique métastatique du foie. On voit de nombreuses saillies A, grandes et petites, de la superficie ; la plupart sont rondes et aplaties, quelques-unes faiblement ombiliquées. En général elles ont au milieu une place plus dure et plus claire, autour de laquelle les masses noires sont disposées en rayons et sous forme d'arborisations. Sur une coupe faite à travers le foie on voit la disposition dans l'intérieur de l'organe (ce dessin est une reproduction de la fig. 45, de Virchow, t. II, p, 281).

FIG. 2. — Sarcôme téléangiectasique (obs. 42e de la statistique). Grossissement : 120. On y voit plusieurs vaisseaux de la tumeur coupés soit perpendiculairement, soit parallèlement à leur axe et offrant des dilatations irrégulières, des varicosités et des diverticula.

FIG. 3. — Coupe suivant un méridien d'un œil rempli par un mélano-sarcôme (obs. 26e de la statistique). A, tumeur intra-oculaire, B, tumeur extra-oculaire sortie par une perforation du globe au niveau du canal de Schlemm. C, cristallin.

FIG. 4. — Même pièce anatomique vue par la face externe du globe. On voit sur cette figure que la sclérotique est bosselée en divers points par l'effet d'une tumeur intra-oculaire.

FIG. 5. — Myo-sarcôme du corps ciliaire (de Wecker) (obs. 28e de la statistique). A, tumeur, B, cristalin, dont une moitié a été détruite par la tumeur, C, rétine décollée, D, exsudat sous-rétinien.

FIG. 6. — Sarcôme blanc et téléangiectasique de la choroïde, (obs. 41e de la statistique, Knapp). Coupe suivant un méridien montrant la surface de la tumeur avec des ramifications vasculaires et de petites taches de sang. Knapp donne, pour ce cas, un dessin qui ressemble à celui de Leber. (Voir pl. III, fig. 2.)

FIG. 7 à 10. — Glio-sarcôme (obs. XXIV, 33e de la statistique. Knapp.)

FIG. 7. — Coupe équatoriale. Tumeur qui faisait saillie entre les paupières.

FIG. 8. — Coupe suivant un méridien montrant la rupture de l'œil près du nerf optique. L'œil est atrophié; le cristalin est accolé à la cornée.

FIG. 9. — Glio-sarcôme, cellules en voie de formation. Cellules rondes et fusiformes du sarcôme. A la partie inférieure du dessin on voit de grosses cellules renfermant des globules sanguins, déjà transformés en granulations pigmentées.

Fig. 10. — Passage des cellules du gliôme à travers la sclérotique, à l'endroit où celle-ci est perforée.

Fig. 12. — Sarcôme de la choroïde, obs. XXXVI, 72e de la stat. Dr Poncet. (Voir anatomie pathologique du critallin, p. 131.) Dégénérescence colloïde du cristallin, A, Glio-sarcôme de la choroïde et de la rétine; B, capsule postérieure du cristallin ; C, aspect fibreux du cristallin ; D, globes colloïdes ; E, *Corpuscules de Gluge*. La fig. 11 représente une altération analogue de la partie médiane du cristallin.

## Explication de la planche IV.

Fig. 1. — Inflammation du corps vitré. (Voir anatomie pathologique des parties voisines du sarcôme, p. 130).

Fig. 2. — Coupe, suivant un méridien, de la pièce anatomique relative à l'observation 80e de la statistique. A, sarcôme remplissant le globe qui est déformé ; B, tumeur extra-oculaire; C, tumeur fusant le long de la gaîne du nerf optique.

Fig. 3. — Fibro-sarcôme après la perforation du globe. Tumeur saillante entre les paupières (tumeur fibro-plastique, Gillette).

Fig. 4. — Sarcôme inflammatoire de Knapp, coupe suivant un méridien. A, tumeur intra-oculaire ; B, collection de pus dans l'épaisseur de la choroïde. La sclérotique est amincie et staphylomateuse. Au milieu de la figure tractus fibreux.

Fig. 5. — Sarcôme de la choroïde ayant perforé l'œil assez rapidement. Tumeur extra-oculaire volumineuse, bien que la tumeur intra-oculaire primitive se soit peu développée.

Fig. 6. — Dessin schématique montrant les endroits où la sclérotique se perfore le plus souvent, quand le sarcôme l'emporte sur sa résistance. A, dans la gaine du nerf optique; B, au niveau des sinus veineux ; C, au niveau du canal de Schlemm.

Fig. 7. — Sarcôme développé dans un œil atrophié.

Fig. 8. — A, fibro-mélano-sarcôme de la choroïde, (obs. 75e de la statistique). L'énucléation a été faite à la période glaucomateuse. Coupe suivant un méridien. B, rétine; C, cristallin.

Fig. 9. — Mélano-sarcôme. Œil énucléé à la période glaucomateuse (obs. 77e de la statistique). Coupe suivant un méridien. A, tumeur. B, rétine.

Fig. 10. — Mélano-sarcôme. Œil énucléé à la période glaucomateuse (obs. 78e de la statistique). Coupe suivant un méridien. A, tumeur; B, rétine ; C, cristallin.

Fig. 11. — Coupe équatoriale du même œil (obs. 78e). A, tumeur primitive. A côté est un noyau secondaire.

Fig. 12. — Hémisphère postérieur de l'œil représenté en coupe fig. 15. Ce dessin montre une des veines émissaires remplie par la matière noire du sarcôme. Cet œil a été énucléé au moment de la période glaucomateuse.

Fig. 13. — Eléments fusiformes pigmentés et incolores et masses de pigment constituant la tumeur représentée, fig. 14.

Fig. 14. — Mélano-sarcôme de la choroïde. Œil énucléé à la période glaucomateuse. Coupe suivant un méridien. A, tumeur ; B, rétine ; C, cristallin. (Obs. 74e de la statistique.)

Fig. 15. — Fibro-sarcôme (obs. 73e de la statistique). A, tumeur ; B, rétine ; C, cristallin.

# TABLE DES MATIÈRES.

Introduction........ 5
Index bibliographique........ 9
Chapitre I. — Historique........ 21
Chapitre II. — § 1. — Du sarcôme en général........ 33
§ 2. — Anatomie de la choroïde........ 39
Chapitre III. — Observation d'un mélano-sarcôme........ 49
Chapitre IV. — Anatomie pathologique du sarcôme de la choroïde........ 61
§ 1. — Divisions et classification........ 61
§ 2. — Variétés du sarcôme en général........ 63
§ 3. — Variétés du sarcôme de la choroïde........ 64
§ 4. — Étude anatomo-pathologique des différentes variétés du sarcôme de la choroïde........ 69
1° Leuco-sarcômes........ 69
2° Fibro-sarcômes........ 77
3° Mélano-sarcômes........ 81
4° Sarcômes-ossifiants........ 98
5° Myo-sarcômes........ 105
6° Sarcômes-télangiectasiques........ 107
7° Sarcômes-carcinomateux........ 112
8° Myxo-sarcômes........ 121
9° Glio-sarcômes........ 123
§ 5. — Remarques générales sur la structure du sarcôme choroïdien et sur son développement........ 125
§ 6. — État des parties voisines de la tumeur........ 128
§ 7. — Du sarcôme de la choroïde désigné sous le nom de sarcôme inflammatoire........ 137
Chapitre V. — Symptômes et diagnostic du sarcôme de la choroïde........ 138
§ 1. — Symptômes et diagnostic à la première période........ 140
§ 2. — Symptômes et diagnostic à la deuxième période........ 175
§ 3. — Symptômes et diagnostic à la troisième période........ 188
§ 4. — Symptômes et diagnostic à la quatrième période........ 201
§ 5. — Marche, durée et terminaisons du sarcôme de la choroïde........ 203
Chapitre VI. — Étiologie, pronostic et traitement du sarcôme de la choroïde........ 220
§ 1. — Étiologie........ 220
§ 2. — Pronostic........ 228
§ 3. — Traitement........ 234
Explication des planches........ 249

A. Parent, imprimeur de la Faculté de Médecine, rue M. le Prince, 31.

NOUVELLES PUBLICATIONS, CHEZ LE MÊME ÉDITEUR.

**Leçons sur la syphilis étudiée plus particulièrement chez la femme,** par le Dr ALFRED FOURNIER, médecin de l'hôpital de Lourcine, professeur agrégé à la Faculté de médecine de Paris, 1 fort volume in-8, avec tracés sphygmographiques; le vol. cartonné. 16 fr.

**Leçons sur les maladies du système nerveux,** faites à la Salpêtrière par le Dr CHARCOT, professeur à la Faculté de médecine de Paris, recueillies et publiées par le Dr BOURNEVILLE. 1 vol. in-8, avec 25 figures dans le texte et 8 planches en chromolithographie; le vol. cart. 10 fr.

**Traité pratique des maladies du cœur,** par FRIEDREICH. Ouvrage traduit de l'allemand par les Drs LORBER et DOYON. 1 v. in-8 cart. 10 fr.

**Thérapeutique des maladies de l'appareil urinaire,** par les Drs MALLEZ et DELPECH. 1 vol. in-8 cartonné. 8 fr. 50

**Traitement préservatif et curatif des sédiments, de la gravelle, de la pierre urinaires et de maladies diverses dépendant de la diathèse urique,** par le Dr A. MERCIER. 1 vol. in-12 avec fig. intercalées dans le texte. Cartonné. 8 fr.

**La pleurésie purulente et son traitement,** par le Dr MOUTARD-MARTIN, médecin de l'hôpital Beaujon. 1 vol. in-8. 4 fr.

**De l'embeaumement chez les anciens et chez les modernes, et des conservations pour l'étude de l'anatomie,** par le Dr SUCQUET. 1 vol. in-8. 5 fr.

**Alimentation du cerveau et des nerfs,** par le Dr TAMIN-DESPALLES. 1 vol. in-8 avec 3 planches. 7 fr.

**Physiologie du système nerveux cérébro-spinal,** d'après l'analyse physiologique des mouvements de la vie, par le docteur E. FOURNIÉ, médecin adjoint à l'Institut des sourds-muets. 1 fort volume in-8, cart. en toile. 12 fr.

**Recherches expérimentales sur le fonctionnement du cerveau,** par le docteur E. FOURNIÉ, etc. 1 vol. in-8, avec 4 planches coloriées. 4 fr.

**Hystérotomie de l'ablation partielle ou totale de l'utérus par la gastrotomie.** Etude sur les tumeurs qui peuvent nécessiter cette opération, par J. PÉAN, chirurgien des hôpitaux de Paris, et L. URDY, interne des hôpitaux de Paris. 1 vol. in-8 avec 25 figures dans le texte et 4 planches. 6 fr.

**Leçons sur le strabisme, les paralysies oculaires, le nystagmus, le blépharospasme,** professées par F. PANAS, chirurgien de l'hôpital Lariboisière, professeur agrégé à la Faculté de médecine de Paris, chargé du cours complémentaire d'ophthalmologie, etc., rédigées et publiées par G. LOREY, interne des hôpitaux; revues par le professeur. 1 vol. in-8, avec 10 figures dans le texte. 5 fr.

**Traité de médecine légale et de jurisprudence médicale,** par le Dr LEGRAND DU SAULLE, médecin de l'hôpital de Bicêtre (service des aliénés), médecin expert près les tribunaux, etc. 1 fort volume in-8. Prix pour les souscripteurs. 16 fr.

**Traité pratique des maladies des reins,** par S. ROSENSTEIN, professeur de clinique médicale à Grœningue, traduit de l'allemand par les Drs BOTTENTUIT et LABADIE-LAGRAVE. 1 vol. in-8. 10 fr.
Cartonné. 11 fr.

Paris. A. PARENT, imprimeur de la Faculté de Médecine, rue Mr-le-Prince, 31.

www.ingramcontent.com/pod-product-compliance
Ingram Content Group UK Ltd.
Pitfield, Milton Keynes, MK11 3LW, UK
UKHW031835260826
14628UKWH00001B/394

9 782019 63736